"十一五"国家重点图书
普通高等教育制药类专业规划教材

药学专业实验教程

主编 唐赟

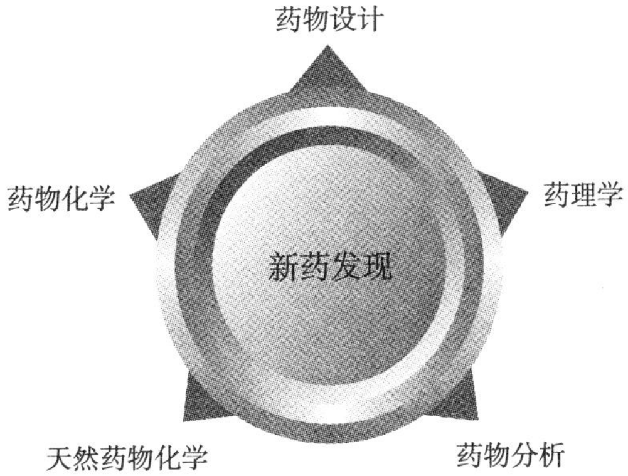

華東理工大學出版社
EAST CHINA UNIVERSITY OF SCIENCE AND TECHNOLOGY PRESS

图书在版编目(CIP)数据

药学专业实验教程/唐赟主编. —上海：华东理工大学出版社，2010.7

(普通高等教育制药类专业规划教材)

ISBN 978-7-5628-2812-9

Ⅰ.①药… Ⅱ.①唐… Ⅲ.①药物学-实验-高等学校-教材 Ⅳ.R9-33

中国版本图书馆CIP数据核字(2010)第088042号

"十一五"国家重点图书

普通高等教育制药类专业规划教材

药学专业实验教程

主　　编/唐　赟

责任编辑/胡　景

责任校对/金慧娟

封面设计/陆丽君

出版发行/华东理工大学出版社

地址：上海市梅陇路130号，200237

电话：(021)64250306(营销部)　64252174(编辑室)

传真：(021)64252707

网址：press.ecust.edu.cn

印　　刷/常熟华顺印刷有限公司

开　　本/787 mm×1092 mm　1/16

印　　张/14.5

字　　数/365千字

版　　次/2010年7月第1版

印　　次/2010年7月第1次

印　　数/1-2000册

书　　号/ISBN 978-7-5628-2812-9/R·20

定　　价/35.00元

编委会名单

主　　编：唐　赟

副 主 编：邓卫平、胡立宏、叶金星、刘建文

编写人员：

唐　赟、刘桂霞、李卫华、程家高（药物设计实验）

邓卫平、李　剑、杜文婷（药物化学实验）

马　磊、胡立宏（天然药物化学实验）

景秋芳、叶金星（药物分析实验）

刘建文、黄永平、王春丽（药理学实验）

前　　言

药学是有关药物发现与开发、药品生产与检验、药品流通与使用、药事管理与法规等内容的一门学科。药学专业是以化学和生物学作为基础学科，以药学作为主修学科的本科专业，因而具有极强的实践性。药学专业实验是培养学生实践动手能力，使学生有效掌握专业知识的重要途径和手段，因此需要认真设置实验内容。

目前我国高等药学教育的课程设置仍然比较传统，譬如药物化学、药理学、药剂学等，偏向于传授已有的药物知识，培养的学生也多就业于医院与药房，能够进制药公司或研究机构从事新药研发工作的较少。为适应时代发展的需要，华东理工大学药学院药学专业按照全新的办学理念，着重培养学生现代创新药物研究意识和能力，即在传授书本知识的同时，强调学生的实际动手能力，为进一步深造以从事创新药物研究打下坚实的基础。因此，我们将现代创新药物研究的基本思想融入药学专业实验课程中，在国内首创"药物设计→药物化学→药物分析→药理学"的全新药学实验体系，并建立了高水平、标准化的药学专业实验室，成为学生获得专业实验技能的场所。具体内容如下。

(1) 药物设计实验　药物设计是现代创新药物研究的基础，也是我们有别于国内其他高校药学专业的特色课程之一。实验内容包括 Linux 系统基本操作、小分子模拟、大分子模拟、小分子-大分子相互作用模拟、虚拟筛选等。

(2) 药物化学实验　药物化学是现代创新药物研究的核心，是获得化合物样品的主要手段。它与一般的有机化学目的不一样，因而要求也不同。因为药物是一种与人体作用的精细化学品，需强调其合成原料价廉易得，合成路线简单易行，合成产物安全稳定。实验内容主要涉及常量、半微量操作，无水无氧操作，以及反应产物在物理性质(结晶、熔点、NMR 等)上的鉴定分析等。

(3) 药物分析实验　包括使用红外光谱、紫外光谱、核磁共振、质谱、X 射线、圆二色谱、气相色谱、液相色谱等仪器进行物质成分分析、分离与提纯、结构测定、定性定量分析等，以及多种仪器的联用如色谱质谱联用。

(4) 药理学实验　包括分子水平实验和细胞水平实验，涉及蛋白质克隆、表达、纯化等基本分子生物学操作以建立分子模型，采用显微镜进行细胞培养和分离操作以建立细胞模型，分子水平结合亲和力测定，细胞水平抑制活性测定等。

另外，天然药物是药物先导化合物的重要来源，我们也尝试开设了部分天然药物化学实验供学生选修，让有兴趣的学生熟悉如何从天然资源中获取化合物样品。

本教材的特色为：实验内容设置紧密围绕后基因组时代的创新药物研究，培养学生在药物发现各个环节的基本实践动手能力。整个实验共设置128学时(4学分)，每个环节32学时(1学分)，天然药物化学实验部分为选修内容(16学时 / 0.5学分)。每部分先是基本实验技能介绍，然后有多个具体实验供选择使用。具体实验也是循序渐进的，先基础，后综合，最后是设计型实验。每个实验标明了课时数以及实验类型(基础型、综合型还是设计型)。所有的实验都经过了至少三届学生的实践。

本教材在编写过程中，获得了华东理工大学2007年校优秀教材出版基金的资助，在此表示感谢！

当然，限于编者学识水平及经验不足，缺点和错误一定难免存在，敬请使用本教材的老师和学生多提宝贵意见。我们自己也将在使用过程中不断总结经验教训，以便教材的进一步修订和完善。

唐　赟

2010年2月于上海华东理工大学

目录 Contents

实验结果的整理与实验报告的书写

实验报告的格式和要求如下。

一般情况：年级、班级、组别、成员、主要操作者、执笔人，地点，时间，天气、室温；

实验名称：________________________________；

实验目的：________________________________；

实验原理：________________________________；

实验方法：________________________________；

实验结果：记录应该真实、详尽；要对实验的原始资料进行适当的整理加工，必要时应该进行统计学分析。图示法：数据曲线、绘图；要有题目、序号。表格法：要有题目、序号。文字描述法：要注意层次、文字要精练规范。

讨论：讨论是运用所掌握的理论知识，提高分析推理，对实验中出现的实验现象和实验结果进行科学解释的过程。讨论要有根据，实事求是，符合逻辑；非预期结果要分析其产生的可能原因；要有明确的目的性，不必面面俱到。

结论：结论是在讨论的基础上从实验归纳出的科学性、概括性的判断，也就是对实验所能验证的概念、原则或理论的简要总结。结论和实验目的是相互呼应的，未能充分验证的内容不能写入结论。

参考文献：尊重他人劳动，体现自我劳动。

第1章　药物设计实验

唐赟、刘桂霞、李卫华、程家高
（华东理工大学药学院分子模拟与设计实验室）

实验须知

药物设计实验室是上机实习的场所，所有来实验室上机的学生均有责任和义务营造良好的学习氛围，服从老师的安排，并遵守实验室的规章制度。具体内容如下。

1. 按时实验，未经许可不得迟到或拖延。无故迟到二十分钟以上者，授课老师有权取消本次上机资格。

2. 实验前应预习实验内容，了解实验目的、原理和要求；实验时要按规定操作和使用，如果出现故障或损坏，应该及时报告和登记，并按相关规定处理。

3. 学生进入实验室，必须保持肃静。在指定的机器上机，未经许可，不得随意串机或使用多台机器；不得随意开机关机。授课老师许可后，方可开始使用机器，并正确登录自己的账号。

4. 上机操作内容必须是本次实验课程内容，不得进行与课程内容无关的操作，如上网浏览新闻，看电视电影，玩电子游戏或网上聊天等。

5. 自觉遵守《中华人民共和国计算机信息系统安全保护条例》和《中华人民共和国计算机信息网络国际联网暂行规定》，严禁浏览、下载或传播不健康甚至淫秽信息。

6. 不得随便拆装计算机上的任何接口，不得触碰电源电缆，以免发生故障；不得擅自拷贝、添加、删除计算机内程序；不得修改机内配置。因操作不当而造成的机器损坏或软件破坏必须照价赔偿。

7. 严禁携带食品、饮料等入室；禁止吸烟，乱扔果皮、纸屑；严禁接打手机、语音聊天；自觉维护室内卫生，共同维护清洁、安静的上机环境。

8. 上机结束，请退出自己的账号，同时放好鼠标和键盘，椅子摆放整齐，并认真翔实填写“上机实习使用记录本”。

1.1 药物设计实验基础

创新药物研究的第一步是采用计算化学工具进行分子模拟和药物分子设计，为下一步的药物分子合成提供理论依据和指导。但药物设计学不仅是一门理论性学科，而且具有很强的实践性，因此如何培养学生的药物设计实践技能非常具有挑战性。

药物设计实验课程开设的目的，就是希望配合“药物设计学”理论课程的学习，训练学生实践动手能力，同时巩固课堂所学知识，让学生最终能自己动手开展简单的药物设计研究。如何让学生在32学时内对药物设计基本技能有所了解和掌握，实验课程内容的设置就显得很有讲究。通过对国内外相关实验内容进行调研，并结合编者本人从事药物设计研究近二十年的心得体会，确定了11个具体实验，包括7个基础实验、3个综合型实验和1个设计型实验。基础实验主要是对药物设计中的一种基本技能进行操作训练；综合型实验则要用到两种或多种基本技能；而设计型实验则让学生根据指定的实验目的及所学过的基本技能，自己设计实验内容和方法步骤，并进行操作，得到结果。这样安排使实验有一个由浅入深、由简到繁的逐步提高过程。这些实验循序渐进，可满足药物设计实验训练的需要，最后一个设计型实验可作为考核内容。

药物设计实验与药物化学等后续实验相比，一个主要区别就是，药物设计实验是一种特殊的实验，需要在计算机上完成，而不是在瓶瓶罐罐里完成。因此要进行药物设计研究，除了需要掌握药物设计的基本原理和方法之外，还需要具备一定的计算机操作系统和分子模拟知识作为基础。下面予以简单介绍。

1.1.1 基本实验条件

药物设计实验与其他“湿”的实验如药物化学实验不同，它是一种“干”的实验，需要在计算机房，并具有一定的软硬件设施才能进行。因此药物设计实验室与一般的实验室相比，具有一定的特殊性。此处首先介绍药物设计实验室需具备的一般软硬件设施（药物设计实验须知请见前页）。

以我们的药物设计实验室建设为例：2005年8月开始筹建实验室，通过教育部修购基金、校新专业建设经费及本课题组的科研经费，购置了一台服务器及10台PC机，构成服务器/客户机（server/client）集群系统，同时购买了Schrödinger分子模拟与设计软件一套；到2006年6月初步建成了本科药物设计实验室。后来陆续增添了8台PC机，使得PC机达到18台，这样两人一组，可供一个36人的班级开设药物设计实验课程。

药物设计系统通常由计算机硬件和软件两部分组成，由于互联网络的飞速发展，网络资源在药物设计中也起着越来越重要的作用。下面对这些常用资源进行简单介绍。

1. 常用药物设计硬件

由于药物设计通常涉及大量的计算和信息处理，因而具有超速计算功能的大型计算机是必不可少的。这些计算机通常采用服务器/客户机模式运行，主要承担计算量巨大的任务如量子化学计算、分子动力学模拟、高通量虚拟筛选等。根据构建方式的不同，大型计算机主要分为超级计算机（supercomputer）和高性能计算机集群系统（high performance computing cluster, HPCC）两种。

超级计算机如Cray Jaguar、IBM Blue Gene、SGI Origin 3800等，这种机器通常是一台计算机含有成百上千个CPU，因而价格昂贵，现在更倾向于采用HPCC。HPCC通常含有多个节点，每个节点都可以是独立的计算机，其中一个为主节点，行使服务器的功能，用于用户登录和账户管理，其他的均为计算节点，节点之间通常采用千兆网线(gbit cables)和交换机(hubs)连接，以尽量减少线路对数据传输的阻碍。除专门设计的框架式HPCC外，用户也可自己将多台PC机相并联而组装成HPCC，因而价格相对低廉。HPCC的操作系统通常采用Linux系统，如Redhat Linux AS 4.0等。

大型计算机除本身需要有大容量硬盘外，还可以连接大容量存储设备，以储存海量的信息。为了维护计算机系统的电源稳定及不受突然停电的损坏，通常还要连接不间断电源设备(UPS)。

同时，药物设计中经常要进行分子图形显示分析，如蛋白质结构显示分析、药物-受体相互作用分析、量子化学计算结果分析等，因此图形工作站(graphics workstation)也是必不可少的，如以前常见的SGI O2等。不过现在随着计算机的日益普及以及PC机图形功能的提高，许多配备独立显卡的PC机也能进行图形显示分析，这样硬件的价格也大大下降了。为了加强观看分子三维结构的效果，可以配备立体眼镜。当然，如需要将分子模拟的结果进行打印，还需要配备彩色打印机。

2. 常用药物设计软件

通常的软件支持除系统软件(如SGI工作站上的IRIX操作系统、HPCC上的RedHat Linux操作系统)外，还需要有相关的应用软件，如Tripos公司的SYBYL分子模拟和分子设计软件包等。常用药物设计软件根据功能的不同可以分为如下类型。

量子化学计算：如Gaussian，Gamess，Jaguar，MOPAC等。

分子力学和分子动力学计算：如CHARMM，AMBER，GROMOS，GROMACS等。

分子对接和打分评价：如DOCK，Autodock，GOLD，Glide，FlexX等。

药效基团模建：如Catalyst，DISCO，Phase等。

同源蛋白模建：如Modeller，Composer等。

分子图形显示、分析：如PyMol，DS Visualizer，RasTop等。

小分子二维结构绘制：如ISIS/Draw，ChemDraw等。

二维到三维结构转换：如CONCORD，CORINA等。

一些商业软件公司将上述功能模块集成，形成了一些药物设计软件包，比较著名的有：

Tripos公司的SYBYL软件包，http://www.tripos.com/

Accelrys公司的Discovery Studio软件包，http://www.accelrys.com/

Schrödinger公司的Maestro软件包，http://www.schrodinger.com/

Chemical Computing Group的MOE软件包，http://www.chemcomp.com/

Symyx信息公司(原MDL公司)：ISIS软件、MDDR、CMC、ACD、SCD等数据库，http://www.symyx.com/

3. 常用网络资源

随着互联网络的迅速发展，网络资源对分子模拟和药物设计的作用日益显得重要。通过网络，我们可以迅速进行相关文献检索、免费分子模拟软件下载等，尤其是可以迅速获得基因序列、蛋白质序列、序列比较分析、蛋白质三维结构等生物学信息，以及小分子数据库、网络在线检索小分子、小分子性质在线预测等化学信息。

互联网上的有关资源一般都是免费使用的，大体上可以分为以下几种类型：① 数据库，从小分子到大分子，从基因序列到蛋白质结构，网络数据库资源应有尽有；② 免费软件，通过网络可以免费下载许多用于分子模拟与设计的程序和软件；③ 在线服务网站，除免费软件下载外，越来越多的网站提供在线服务功能，即 Web Server，直接在网页上进行相关操作而得到结果；④ 综合位点和专业 BBS 论坛，可获得许多信息，甚至在线与同行进行交流讨论，获得帮助。表 1－1 列出了一些常用网络资源及链接。

表 1－1　常用网络资源

资源类型、名称	网站地址
数据库	
蛋白质序列库 PIR	http://pir.georgetown.edu/
基因序列库 GenBank	http://www.ncbi.nlm.nih.gov/Genbank/index.html
京都基因大全 KEGG	http://www.genome.jp/kegg/
蛋白质结构数据库 PDB	http://www.rcsb.org/pdb/
核酸结构数据库 NDB	http://ndbserver.rutgers.edu/
潜在药物靶标数据库 PDTD	http://www.dddc.ac.cn/pdtd/
蛋白质-配体结合数据库 BindingDB	http://www.bindingdb.org/bind/index.jsp
NIH 小分子数据库 PubChem	http://pubchem.ncbi.nlm.nih.gov/
商用化合物数据库 ZINC	http://zinc.docking.org/
药物数据库 DrugBank	http://www.drugbank.ca/
毒性数据网络 TOXNET	http://toxnet.nlm.nih.gov/
在线服务	
蛋白质序列检索 SWISS-PROT	http://www.expasy.ch/sprot/
同源模板检索 BLAST	http://www.ncbi.nlm.nih.gov/BLAST/
同源模板检索 Fasta	http://www.ebi.ac.uk/Tools/fasta33/index.html
序列比对 ClustalW	http://www.ebi.ac.uk/Tools/clustalw2/index.html
蛋白质结构预测 PredictProtein	http://www.predictprotein.org/
同源模拟 SWISS-MODEL	http://swissmodel.expasy.org/SWISS-MODEL.html
蛋白质结构分析 Prosa	https://prosa.services.came.sbg.ac.at/prosa.php
反向分子对接 TarFisDock	http://www.dddc.ac.cn/tarfisdock/index.php
药代动力学及毒性预测 PreADMET	http://preadmet.bmdrc.org/
小分子性质计算	http://www.molinspiration.com/cgi-bin/properties
小分子 LogP 值计算	http://www.vcclab.org/lab/alogps/start.html
分子描述符计算 E-Dragon	http://www.vcclab.org/lab/edragon/start.html
NCI 小分子数据库在线检索	http://cactus.cit.nih.gov/ncidb2/
免费软件	
格式转换软件 Babel	http://openbabel.org/wiki/Main_Page
分子编辑器 JME	http://www.molinspiration.com/jme/

续　表

资源类型、名称	网站地址
同源模建软件 Modeller	http://salilab.org/modeller/
分子显示软件 RasMol	http://www.rasmol.org/
分子显示软件 PyMol	http://www.pymol.org/
分子显示软件 DeepView	http://spdbv.vital-it.ch/
分子显示软件 VMD	http://www.ks.uiuc.edu/Research/vmd/
分子动力学软件 Gromacs	http://www.gromacs.org/
分子动力学软件 NAMD	http://www.ks.uiuc.edu/Research/namd/
分子动力学软件 Amber	http://ambermd.org/
分子对接软件 DOCK	http://dock.compbio.ucsf.edu/
分子对接软件 AutoDock	http://autodock.scripps.edu/
量子化学软件 GAMESS	http://www.msg.chem.iastate.edu/gamess/
综合位点及专业 BBS 论坛	
计算化学 CCL	http://www.ccl.net/
虚拟计算化学实验室 VCCLab	http://www.vcclab.org/
QSAR 世界	http://www.qsarworld.com/index.php
分子模拟论坛	http://www.mdbbs.org/
小木虫论坛	http://emuch.net/bbs/
Nobel 论坛	http://www.i-nobel.com/bbs/
CHARMM 论坛	http://www.charmm.org/ubbthreads/ubbthreads.php? Cat=0

1.1.2　计算机操作系统与基本命令

常见的计算机操作系统有 Windows、Unix/Linux 等。Windows 系统是大家都很熟悉的操作系统，虽然目前已经有一些运行在 Windows 系统下的分子结构绘制、分子图形操作与显示等药物设计相关软件，但总体来说，Unix/Linux 系统更适合于需要较多计算资源的并行计算，如虚拟筛选、分子动力学模拟等，因此，Unix/Linux 在药物设计中更常使用。

Unix 系统通常具有以下特点。

(1) 支持多用户　即可以允许许多用户通过不同的终端，同时在运行 Unix 系统的主机(或者服务器)上操作，主机通过局域网或串行口与终端设备相连。所谓终端，实际上就是没有(或只有很少)自身处理能力，由键盘和显示器组成的供用户进行输入/输出操作的功能特化的简单计算机。用户可通过终端向主机发出指令，运行相应的程序，而输出的结果则可以在此终端的显示器上显示，一台主机往往可以带动数个至上千个终端。如果用户的 PC 已经连入 Internet，在理论上使用 Telnet 可以与全世界任何一台 Unix 主机相连。

(2) 支持多任务　通俗地说，即具有支持同时运行多个程序的能力。例如：用户一边书写一封信件，同时又让主机运行一个大规模的统计程序。在支持多用户的系统中，这种能力是必需的，它使主机提供的计算能力和其他资源得到了最大限度的利用。Unix 是典型的多任务系统。

(3) 支持多平台　无论是否公布源代码，现代 Unix 及其应用软件一般都用 C 语言编写。对于不同的硬件平台，只需要拥有该平台的 C 编译器，即可完全(或只需极少的修改)将 Unix 操作系统和应用软件移植到相应的平台上，从而可大大减少在软件开发上的重复劳动，又增加了可维护性。

Linux 是一种可以运行在 PC 机上的 Unix 操作系统，由芬兰赫尔辛基大学学生 Linux Torvalds 1991 年开发，因而以他的名字命名。尽管 Linux 的源代码是在 GNU General Public License 的保护下对每个人都是完全免费的，但这并不意味着该操作系统是免费的。因为 Linux 源代码只能使用行命令进行操作，只有少数专家才能熟练运用，而大多数人没法使用，因此不同厂商采用类似于 Windows 系统的界面，对 Linux 系统进行包装，使熟悉 Windows 系统的用户易于掌握。不同厂商的包装，使得 Linux 具有不同的版本，厂商对包装及服务收取一定的费用。常见的版本有 RedHat Linux 等，我们实验室计算机集群上安置的就是 RedHat Linux AS 4.0 版本。国产的操作系统有 RedFlag Linux 等。Linux 有着广泛的用途，包括网络、软件开发、用户平台等，因此被认为是一种高性能、低开支、可替换其他昂贵操作系统的系统。

Linux 系统采用树型结构来组织目录和文件(图 1－1)。也就是说，整个文件系统有一个“根”(root，根目录)，然后在根上分支(directory，子目录，即文件夹)，任何一个分支上都可以再分支，支上也可以长出“叶子”(file，单个文件)。

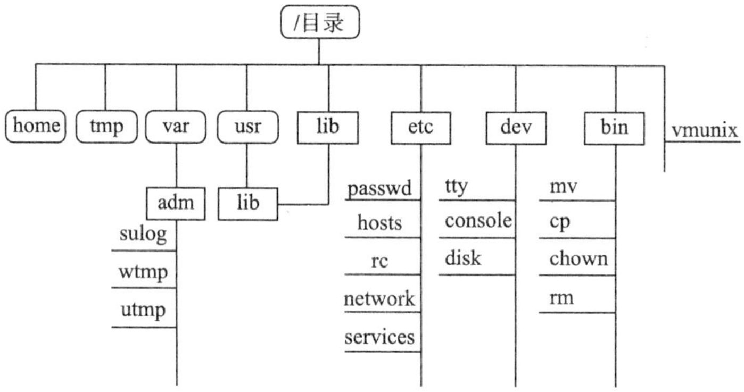

图 1－1　Unix/Linux 文件结构

图 1－1 中，/home 为用户登录和工作目录，各用户账号一般设在这个目录下。/tmp 为临时文件目录，/dev 为设备文件目录，/bin 为可执行程序即操作命令所在的目录。下面介绍一些常用的 Linux 操作命令。

● login　登录系统

从终端进入 Linux 系统主机，首先需要采用 login 登录用户账号，输入用户名(如用户名为 usrp)后，然后输入密码。

login：usrp↙

password：******↙

即进入系统操作台。

● logout 或 exit　退出系统或注销账号

这是用户退出或注销账号的命令，也可键入组合键〈Ctrl〉+d 进行注销。

● date　查询日期时间

用户在系统提示符下可以通过一些命令来获得主机的简单信息。例如:要观察主机的时间设置,可用命令:date↙

系统显示:Thu Apr 6 15:14:07 EDT 2006

● ls　文件及子目录名称列表(list)

使用 ls 命令可列出当前目录下的文件子目录清单。如要列出文件详细信息,则用 ls -l 等;如果要显示其他目录中的文件及子目录名称列表,可以使用:ls〈路径〉,〈路径〉是用相对法或绝对法书写的到要观察的目录的路径。

● pwd　显示当前目录(present work directory)

使用 pwd 命令显示当前目录的位置。

● cd　变更目录层次(change directory)

当前目录可用命令 cd 改变,用法是:cd〈路径〉↙

用 cd.. 可返回上一级目录(父目录)。用 cd 用户可立即返回自己的主目录。

● mv　改变文件、目录名称,搬移文件、目录(move)

mv 除了可以改变文件的名称外,还可以改变目录的名称,用户可先用 cd 命令进入要改变的文件或目录所存在的上级目录处,然后使用:

mv〈原文件或子目录名称〉〈新名称〉

● rm　删除文件(remove)

使用命令 rm,如果要删除非当前目录下的文件,须加上路径指引。用法如下:

rm〈带路径指引的文件名称〉↙

● cp　复制文件(copy)

cp 可以跨目录复制文件,用法如下:

cp〈带路径指引的源文件名称〉〈带路径指引的目标文件名称〉↙

与 mv 命令用法类似,如果省略路径指引,则表示文件位于当前目录;如果省略目标文件名称,则表示进行复制后名称仍保持不变。

● mkdir　创建新的子目录(make directory)

使用的命令是 mkdir,用法是:

mkdir [〈路径〉/]〈新目录名称〉↙

〈路径〉指出新目录所在的位置,如果路径被省略,则表示在当前目录下创建新的子目录。如当前目录为/a,输入:mkdir b,则在/a 目录下产生一个新的子目录 b。

● rmdir　删除目录(remove directory)

删除目录的命令是 rmdir,用法为:

rmdir〈带路径指引的目录名称〉↙

如果省略路径指引,那就表示要删除的子目录位于当前目录下。此命令只能删除空目录,如果用它去删除一个非空(即其内包含文件或子目录)目录,要用 rm -r,用法是:

rm -r〈目录树的起点目录〉↙

● cat　显示一个文本文件的内容

显示一个文本文件的内容,可以用命令 cat,用法为:

cat〈文本文件内容〉↙

● more　一屏一屏显示文本文件的内容

使用 cat 命令显示文本文件内容时，如文本内容较多，屏幕会快速上翻而只能看到最后一屏的内容。如要看到中间的文本内容，则可使用 more 来代替 cat 命令。用法为：

more〈文本文件名称〉↙

使用 more 命令将一次显示一屏文本，按空格键就可以看到下一屏，按 b 可以返回(Back)上一屏显示。

● tail 与 head　显示文本文件末尾几行或者开始几行内容

cat 命令将整个文本内容输出，但有时我们只是关心文本中某些部分的内容，此时可以使用 tail 和 head 命令实现部分输出。

tail 命令可以将文本文件的最后部分输出，用法为：

tail [〈数目〉]〈文件名称〉↙

〈数目〉表示要输出的行数，默认值为 10。例如：

tail - 20 abc ↙

表示将文件 abc 的最后 20 行内容在屏幕上显示。

head 命令将文本文件的开头部分输出，用法同上：

head [〈数目〉]〈文件名称〉↙

● sdiff　文本文件比较

sdiff 命令可以比较两个文件并以并排的格式显示差别。用法为：

sdiff〈文件一名称〉〈文件二名称〉↙

如果两个文件行相同，那么 sdiff 命令就会显示两个文件的每一行，其间有一系列的空格；如果行只存在于文件一中，那么在空白字段里就会显示＜(小于号)；如果行只存在于文件二中，那么就显示＞(大于号)；如果两行不同就显示 |(竖线)。

● vi　文本编辑程序

vi 是 Unix 系统中使用得最普遍的全屏幕文本编辑器。在系统提示符下输入：

vi〈文本文件名称〉↙

vi 有两种工作状态：命令状态和修改状态(插入或者修改统称修改状态)。刚进入 vi 界面时，用户一般处于命令状态，此时用户不能直接对文件进行信息输入，但可对文件进行编辑操作；当切换到修改状态时，用户则可进行文本输入或修改操作。

(1) 光标移动　基本的命令包括(注意区分大小写)以下内容。

← ↑ → ↓：左、上、右、下移动光标。

h、k、l、j：左、上、右、下移动光标。

0(零)：将光标移动到行的起始处。

$：将光标移动到行的末尾处。

H：将光标移动到当前窗口(而非全文)的第一行起始处。

M：将光标移动到当前窗口的居中一行起始处。

L：将光标移动到当前窗口的最后一行起始处。

(2) 删除与恢复　删除命令如下。

x：删除光标所在处字符。

dd：删除光标所在的行。

D：删除光标所在之处开始直到该行末尾的全部字符。

恢复(Undo)命令如下。

u：恢复刚被删除的文本。

U：恢复光标所在行在此次编辑中的全部改变。

(3) 替换　替换命令有如下两个。

r：替代光标所在处的字符，用户在按 r 后紧接着按要修正的字符。

R：进入替代状态，用户可以连续替换多个字符，直至按〈Esc〉键退出替换状态为止。

(4) 进入插入编辑方式的常用命令　在 vi 中，从命令状态转入插入状态可以使用以下几条命令。

a：从光标所在之处的后面插入新的字符，插入时，插入处后面的字符会随着新增字符往后移动。

A：从光标所在行的最后处开始加入新的字符。

i：从光标所在之处的前面插入新的字符，插入时，插入处后面的字符会随着新增字符往后移动。

I：从光标所在行的第一个非空字符前面开始加入新的字符。

o：在光标所在行的下面新增一个空行，并进入插入状态。

O：在光标所在行的上面新增一个空行，并进入插入状态。

(5) 保存与退出　保存与退出的命令如下。

q：退出 vi。

q!：舍弃当前对编辑内容所作的修改，强行退出 vi。

w[〈文件名称〉]：将正在编辑的内容以〈文件名称〉为名存盘(相当于 Save as...)，如果没有指定〈文件名称〉，则使用原有的文件名称(相当于 Save...)。

wq：存盘退出。

1.1.3　分子模拟基本概念

所谓模拟(modeling/simulation)，是指相对实际操作而言的模型操作，可以是实物模型操作，更多的是在计算机上进行的虚拟操作。分子模拟(molecular modeling/molecular simulation)，顾名思义，是针对分子而进行的一种模型操作；即根据分子图形学原理，采用理论计算方法如量子力学、分子力学、分子动力学等在计算机上模拟或模仿分子行为的一门技术。分子模拟操作的对象是分子，包括化学小分子和生物大分子。由于分子模拟技术能形象、直观地把看不见、摸不着的分子可视化并进行操作，如移动、放大、缩小，或按任意方向进行转动，用人机交互方式精确“测量”分子中任意两个原子之间的距离，两个或三个相邻价键所形成的键角和二面角等，操作极为方便，储存也很容易，因而给分子科学的研究提供了极大的方便，大大加速了分子科学的发展。

世界上的模型主要有两种，一种是物理模型，即实物模型；一种是数学模型，即抽象模型。针对物理模型的模拟即为图形模拟，针对数学模型的模拟则为数字模拟。分子模拟主要采用虚拟的物理模型，可以用视觉感知，但不能用触觉感知；但分子模拟中也可以包括部分数字模拟，比如定量构效关系分析。

分子模拟主要有两种形式，即静态模拟(molecular modeling)和动态模拟(molecular simulation)。静态模拟只考虑分子中各原子的 xyz 三维坐标，即分子在某一时间点上的构象；而动态模拟除 xyz 三维坐标外，还加入了时间 t 作为第四维坐标，因而可以考察分子在某一时间段内的构象变化情况。就像拍照和录像一样，静态模拟就好比拍了一张照片，而动态模拟则好比拍了一段录像。

由于分子模拟处理的是虚拟的物理模型，因而需要遵循物理原理及物质运动规律。由于分子处于微观体系，因而遵循量子力学原理，但量子力学计算太复杂，且只能准确计算非常简单的体系，因此分子模拟中更常使用的是分子力学。分子力学中不考虑电子层面的变化，把原子作为基本单位，将原子视为球体，原子半径即为球的半径，原子之间的化学键视为连接两个球体的弹簧，能进行简谐振动，这样就把微观体系宏观化，从而可以采用牛顿力学原理来处理分子体系。只有当分子中的电子效应明显，即涉及化学键的断裂和生成时，才在该化学键周围局部采用量子力学来处理。当然，这样宏观化体系中的参数还是需要采用量子力学进行计算获得。

目前，分子模拟已成为药物分子设计中的基本工具。借助于分子模拟技术，人们能方便地阐释分子的真实结构和构象，对分子进行构象分析，量子化学、分子力学和分子动力学计算，模拟生物大分子体系，模拟小分子-大分子之间、大分子-大分子之间的相互作用，进行构象搜寻、结构搜寻、分子设计等。可以这么说，没有分子模拟技术就没有计算机辅助药物设计。下面简单介绍分子模拟中常用的一些基本概念。

1. 常用长度单位

埃（1 Å$=10^{-10}$ m）、纳米（1 nm$=10^{-9}$ m），键长一般在埃的级别。

2. 常用时间单位

微秒（1 μs$=10^{-6}$ s）、纳秒（1 ns$=10^{-9}$ s）、皮秒（1 ps$=10^{-12}$ s）、飞秒（1 fs$=10^{-15}$ s），蛋白质的运动一般在微秒级别，而分子动力学模拟的步长一般在飞秒级别。

3. 分子文件格式

小分子坐标文件通常采用 mol 或 sdf、mol2 格式，大分子坐标文件通常采用 pdb 格式。后面的实验中就要用到这些文件格式。

（1）mol 格式（包括 sdf 和 mol2）　mol 文件格式是美国 MDL 公司（现为 Symyx 公司）制定的，含有组成分子的原子、键、连接性及坐标信息，几乎所有的化学信息学软件都可以读取 mol 文件。下面以乙醛为例，解释 mol 文件格式。

```
Acetaldehyde
  ChemDraw12020909192D

  7  6  0  0  0  0  0  0  0  0999 V2000
    0.8687    0.0000    0.0000 C   0  0  0  0  0  0  0  0  0  0  0  0
    0.8590    1.7374    0.0000 O   0  0  0  0  0  0  0  0  0  0  0  0
    2.6060    0.0000    0.0000 H   0  0  0  0  0  0  0  0  0  0  0  0
   -0.8687    0.0000    0.0000 C   0  0  0  0  0  0  0  0  0  0  0  0
   -0.8784    1.7374    0.0000 H   0  0  0  0  0  0  0  0  0  0  0  0
   -2.6060    0.0097    0.0000 H   0  0  0  0  0  0  0  0  0  0  0  0
   -0.8784   -1.7374    0.0000 H   0  0  0  0  0  0  0  0  0  0  0  0
  1  2  2  0
  1  3  1  0
  1  4  1  0
  4  5  1  0
  4  6  1  0
  4  7  1  0
M  END
```

mol 文件格式说明如下。

第 1 行：标题行或者分子名称。

第 2 行：说明性文字，比如上例中为产生该文件的软件名称 ChemDraw。

第 3 行：空行。

第 4 行：分子的基本信息，格式依次为原子个数、键数等，最后为 mol 版本数(如 V2000)。

第 5～11 行(行数视原子个数而定)：格式依次为 x 坐标、y 坐标、z 坐标、元素符号以及其他信息。z 坐标值全为 0 时，表示该分子为二维结构；若为其他数值，则表示该分子为三维结构。

第 12～17 行(行数视键数而定)：分子中原子间成键信息(每个键一行)，格式依次为第 1 个原子、第 2 个原子、键的类型以及其他信息。

最后一行：文件结束标志，即"M　END"。

一个 mol 文件一般只包含一个小分子。当多个分子甚至成千上万个分子需要表示时，则可采用 sdf(structure data file)文件。事实上，sdf 文件是多个 mol 文件累加在一起，各分子之间用四个"$"符号隔开，即在"M　END"之后加上一行"$$$$"。sdf 文件还有一个好处是可以添加分子的相关数据或信息，比如分子的供应商名称、分子的识别号码、分子的 LogP 值、相对分子质量等，这些信息以如下形式输入，放于成键信息之后，"M　END"行之前。比如：

```
〉〈Unique_ID〉
ABC1234

〉〈ClogP〉
2.825

〉〈Molecular Weight〉
44.042
```

mol2 文件格式则是 Tripos 公司提出的 mol/sdf 格式的扩展，它包含的信息更多些，但也更复杂，其中考虑了同种原子的不同杂化态，这里就不多说了。mol2 与 mol/sdf 格式之间可以转换。

(2) pdb 格式　pdb 文件格式最先是由美国 Brookhaven 国家实验室制定的。当时，该国家实验室负责蛋白质数据库(protein data bank，PDB)的构建，因此制定了一种文本文件格式来描述 PDB 库中生物大分子的三维结构，这种文本文件的扩展名就叫做 pdb。由于涉及生物大分子，因此 pdb 文件内容更为复杂。下面以 C-ABL 激酶与 STI-571 复合物晶体结构 pdb 文件为例，对 pdb 格式进行简单说明。

```
HEADER    TRANSFERASE                          10-APR-01 1IEP
TITLE     CRYSTAL STRUCTURE OF THE C-ABL KINASE DOMAIN IN COMPLEX
TITLE     2 WITH STI-571.
COMPND    MOL_ID: 1;
COMPND    2 MOLECULE: PROTO-ONCOGENE TYROSINE-PROTEIN KINASE ABL;
...
SOURCE    MOL_ID: 1;
SOURCE    2 ORGANISM_SCIENTIFIC: MUS MUSCULUS;
...
```

```
KEYWDS    KINASE, KINASE INHIBITOR, STI-571, ACTIVATION LOOP
AUTHOR    B. NAGAR, W. BORNMANN, T. SCHINDLER, B. CLARKSON, J. KURIYAN
...
JRNL      TITL   CRYSTAL STRUCTURES OF THE KINASE DOMAIN OF C-ABL
JRNL      TITL 2 IN COMPLEX WITH THE SMALL MOLECULE INHIBITORS
JRNL      TITL 3 PD173955 AND IMATINIB (STI-571)
JRNL      REF    CANCER RES.                  V. 62 4236 2002
...
REMARK    2 RESOLUTION. 2.10 ANGSTROMS.
REMARK 200  EXPERIMENTAL DETAILS
REMARK 200  EXPERIMENT TYPE                : X-RAY DIFFRACTION
REMARK 200  DATE OF DATA COLLECTION        : 30-JAN-2001
REMARK 200  TEMPERATURE           (KELVIN) : 103.0
REMARK 200  PH                             : 6.50
...
SEQRES    1 A 293 GLY ALA MET ASP PRO SER SER PRO ASN TYR ASP LYS TRP
SEQRES    2 A 293 GLU MET GLU ARG THR ASP ILE THR MET LYS HIS LYS LEU
SEQRES    3 A 293 GLY GLY GLY GLN TYR GLY GLU VAL TYR GLU GLY VAL TRP
...
ATOM      1 N  MET A 225    19.353  41.547  -3.887  1.00  72.26    N
ATOM      2 CA MET A 225    20.513  40.939  -4.592  1.00  70.80    C
ATOM      3 C  MET A 225    20.150  39.658  -5.355  1.00  69.53    C
ATOM      4 O  MET A 225    19.053  39.551  -5.903  1.00  68.86    O
ATOM      5 CB MET A 225    21.642  40.678  -3.592  1.00  71.61    C
...
HETATM 4467  C1  STI  201   11.879  62.272  12.570  1.00  35.17    C
HETATM 4468  C6  STI  201   13.002  61.429  12.910  1.00  32.96    C
HETATM 4469  C5  STI  201   13.097  60.070  12.392  1.00  33.74    C
...
CONECT 4467 4468 4472
CONECT 4468 4467 4469
...
END
```

如上所示，文件中各行起始都是一个关键词（不超过 6 个大写字母），然后是相应的内容，每行最多是 80 个字符（含空格）。主要栏目如下。

HEADER 行：提供生物大分子所属类别、文件产生时间、PDB 代码。

TITLE、COMPND、SOURCE、KEYWDS 等行：提供所测定结构的名称、组成、来源等信息。

AUTHOR 行：提供测定结构的研究人员信息。

JRNL 行：提供发表该结构的文献信息，含作者、标题、期刊名、出版年份、卷期、页码等。

REMARK 行：提供结构测定相关的一些描述性信息。

SEQRES 行：提供肽链的一级序列信息。

ATOM 行：pdb 文件的主体，提供大分子各原子的坐标信息（X 衍射测定的结构中，H 原子通常被省略），每行内容依次为：原子序数、原子名、残基名、肽链名、残基序数、xyz 坐标（单位为 Å）、占用情况、温度因子、元素名称等。

HETATM 行：提供杂原子的坐标信息（生物大分子基本构建单元之外的其他小分子原子均为杂原子），每行内容基本同上，只是残基名为小分子名。

CONECT 行：提供前面杂原子各原子间的连接方式。

END 行：文件结束标志。

4. 常见坐标系统

(1) 笛卡儿坐标(cartesian coordinates)　即我们通常所说的直角坐标，以原点为参照中心，分子中每一个原子都具有 x、y、z 三个坐标值；原点选得不一样，每个原子的坐标就不一样，分子相对原点作平移或旋转操作后，原子坐标也将不一样。常用分子文件格式如 sdf、mol2 和 pdb 都采用笛卡儿坐标。

(2) 内坐标 (internal coordinates)　内坐标只考虑分子中原子之间的相对位置，即指定一个原子为起点，用原子之间的距离（即键长）、角度（即键角）和二面角来表征分子的构型。内坐标通常表示为 Z 矩阵（Z-matrix，图 1－2）形式，在量子化学计算等方面有广泛的应用。

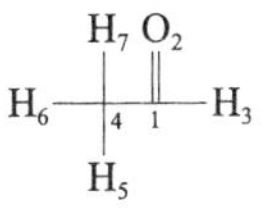

原子	相连的原子编号	键长/Å	形成键角的原子编号	键角/度	形成二面角的原子编号	二面角/度
C_1	0	0	0	0	0	0
O_2	1	1.20	0	0	0	0
H_3	1	1.10	2	120.0	0	0
C_4	1	1.50	2	120.0	3	180.0
H_5	4	1.10	1	110.0	2	0.0
H_6	4	1.10	1	110.0	2	120.0
H_7	4	1.10	1	110.0	2	−120.0

图 1－2　Z 矩阵示意图（以乙醛为代表）

(3) 坐标变换　如对分子进行操作，比如对分子进行旋转、平移和放大缩小等，就会碰到分子坐标变换问题，即分子被操作前后的坐标变化，此外还有直角坐标与内坐标之间转换的问题。这些都是计算机图形学需要解决的问题，我们不需要理解其中的细节，但要明白这些操作中分子的坐标可能有变化。

5. 分子模型

计算机模拟出现以前，分子模型一般为物理模型，著名的模型有 Corey-Pauling-Koltun (CPK)模型和 Dreiding 模型。CPK 模型采用彩色球状的塑料片来表示原子，各塑料片可互相连接成为分子。通常，它能给出令人满意的分子形状表示，也能用于产生分子的不同构象，但不能用来表示分子的电子性质，也不能通过互相重叠来比较分子的构象和形状，其键长与键角不能进行调节。Dreiding 模型则使用细长的金属或塑料杆来表示键，很容易进行绕键的转动，但键长与键角是固定的，对分子体积表示较差，也不能显示电子性质。若模型的复杂程度不高，它们能尽可能地相互重叠以比较分子构象。

随着计算机模拟技术的迅速发展，现在可在计算机上用任意的键长、键角和二面角来准确建造分子模型。分子模拟的目的就是使用分子的计算机模型来表示分子的结构特征和性质。

一般来说，分子结构中有两个重要特征在药物设计中有用，一为原子的类型和连接性，另一为分子的形状与体积，这些通过计算机工具能很方便地绘制出来。此外，计算机模型还能表示分子的电子性质，这些模型容易重叠以进行比较。计算机模型的最大优点是允许人们采用计算方法来建造、计算和改进模型，通过计算机，化学家能把计算值和得到的结果用一种让人容易理解的方式表达出来。计算机模型的缺点是，它不是物理上的三维模型，且图形效果的好坏强烈依赖于计算机技术。下面分别从结构、表面和性质等方面来介绍分子模型。

（1）分子结构的表示　计算机分子模型有多种表示形式，主要有棒状模型、球棒模型、空间填塞模型等。而其中最常见的为分子棒状模型，它与 Dreiding 模型相当，空间填塞模型则与 CPK 模型相当(图 1－3)。分子棒状模型可反映分子中原子的类型和连接性，其原子类型由不同的颜色表示，比如图 1－3 中采用红色来表示氧原子，绿色表示碳，白色表示氢等；连接性由代表键的线或棒表示。在棒状模型中，原子一般不明显示出，键交叉处或端点位置即为原子。由于棒状模型非常简单，因而可快速实时转动或放大缩小，常用来作分子的结构分析，进行参数检测，或为产生分子的高级模型选取合适的角度与尺寸。使用三维图形系统，通过自由旋转，可从各个角度观察这个分子，从而得到一个清晰的三维结构印象。

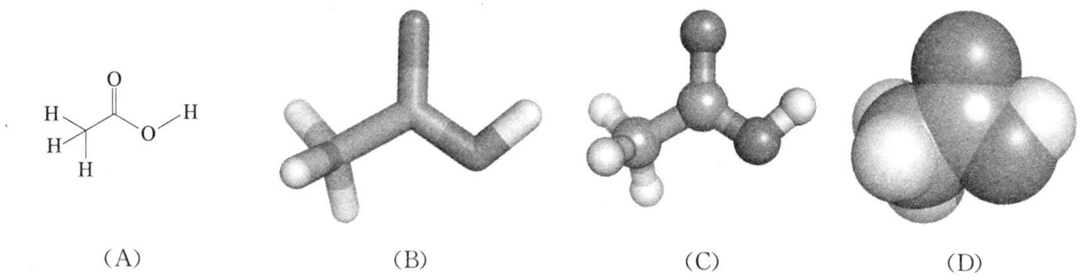

图 1－3　分子结构模型示意图(以乙酸为例)

(A) 乙酸分子结构式；(B) 棒状模型；(C) 球棒模型；(D) 空间填塞模型

但是，对大分子比如蛋白质来说，如采用分子棒状模型来显示每一个键，将使得图形很复杂而难以给出有用的信息[图 1－4(A)]。避免杂乱的一个方法为使用 α-碳图[图 1－4(B)]，每一个氨基酸均只显示其 α-碳原子的位置，各 α-碳原子之间以虚拟键连接，这样就很容易看出蛋白质分子的整个形状和碳链走向。避免杂乱的另一个方法是在分子棒状模型中，再使用醒目的飘带状图来表示蛋白质的结构；或者只使用飘带状图表示蛋白质结构特征[图 1－4(C)]。

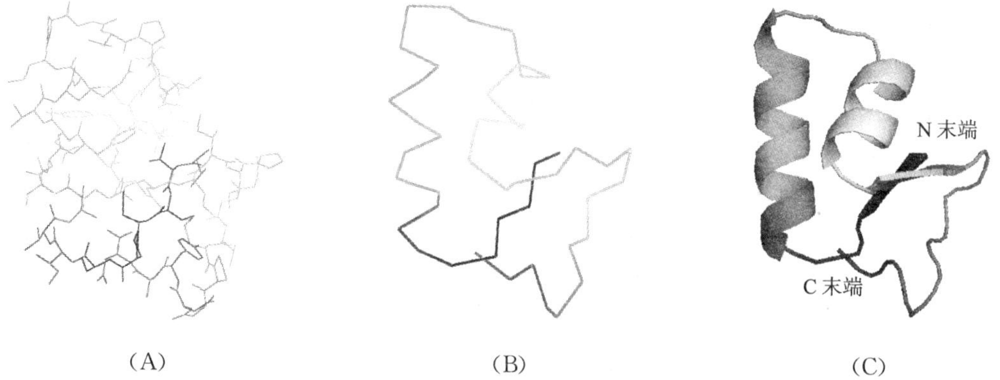

图 1－4　大分子蛋白质结构模型示意图(以 PDB 代码 1CRN 为例)

(A) 分子棒状模型；(B) α-碳图；(C) 飘带状图

可以对原子或子结构的名称、序号进行标记，也可以隐去不需要的原子或子结构，只显示需要的原子或子结构，如蛋白质中的活性位点等。实际应用时更常采用混合显示(图1-5，彩图请见封三)，如在药物-受体相互作用模拟中，受体大分子可用棒状模型，药物小分子则可用球棒模型或空间填塞模型。所有这些显示操作，均以便于观察、分析为目的。

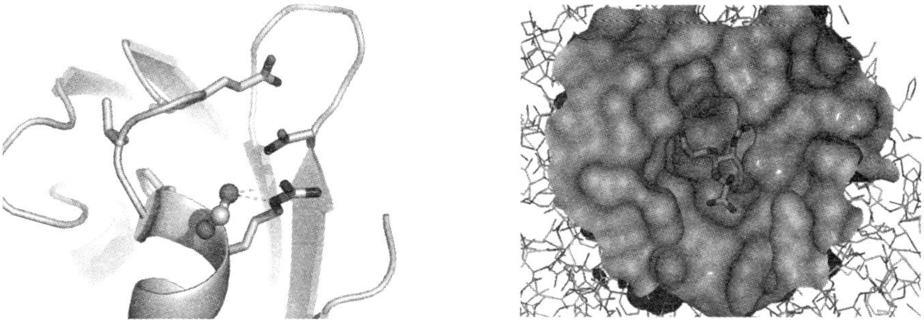

(A) (B)

图1-5 混合显示举例

(A) 酶的整体结构隐蔽原子，用飘带状图显示，酶催化位点三联体用棒状图显示，底物小分子用球棒模型显示，浅黄色虚线表示原子间距离；(B) 蛋白表面配体结合口袋周围用溶剂可及表面显示，小分子配体用棒状显示

(2) 分子表面的表示　分子表面的基本定义由 Lee 和 Richards 给出。分子表面可分为范德瓦尔斯表面、溶剂可及表面及其他分析表面(图1-6，彩图请见封三)。范德瓦尔斯表面与溶剂可及表面不同，如果把分子想象为由相应原子范德瓦尔斯半径为半径的球所组成，则所有这些球的叠加将产生很像分子 CPK 模型的分子范德瓦尔斯表面(和体积)；而溶剂可及表面是分子表面中溶剂可接近的部分。对小分子而言，这两种表面实际上没有区别；但在蛋白质中，分子中有大量区域"在分子内部"，而不属于溶剂可及表面。在两个或三个原子结合的地方，范德瓦尔斯表面和溶剂可及表面也有一些小差别，原子间缝隙是溶剂不可及的，由跨越探针球面与原子球面接触点的小点表示。

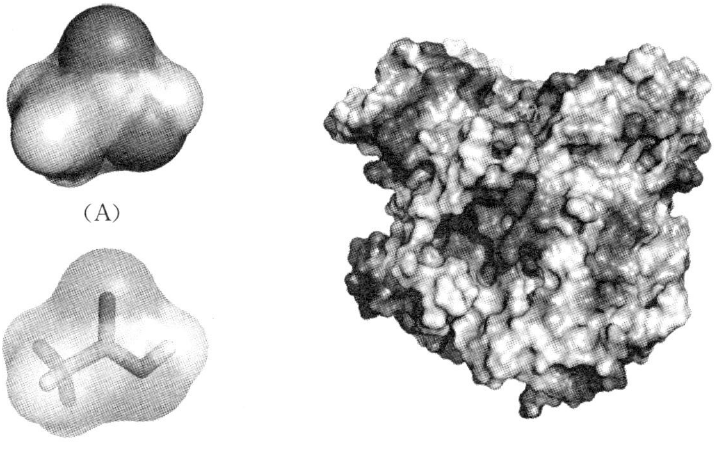

(A) (B) (C)

图1-6 分子表面示例

(A) 乙酸的范德瓦尔斯表面或者溶剂可及表面(颜色为原子类型)；(B) 半透明的乙酸表面(内部为乙酸的棒状模型)；(C) 乙酰胆碱酯酶溶剂可及表面(颜色为分子静电势，蓝色为正电势，红色为负电势)，上半部中间为底物结合口袋，露出的绿色棒状模型为底物

Connolly 发表了用于计算范德瓦尔斯表面和溶剂可及表面的算法和程序。溶剂可及表面采用探针球来表示溶剂分子(即半径为 1.4 Å 的水),探针球从分子外部围绕构成分子的原子球滚动,当探针球恰好接触一个原子球时,即产生记录该原子的溶剂可及性的点,这些点即构成 Connolly 点表面。对分子的内表面而言,由于外部原子阻止溶剂探针的进入,故不产生溶剂可及表面。

一旦点表面产生,即可用分子模拟系统进行显示,这些表面可很好地表示分子的形状和体积,不允许非键合原子之间进行重叠。表面对于观察分子间相互作用或对接很有用处,如果把用于计算溶剂可及表面的探针球面看作一个小分子,那么表面可作为潜在分子间接触限制的表示,这对实现最大表面接触是重要的。

(3) 分子性质的表示　在分子模拟中,对分子而言,除了需显示其结构和表面外,其性质的显示也是很重要的。尤其是在药物-受体相互作用模拟中,要充分考虑分子性质的互补性。通常采用彩色显示来表示分子性质,分子性质有静电性、疏水性及通过量子化学计算而得的电子分布等,分子性质的显示可帮助我们理解生物分子之间的相互作用。

常用于彩色码表面的一个有用的性质是分子静电势能[图 1-6(C)]。如果分派给分子中每一个原子一组点电荷,并假设探针球面带有一个单位的正电荷,那么,由于探针电荷同分子中点电荷的相互作用,可方便地计算库仑静电势能。如能量为负(吸引探针电荷),则将表面点标上红色;如能量为零(中性),则将点标上绿色;如能量为正,则将点标上蓝色。中间色也可用来表示轻微的正或负能值。

对分子进行量子力学计算的结果之一电子密度,也能进行表示。该量在围绕分子空间中的每一点都有一特殊值,如果把等值的点集合起来,即得到等电子密度图。电子密度图显示了电子密度一给定值能与外面多远地方的另一个分子相互作用。

此外,还能显示分子的 HOMO 轨道和 LUMO 轨道,红色表示成键轨道,蓝色表示反键轨道。

对 CoMFA 的研究结果也可用图形进行显示,即用红、蓝色表示提高配体活性所需的正、负电性区,用绿、黄色表示空间需要基团及不需要基团的区域等。这些性质的显示,有助于我们进行化合物的结构改进工作。

1.1.4　分子模拟基本技能

1. 小分子模拟

小分子模拟始于结构建立。每一个分子模拟软件包都提供有建立准确三维有机分子模型的模块,如 SYBYL 软件包中的 Sketch 模块。这些模块建立模型的方法一般都是先用鼠标在屏幕上画出分子的二维结构,再使用相应的软件转化为三维结构,其中关键之处是手性位置的构型不要弄错。若是链状结构,可通过手性转换功能调整其构型;若是环状结构,有时还需要手工操作来进行手性转换。最简单有效的方法之一是利用典型的有机碎片库和剑桥 X 射线晶体结构库,只要把已有碎片进行组合,再作适当调整,就可得到具有预期立体化学特征的分子起始构象。在分子建造过程中,有几种基本操作:成键、断键、稠环、删除原子、增加原子、加氢、手性中心转换等,这些都需要使用分子力学对结构作进一步优化。

刚建立起来的结构一般比较粗糙,能量较高,构型也不稳定,因此需要进行结构优化。一般采用分子力学方法优化,可得到一个较稳定的低能构型。许多软件包都提供有最小化器

(minimizer)，采用 Powell、共轭梯度(CG)、最陡下降(StpDesc)等步法。优化时还可加入电荷如 Gasteiger-Hückel 电荷，也可不考虑电荷。优化好之后，一个结构就算建立起来了，然后给结构命名，并储存起来。

如果建造的模型中有几个键可自由旋转，则可产生不同的构象。其中一些构象是不稳定的，这就需要对大多数可能构象作一个系统研究，以得到其稳定的构象。更直接的方法是采用量子化学计算来进行结构优化，一般能得到较稳定的构象。

若想对单个分子进行深入的研究，则可进行量子化学计算。在某种程度上，量子化学可被看作是仅有的能产生分子最低能量构象的方法。更重要的是，同分子力学相比，量子化学能提供分子的电子结构信息。事实上，用于分子力学和分子动力学计算的力场参数也常用量子化学来计算。量化计算有半经验计算软件包 MOPAC，其中有 AM1、PM3、MNDO 等方法，这能满足一般研究的需要。对计算结果如 HOMO 轨道、LUMO 轨道的分布，电子云密度的分布等，可进行图示，使人一目了然，还能显示电子性质。量化计算还有非经验计算，如 Gaussian 系列软件包，一般分子模拟软件包都有与它的接口。

2. 大分子模拟

生物大分子一般都很庞大且结构复杂，为了便于解释、操作和理解其结构与功能，需要使用分子图形学来进行模拟。同小分子模拟相比，大分子模拟就要复杂得多。

生物大分子实验测定结构的来源主要是 PDB 蛋白质数据库。截至 2009 年 12 月 1 日，PDB 库中已含有 61 898 个结构，包括蛋白质、核酸、蛋白质-核酸复合物及其与小分子的复合物等。其中 85%以上为 X 射线结晶学测定的结构，少量为 NMR 和电镜等测定的结构。

目前大多数软件系统均提供有效的方法来进行高分子碎片的建造，多肽、核酸或糖类很容易以任意的或用户定义的三维构象形式生成，也提供蛋白质同源蛋白模拟的工具。

大分子的复杂性和大尺寸，需要复杂的图形学软件和硬件来提供选择性显示和操作的实时、交互响应。一个大分子模拟系统应能同时处理含几千个原子和几千个分子表面点的几个分子，其中每个分子都能单独进行三维操作。

3. 药物-受体相互作用模拟

对药物设计而言，必须牢记作为药物的分子通常并不是单独发生作用的，而是通过与受体结合才发生药理效应。在受体结构已知的情况下，可采用交互式图形学来模拟药物-受体分子间相互作用。

药物-受体相互作用有两种模式：传统的观点是锁-钥(lock-and-key)模式，即二者是完全互补的刚性结合；现代的观点是诱导契合(induced-fit)模式，即二者之间是柔性结合。药物-受体结合的主要相互作用包括静电相互作用、氢键相互作用、范德瓦尔斯相互作用及疏水相互作用(图 1－7)，其中疏水相互作用通常是结合的主要驱动力。尽管在分析药物-受体复合物时常常要考虑氢键和静电相互作用，但它们通常并不是结合的驱动力，它们主要是提供结合的专一性，并稍增加一点结合的自由能。基于疏水势或静电势的彩色表示，对分子表面进行相互作用显示，可进行药物-受体对接(docking)模拟。由于对移动的靶标难以处理，故通常假设结合位点开始是完全刚性的，同时，配体的构象是可相应调节的。近来开发的一些系统运行都很迅速，可对分子对接时的能量进行实时计算，然后反馈这些信息以避免立体碰撞或高能构象的出现，如有高能接触可用彩色矢量显示出来。

对含有许多自由度的体系，常规能量优化方法易陷入局部极小而给出一个假的结果，采用分子动力学模拟可跳出局部极小而给出一个更低能量的结构。

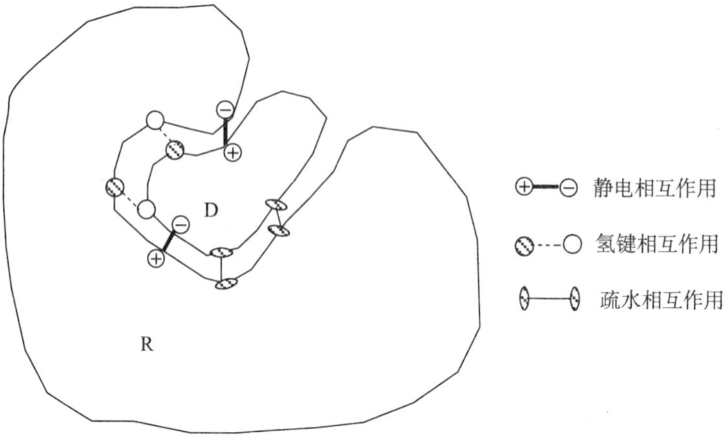

图 1-7　药物-受体相互作用模型

（D:药物;R:受体,二者之间不但要几何形状互补,而且要化学性质互补,才能形成专一的相互作用）

所有方法中存在的一个主要问题是缺乏对溶液中两分子结合的自由能准确计算的能力,在模拟配体-受体相互作用中,一个重要的进步就是自由能微扰方法的应用。它利用热力学循环性质,用相对容易计算的等价的非物理过程(药物在溶液中和在结合位点处换为其类似物),来模拟难以计算的物理过程(药物从溶液到受体结合位点的转运,与其类似物转运作比较)。

计算机辅助分子模拟系统的最终目的是要进行药物设计。而药物设计的宗旨是要使所设计的药物同时具有高效性、专一性、代谢稳定性、生物可利用性及低毒性,这一点在药物设计时必须始终记住。但是在一个简单分子中,要集中所有这些条件不是一件容易的事情,如在得到一个有效化合物时,却为该化合物的迅速降解而感到灰心;或者在拼命改善分子的转运性能时却失去了活性等。因此必须不断地改进分子的结构,直到得到一个在所有必要条件中最佳的折中结构。

1.2　药物设计实验

本部分实验共11个，其中前7个为基础型实验，接下来3个为综合型实验，最后1个为设计型实验。每个实验建议学时为4学时。任课老师可根据实验设备和条件，选取合适的实验进行。

实验1.1　Linux系统基本操作

一、实验目的

熟悉Linux操作系统的基本命令，通过实验，能自己登录账号，查看账号内文件，对文本文件进行vi编辑，为使用分子模拟软件打基础。

二、实验原理

大部分药物设计软件都是基于Unix/Linux系统开发的，因此，在开始药物设计实验之前，首先必须熟悉Unix/Linux操作系统及基本命令。参见1.1.2节。

三、实验内容

首先预习基本实验技能，了解实验室基本情况、实验注意事项及安全须知，知道Unix/Linux系统及基本命令名称和功能。然后根据预习内容，试着登录进入Linux系统，并执行一些基本命令操作（自己想一想该输入什么命令，怎么实现该操作）：

(1) 登录系统、退出系统；

(2) 查看文件目录；

(3) 分别用cat、more、head和tail查看文件内容，并进行比较；

(4) 两个文件比较；

(5) 采用vi编辑如下文件内容。

Linux is an operating system that was initially created as a hobby by a young student, Linus Torvalds, at the University of Helsinki in Finland. Linus had an interest in Minix, a small UNIX system, and decided to develop a system that exceeded the Minix standards. He began his work in 1991 when he released version 0.02 and worked steadily until 1994 when version 1.0 of the Linux Kernel was released. The kernel, at the heart of all Linux systems, is developed and released under the GNU General Public License and its source code is freely available to everyone. It is this kernel that forms the base around which a Linux operating system is developed. There are now literally hundreds of companies and organizations and an equal number of individuals that have released their own versions of operating systems based on the Linux kernel. More information on the kernel can be found at our sister site, LinuxHQ and at the official Linux Kernel Archives. The current full-featured version is 2.6 (released December 2003) and development continues.

Apart from the fact that it's freely distributed, Linux's functionality, adaptability and robustness, has made it the main alternative for proprietary Unix and Microsoft operating systems. IBM, Hewlett-Packard and other giants of the computing world have embraced Linux and support its ongoing development. Well into its second decade of existence, Linux has been adopted worldwide primarily as a server platform. Its use as a home and office desktop operating system is also on the rise. The operating system can also be incorporated directly into microchips in a process called "embedding" and is increasingly being used this way in appliances and devices.

四、注意事项

1. Linux 系统中，用户必须先登录自己的目录，才能进行操作。

2. 在多窗口界面进行操作，如操作过程中某一窗口对某一命令没有反应甚至死机现象，不能直接重新启动机器，而应该采用 ctrl-Z 命令终止该进程。

3. vi 编辑注意插入状态与修改状态的切换。

五、思考题

1. 通过上机实践，试指出 Linux 操作系统与 Windows 系统的异同点，Linux 操作系统有何优越性？

2. 试比较不同命令 cat、more、head 和 tail 查看同一文件的相同点和不同点。

实验 1.2　蛋白质结构显示和分析

一、实验目的

掌握蛋白质结构显示方法，通过不同的显示，了解蛋白质结构组成、一级结构及二级结构元素，从而对蛋白质结构有个直观而又系统的认识。初步学习分析蛋白质结构特征，显示蛋白质残基间相互作用（如氢键作用、两个原子间距离、三个原子间角度以及四个原子间的二面角）以及表面显示。

二、实验原理

蛋白质结构显示和分析主要采用分子模拟技术，实验原理请参阅 1.1.3 节。

三、实验材料

电鳐乙酰胆碱酯酶晶体结构（PDB 代码 1EA5）。

四、实验步骤

1. 打开分子模拟软件 Maestro，输入蛋白质 PDB 文件（以乙酰胆碱酯酶为例）。
2. 预处理：去掉结晶水分子，去掉杂原子，加氢原子，加电荷。
3. 熟悉大分子显示操作，尝试不同的显示方式及颜色显示方式。
4. 认识蛋白质的整个结构形状，显示空间填充模型，显示飘带状模型并隐去原子结构，从而了解蛋白质二级结构，哪些是 α-螺旋，哪些是 β-折叠。
5. 在飘带结构中，显示活性部位催化三联体原子结构，关键残基。
6. 以活性部位残基为例，显示氢键作用、两原子间距离、三原子间角度、四原子间二面角等。
7. 显示空间填充状结构，显示范德瓦尔斯表面，显示溶剂可及表面，了解不同表面表示形式的差异。

五、思考题

1. 维持螺旋和折叠二级结构的主要作用力是什么？
2. 两种表面各有何意义，区别何在？

实验 1.3 蛋白质序列比对分析

一、实验目的

采用软件 Clustalw 对两条 P450 序列进行双序列联配，掌握序列联配的操作过程，了解序列联配相关知识。

二、实验原理

蛋白质的序列联配，即将目标序列同已知参考蛋白序列进行比较分析，是生物信息学及分子生物学强有力的研究手段，它不仅可以用来确定序列保守区域，同时也为两个或更多序列的残基之间的相互关系提供了一个非常明确的图谱。不同家族的蛋白质往往具有功能和结构上相同的一些区域，如果两个序列具有足够的相似性，则认为两者具有同源性。它分为双序列联配（pairwise sequence alignment）和多重序列联配（multiple sequences alignment）。

三、实验材料

本实验所采用的软件为自由软件 Clustalw 1.8，选用的序列为大鼠 P450 2B1 和兔 P450 2B4 的序列。

四、实验步骤

1. 搜寻目标序列大鼠 P450 2B1

序列联配的第一步是要得到目标序列。登录网站：http://us.expasy.org/sprot/，点击 Search 选 Swiss-Prot/TrEMBL ，for 后空格内输入 P450 2B1，然后按 GO。

查到一条序列：CP2B1_RAT(P00176)，点击进入。如图 1-8 所示。

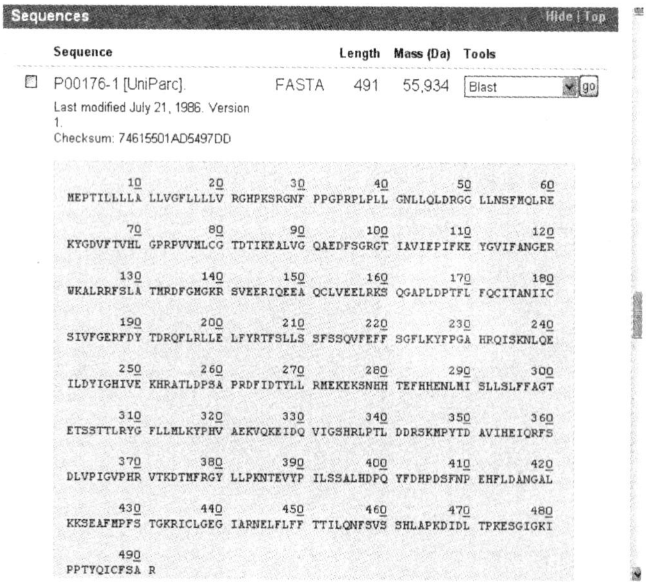

图 1-8

点击进入 Fasta 格式，选中所有内容，复制，保存为：2B1. seq。同样操作，搜寻 2B4 的序列，保存为 2B4. seq。搜寻 2C5 的序列，保存为 2C5. seq。

2. 打开 Clustalw 1. 8

分别读入这 3 个序列：2B1. seq，2B4. seq，2C5. seq；

File→Load sequence，选择 2B1. seq；

File→Append sequence，选择 2B4. seq 和 2C5. seq。

选择联配参数：

Alignment→Alignment Parameters→Multiple Alignment Parameters

将 Protein Weight Matrix 选为 BLOSUM series，其他参数保持默认值，点击 Close 退出，见图 1－9。

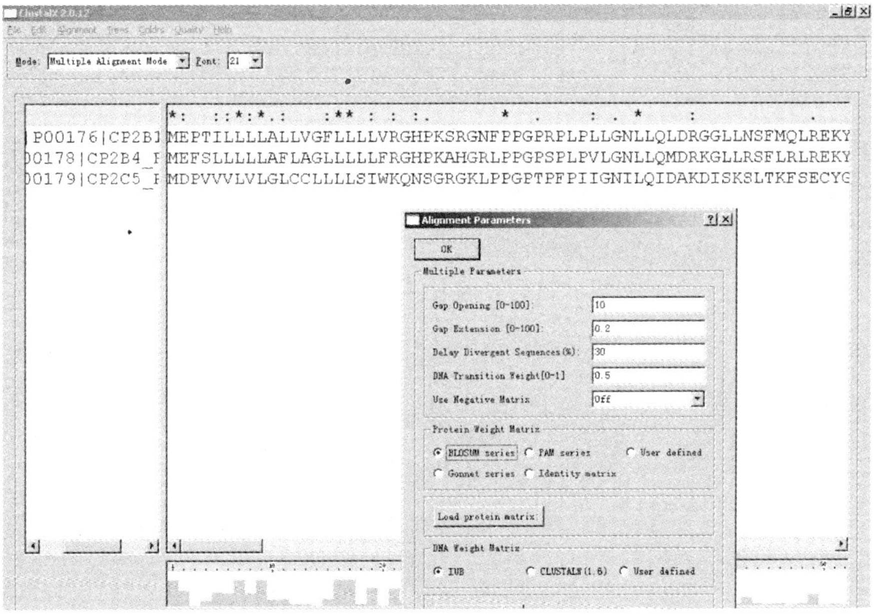

图 1－9

3. 联配

Alignment→Do complete alignment

在出现的对话框图 1－10 中，选好保存结果文件的路径，点击 ALIGN。

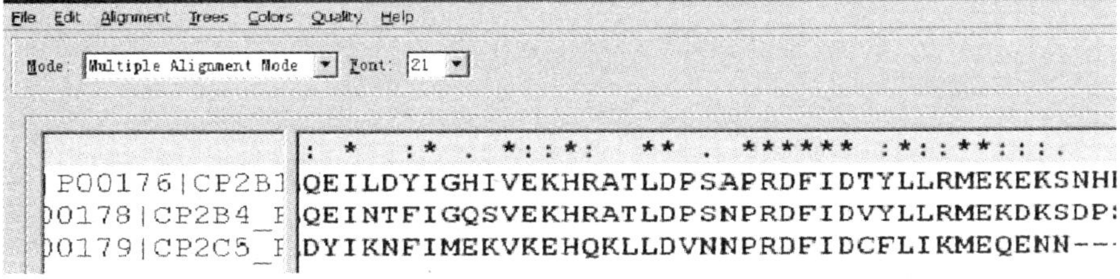

图 1－10

生成的 2B1. aln 文件就是联配好的文件。

将联配好的文件保存为 2B1_seq. ps。

File→write alignment as PostScript，选好保存路径，见图 1－11。

```
sp|P00176|CP2B1_RAT          MEPTILLLLALLVGFLLLLVRGHPKSRGNFPPGPRPLPLLGNLLQLDRGG
sp|P00178|CP2B4_RABIT        MEFSLLLLLAFLAGLLLLLFRGHPKAHGRLPPGPSPLPVLGNLLQMDRKG
sp|P00179|CP2C5_RABIT        MDPVVVLVLG-LCCLLLLSIWKQNSGRGKLPPGPTPFPIIGNILQIDAKD
                             *:  ::*:*. *  :***  .  :  ..:*.:****  *:*::**:**:*  .

sp|P00176|CP2B1_RAT          LLNSFMQLREKYGDVFTVHLGPRPVVMLCGTDTIKEALVGQAEDFSGRGT
sp|P00178|CP2B4_RABIT        LLRSFLRLREKYGDVFTVYLGSRPVVVLCGTDAIREALVDQAEAFSGRGK
sp|P00179|CP2C5_RABIT        ISKSLTKFSECYGPVFTVYLGMKPTVVLHGYEAVKEALVDLGEEFAGRGS
                             : .*: :: * ** ****:** :*.*:* * ::::****. .* *:***.

sp|P00176|CP2B1_RAT          IAVIEPIFKEYGVIFANGERWKALRRFSLATMRDFGMGKRSVEERIQEEA
sp|P00178|CP2B4_RABIT        IAVVDPIFQGYGVIFANGERWRALRRFSLATMRDFGMGKRSVEERIQEEA
sp|P00179|CP2C5_RABIT        VPILEKVSKGLGIAFSNAKTWKEMRRFSLMTLRNFGMGKRSIEDRIQEEA
                             :.::: : :  *: *:*.: *: :***** *:*:*******:*:******

sp|P00176|CP2B1_RAT          QCLVEELRKSQGAPLDPTFLFQCITANIICSIVFGERFDYTDRQFLRLLE
sp|P00178|CP2B4_RABIT        RCLVEELRKSKGALLDNTLLFHSITSNIICSIVFGKRFDYKDPVFLRLLD
sp|P00179|CP2C5_RABIT        RCLVEELRKTNASPCDPTFILGCAPCNVICSVIFHNRFDYKDEEFLKLME
                             :********:: .:  * *::: . ..*:***::* :****.*  **:*::

sp|P00176|CP2B1_RAT          LFYRTFSLLSSFSSQVFEFFSGFLKYFPGAHRQISKNLQEILDYIGHIVE
sp|P00178|CP2B4_RABIT        LFFQSFSLISSFSSQVFELFPGFLKHFPGTHRQIYRNLQEINTFIGQSVE
sp|P00179|CP2C5_RABIT        SLNENVRILSSPWLQVYNNFPALLDYFPGIHKTLLKNADYIKNFIMEKVK
                              : ... ::**   **:: *..:*.:*** *: : :* : *  :* . *:
```

图 1－11

五、思考题

序列联配的目的是什么？图 1－11 中，* 号、: 号、. 号表示什么？

实验 1.4　蛋白质同源模建

一、实验目的

通过模建火球菌属磷酸甘油酸激酶的结构，熟悉蛋白质三维结构同源模建的方法，掌握使用 Prime 模块进行蛋白质三维结构同源模建的操作流程。

二、实验原理

蛋白质的一级结构决定高级结构是所有进行蛋白质结构预测的理论基础。目前常用的预测方法有：从头(ab initio)预测法、穿针引线法(threading)、同源模建法(homology)。其中，同源模建法是一个比较成熟的方法，也是蛋白质结构预测应用最为广泛的方法，其原理基于蛋白质三级结构的保守性超过蛋白质序列的理论。蛋白质序列的同源性决定了其三维结构的同源性，一个未知结构的蛋白质分子(目标蛋白)的三维结构可以通过与其序列同源性较高且结构已知的蛋白质(参考结构)进行预测。同源模建方法一般包含以下步骤：

(1) 数据库搜寻及模板选择；

(2) 序列联配获得结构信息；

(3) 骨架(framework)的构建，loop 区及侧链的模拟；

(4) 能量最小化(energy minimization)；

(5) 结构的合理性评估。

三、实验材料

火球菌属磷酸甘油酸激酶的序列及其同源蛋白结构。

常用于进行同源模建工作的软件及 server 有许多，见表 1-2。

表 1-2

Homology modeling	
MODELLER	http://guitar. rockefeller. edu/modeller/
Schrodinger/Prime	http://www. schrodinger. com/
MOE	http://www. chemcomp. com/
InsightII/QUANTA	http://www. msi. com/
Sybyl/FUGUE	http://www. tripos. com
SWISS-MODEL	http://www. expasy. org/swissmod/SWISS-MODEL. html
CPHModels	http://www. cbs. dtu. dk/services/CPHmodels/
3D-JIGSAW	http://bmm. cancerresearchuk. org/~3djigsaw/
ESyPred3D	http://www. fundp. ac. be/sciences/biologie/urbm/bioinfo/esypred/

这里我们利用 Schrodinger/Prime 来学习如何进行蛋白质三维结构同源模建工作。

四、实验步骤

1. 实验准备

(1) 序列准备　在进行同源模建以前，首先要按照实验 1.3 的方法，查找自己要模建的蛋白质序列，了解蛋白质所在家族的整体结构信息，并将未知序列与已知序列联配完毕。这里我们选取一段火球菌属磷酸甘油酸激酶的序列，学习怎样使用 Prime 模块进行蛋白质三维结构同源模建的工作。

(2) 将文件拷贝到工作目录

在自己的工作目录下，建立模建工作的目录：

%mkdir prime	建立 prime 目录
% cd prime	进入 prime 目录
% cp, ~jgcheng/prime/prime. fasta.	将序列拷贝到当前目录
% maestro	开启 maestro 界面

2. 序列导入

点击主工具栏中按钮，出现"Save As Project"对话框，输入 Prime_homology，点击 Save 为当前工作表命名。

Prime 可以识别多种序列格式，如 FASTA、EMBL、GENBANK 以及 PIR 等。序列超过 1 000 个残基的蛋白质比较大，一般包含多个结构域，在处理时可以将每个结构域看成独立的一部分。点击 Maestro 菜单 Applications\Prime\Structure Prediction，打开"Structure Prediction"面板。点击 From File，将序列文件 PrimeTutorial1. fasta 读入窗口。

3. 搜寻同源序列

如果已知未知蛋白的同源蛋白，可直接将其导入 Prime；如果不知道同源蛋白，可以点击 Search 进行搜索。Prime 中采用 BLAST 或 PSI-BLAST 的方法进行模板搜索。点击 Next 进入下一步寻找同源蛋白。点击 Options 设置选用的方法、数据库及其他参数。这里我们选用默认参数。点击 Search 进行搜索。

如图 1-12 所示，搜索结束后 Prime-SP 面板，出现以 Homologs 打头的表格：ID 为蛋白的 PDB 号及链名；Name 为 BLAST 中的序列名称；Score 为 BLAST 打分；Expect 为 BLAST 期

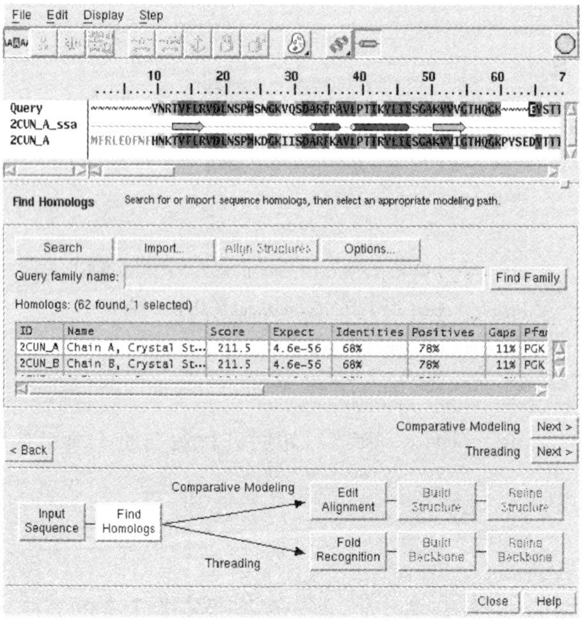

图 1-12

望值；Identities 为序列间残基的等同度；Positives 表示残基在相似矩阵中的正匹配度等。与目标序列同源度最高的序列为 2CUN_A(或 2CUN_B)，选择其作为模板。Sequence 窗口显示查询序列与模板序列的 BLAST 联配情况，点击 Prime-SP 面板的按钮可以选择序列中残基的显示颜色。Maestro 窗口显示模板蛋白 2CUN 的三维结构。若对当前显示满意，点击 Maestro 工具栏保存显示按钮，保存当前显示。方便以后通过点击恢复显示按钮，恢复到当前显示。

有时我们需要查询目标蛋白所在的家族信息，以了解更多的结构信息，点击“Find Family”即可进行蛋白质家族搜索。搜索结束后点击 Prime-SP 面板 Display\Legend，打开“Sequence Viewer Legend”窗口可查询有关信息。

4. *序列联配结果的校订*

确保模板 2CUN_A 已被选择，点击 Prime-SP 面板“Comparative Modeling”行的 Next 按钮，进入“Edit Alignment”。在搜寻同源蛋白时，BLAST 的联配仅仅基于序列的信息，有时会在 α-螺旋或 β-折叠中间插入缺口，因此联配结果有进一步改进的余地。也可以先用其他程序如 ClusterW 将序列联配好，然后点击 Alignments 表格最右侧的 Import 按钮，将其导入 Prime。

在校订联配结果前，首先保存 BLAST 的联配结果。点击 Prime-SP 面板菜单 File\Rename，在对话框中输入 Blast_Alignment，点击 OK。保存的联配结果随时可以被打开。

这里我们直接选用 BLAST 的结果进行模建。选定“Manual Threading”，此时残基会依据性质的不同显示为不同的颜色。可以手动调整残基序列位置改善联配的结果，点击 Update 可相应在 Maestro 窗口显示调整后的结构。模板标尺 134 位的残基位于螺旋中，对应的目标序列位于 Gap 区，因此我们将位于 Gap 左侧 121 位的 Glu 残基移至 Gap 右侧的 134 位。点击，左键选中 121 位的 E，移至 134 位。点击 Next 进入构建结构阶段，见图 1－13。

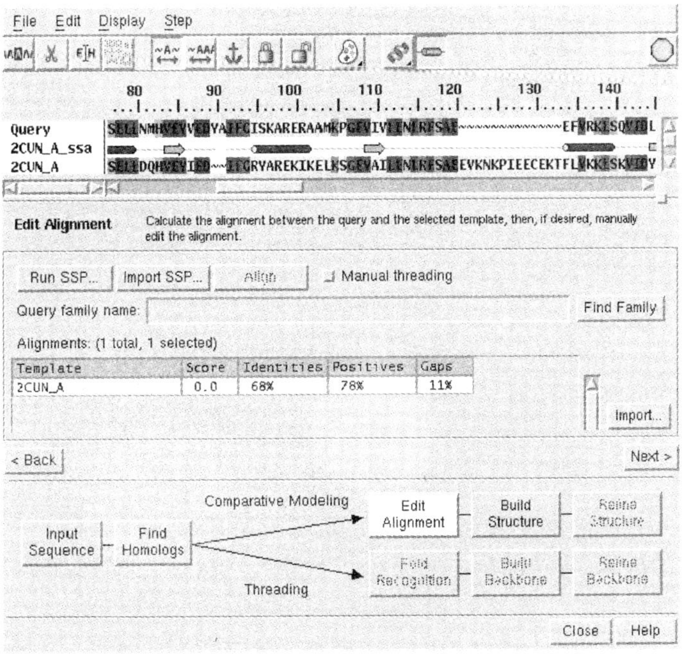

图 1－13

5. 构建结构

在模建过程中，Prime 首先拷贝联配好的残基骨架坐标及保守残基的侧链坐标；构建联配过程中的插入并连接联配中删除后的残基；预测非保守残基的侧链位置；对那些不是直接从模板拷贝来的原子进行优化。可点击 Options 进行选择。

选中“Include ligand and cofactors”栏的“2CUN_A 3PG ：503”。点击 Build，开始结构模建，此过程大约需要 4 min。模建完成后，Maestro 窗口显示模建得到的结构以及模板的结构，点击按钮，选 Predicted Only，可以只显示模建的结构。

6. 模建后的结构修正

在模建的联配过程中，经常需要在查询序列和模板序列中插入和删除 Gap 及残基的操作，因此结构模建后需要进行修正。Prime 中结构修正共分三种：即 Loops 修正、侧链预测以及优化，可以在 Task 中选择。点击 Next 进入结构修正操作。

把鼠标指针放在序列窗口的残基上会显示残基的位置及标尺刻度。模板选中 Loops 表格中的 loop，在 Maestro 窗口中相应地会用黄色显示它们的残基。在联配时，我们在查询序列 Lys51 – Glu52 间、Glu107 – Glu108 间以及模板序列 Asp89 – Ile90 间插入了 3 个 Gap。分别选中 Gap 区的残基，按住鼠标中键旋转蛋白结构，观察其与模板结构的差异。只有 Gap 两侧的残基有差异。

如图 1 – 14 所示，分别选中 loop3、loop5 和 loop7。

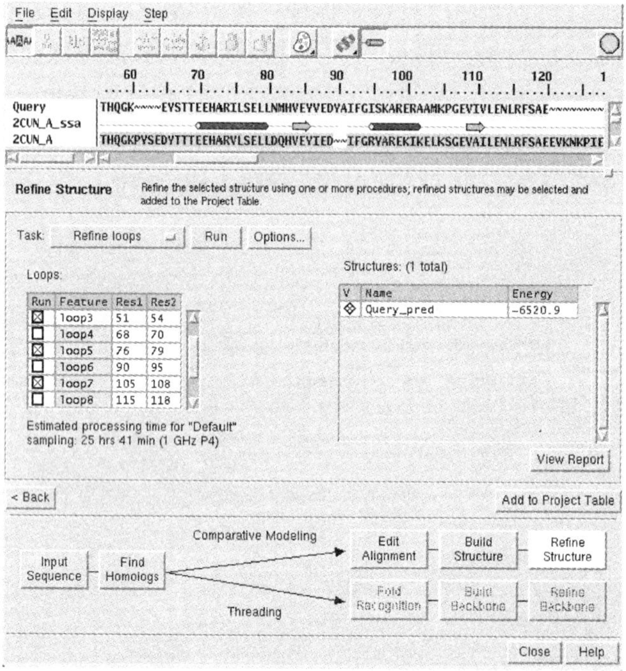

图 1 – 14

将 loop3 中起始残基的位置 Res1 改为 51，末尾残基 Res2 改为 54；

将 loop5 中起始残基的位置 Res1 改为 76，末尾残基 Res2 改为 79；

将 loop7 中起始残基的位置 Res1 改为 105，末尾残基 Res2 设为 108。

点击 Options 进行 loop 修正的参数设置，采用默认参数，选中“Maximum CA movement”，点击 OK 退出。点击 Run 进行 loop 修正，计算时间需要约 20 min。

模建得到的结构通常需要进一步优化。有两种途径，一是可以在 Prime-SP 面板中继续优化操作，二是用 Prime 自带的单独的修正面板进行优化。对蛋白质优化 Prime 采用 OPLS2000 全原子力场；对配体及共结合因子优化，Prime 采用 OPLS2001 全原子力场。Task 选 Minimize。

点击 Select，设置需要优化的残基，如图 1-15 所示。Residue 选 "Backbone/side chain"，选中 Sidechain 及 Exclude Beta C，点击 ADD。点击 OK 退出对话框。点击 Run，对残基侧链进行优化，计算大约需要 10 min。优化结束后，Prime-SP面板 Structures 栏增加了优化后的结构。

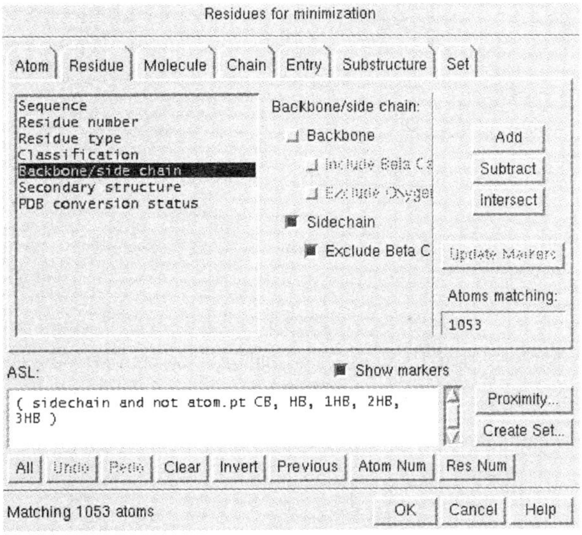

图 1-15

7. 导出模建好的结构

结构模建结束后，首先我们把模建好的结构导入项目表。选中要导入的结构，点击"Add to Project Table"，依次将结构导入项目表，见图 1-16。

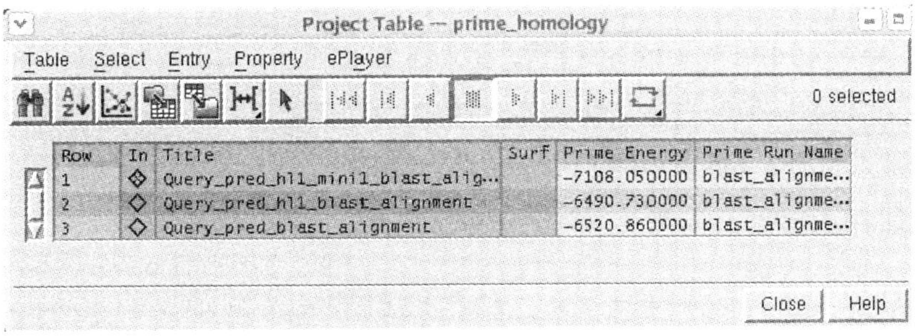

图 1-16

随后我们可以将模建的结构导出，保存为其他文件，如 mol2、PDB、Maestro、SD 文件等。项目表 Table\export，Format 选 mol2，选中"Selected entries"，输入要保存的名字如 homology.mol2，点击 Export 即可。导出的结构可进一步用其他方法进行评估。

五、思考题

如何才能得到精确的模建结构，为什么要对模建结果优化？该采用什么样的策略进行优化？

实验 1.5 小分子模拟及构象分析

一、实验目的

利用 Schrödinger 公司的 Maestro 软件，通过构建以下 3 个化合物的结构，了解 Maestro 的界面及基本操作，熟悉构建小分子的三维结构的方法及项目表的使用，掌握利用 Maestro 进行小分子优化及理化性质计算方法。

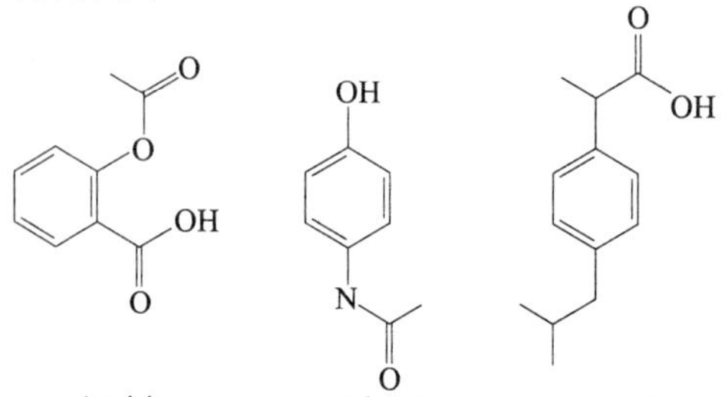

Aspirin　　Tylenol　　Ibuprofen

二、实验原理

小分子模拟主要是构建小分子的三维结构，研究小分子的构象，并对其性质进行计算模拟，是从事分子模拟与药物设计工作的基础。构建小分子的三维结构是一个多步骤的过程，也有多种方法，常见的分子模拟软件均具有此项功能，如 Sybyl、MOE、Schrödinger、Insight Ⅱ、C2、ChemOffice、HyperChem 等。

三、实验材料

本实验采用大型药物设计与分子模拟软件包 Maestro 进行。

四、实验步骤

1. 实验准备

在本实验之前，学生首先要熟悉 Linux 基本命令。在本人目录下启动 Maestro，点击工具栏的按钮，打开 Build 面板。点击 Build 面板中的 Fragment 按钮，显示分子碎片库；Fragment 类型选择 Organic，见图 1-17。

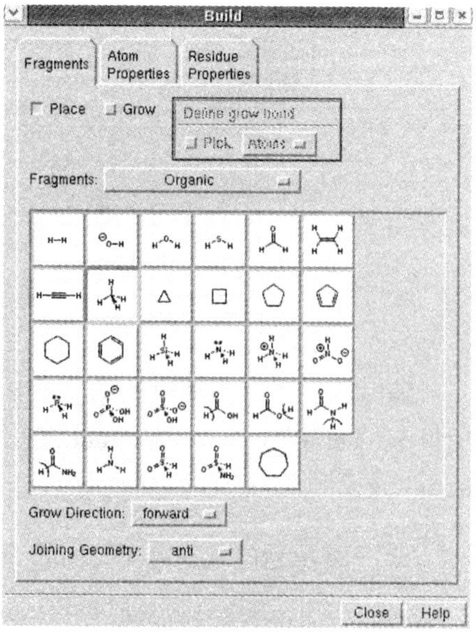

图 1-17

2. 构建 Aspirin 的结构，熟悉基本操作

（1）放置中心苯环　点击 Build 面板的苯环，并将其放入 Maestro 的工作区，此时一个完整的苯环显示出来。

（2）添加侧链　点击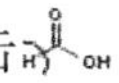，在工作区点击苯环的任一 H 原子，将羧酸连接在苯环上，依次在羧基相邻位置构建乙酰基(图 1-18)。

（3）调整角度　图 1-18 中的结构，酯的 C—O—C 角度不合理，我们将其调整到合适数值，并来学习调整

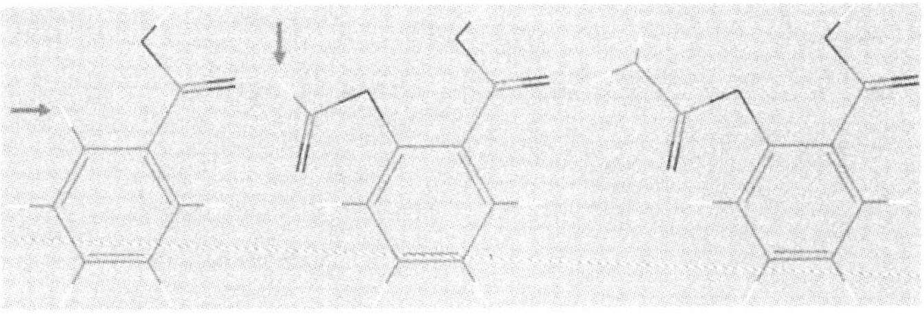

图 1 - 18

角度的方法。点击 Maestro 工具栏的按钮，选 Angle 选项。如图 1 - 19 所示，选中要调整的 C—O—C 三原子，转动鼠标中间滚轮，将角度调整为 120°。通过 Delete Adjustments 选项删除角度标记。离开调整模式。

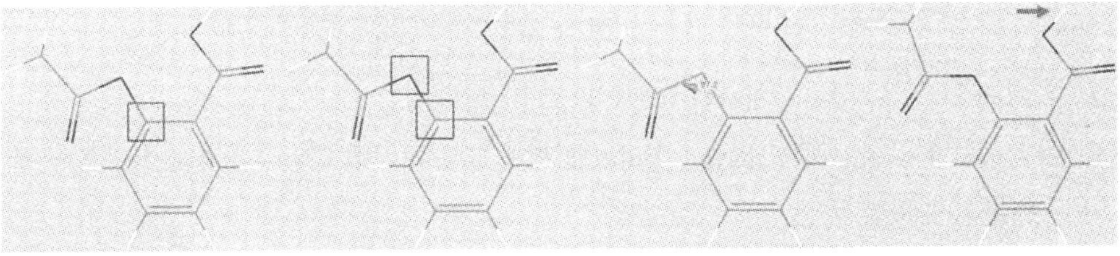

图 1 - 19

(4) 原子的删除、电荷的显示及调整　Aspirin 一般处于电离状态。点击删除按钮，选择 Atoms 选项，点击羧基的 H 原子将其删除。点击标记原子按钮，选择 Formal Charge 选项，显示电荷为 0。点击 Build 面板的按钮，选中电离的 O 原子，将其电荷设为−1。点击，选择 Delete Labels 去除标记。

(5) 将结构存入项目表　当存在多个结构时，将它们存放在项目表中可以方便地进行复制、删除、理化性质预测等多种操作。点击打开"Project Table"界面，点击出现"Create entry from Workspace"对话框。输入相应 Title：aspirin。

点击 Create，将结构添加到项目表中。

3. 通过修改 Aspirin 的结构，构建 Tylenol 的结构，熟悉相关操作

(1) 复制并重命名项目条目　点击 Aspirin 的所在行号，选中 Aspirin。选择 Project Table\Entry\Duplicate，Aspirin 复制完毕。点击 Title 栏中新复制的 aspirin，将名字改为 tylenol，回车即可(图 1 - 20)。

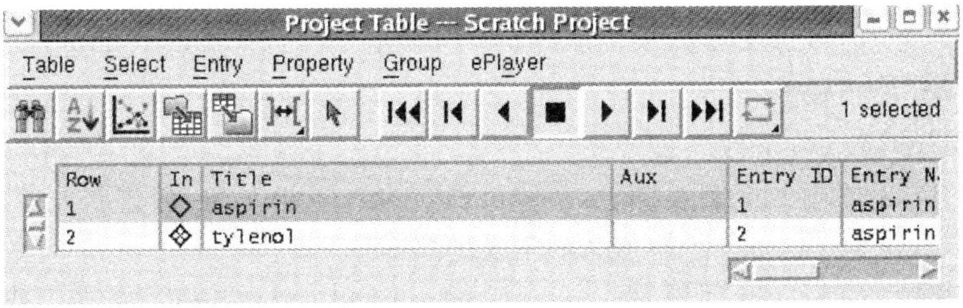

图 1 - 20

(2) 删除化学键并重连接分子　在项目表中选中 tylenol，点击工具栏删除按钮选择 Bonds，点击苯环与氧原子间的 C—O 键，将其删除，再次点击退出删除模式。点击 Local

transformation 按钮选择 Molecules，点击乙酸分子中的任一原子，鼠标右键将其拖至图 1－21 苯环羧基的对位位置。选中 Build 面板 Draw structures 按钮，点击对位苯环 C 原子和乙酸单键 O 原子连接成键，如图 1－21 所示。

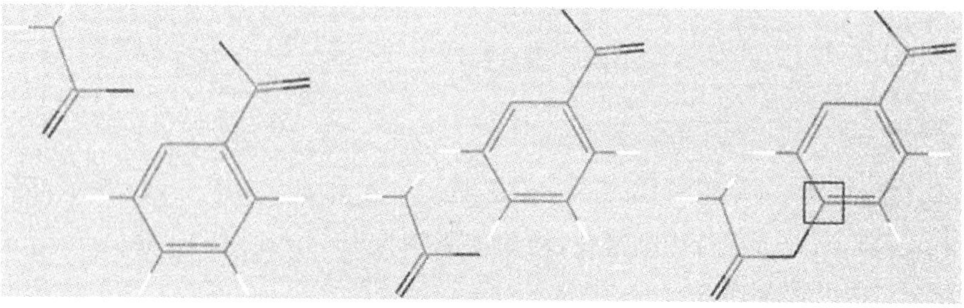

图 1－21

（3）结构加 H　双击 Build 面板中的加 H 按钮即可。

（4）放置模式的官能团取代操作　Build 面板中选中氨片段，点击工作区连接苯环的酯 O 原子，酯键转变成酰胺键。

（5）生长模式的官能团取代　Build 面板选中 Grow，进一步选中 Define grow bond 选项的 Pick。此时工作区与羧基相邻的 C—H 键出现绿色箭头，如图 1－22 所示，点击连接羧酸基的芳环 C 原子，随后羧基 C 原子，C—C 键为绿色箭头标示。点击 Build 面板中的羟基片段，羟基取代羧基（图 1－22）。

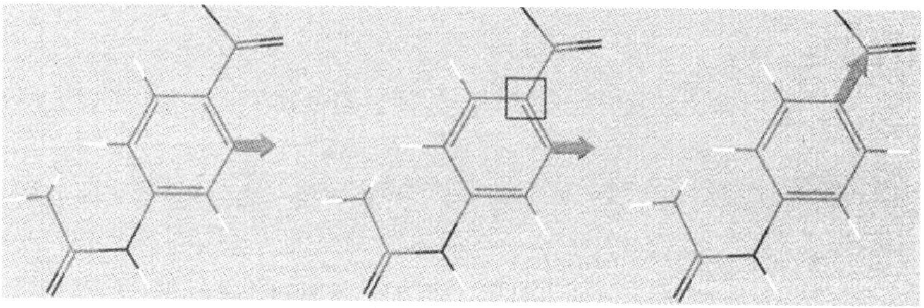

图 1－22

（6）调整酰胺键二面角　在主工具栏中点击 Adjust 按钮，选择 Dihedral。与调整键角的操作相似，选定酰胺键的二面角，此时二面角显示为 180.0°。通常酰胺键处于反式结构，按住鼠标中键往下拉动，将角度调整为 0°左右。再次点击，选择 Delete Adjustments 删除标记。分子 tylenol 就画好了。

4. 构建 Ibuprofen 的结构

（1）复制并重命名项目条目　同上，将项目表中的 tylenol 栏复制，并将复制后的 Title 改为 ibuprofen。点击 In 栏，将分子显示在工作区。

（2）改变键级　在 Build 面板，按下 Decrement bond order 按钮，在工作区点击羰基 C═O，双键变为单键。按下 Increment bond order 按钮，在工作区点击酰胺 C—N 键，键键为双键，H 原子自动调整，再点击一次会将其变为 C—N 三键。按下，点击 C—N 三键两次，将其转换回单键。

(3) 改变元素　从 Build 面板的 Set element 按钮选择 C,工作区点击分子的 N 及两个 O,将它们转换为 C。

(4) 手动增加原子　主要步骤是:① 在 Build 面板工具栏中,按下 Draw structures 按钮并选择 C;② 点击连接 H 的侧链 C 原子,出现一紫色方框标记;③ 如图 1-23 所示,在 H 原子旁边点击,放置新的 C 原子;④ 点击新增 C 原子退出标记;⑤ 同步骤 2,点击相同 C 原子;⑥ 如图 1-23 所示,在远离 H 和 C 的一侧点击,放置另一 C 原子;⑦ 在 Build 面板工具栏中,按下 Draw structures 按钮并选择 O;⑧ 点击步骤 6 中增加的 C 一侧,如图 1-23 所示,放置 O 原子;⑨ 往回点击 C 原子,形成C═O双键;⑩ 如图 1-23 所示,点击羰基 C 远离其他原子的一侧,产生 C—O 键,再次点击 O,去除标记;⑪双击加 H 按钮,给分子加 H。

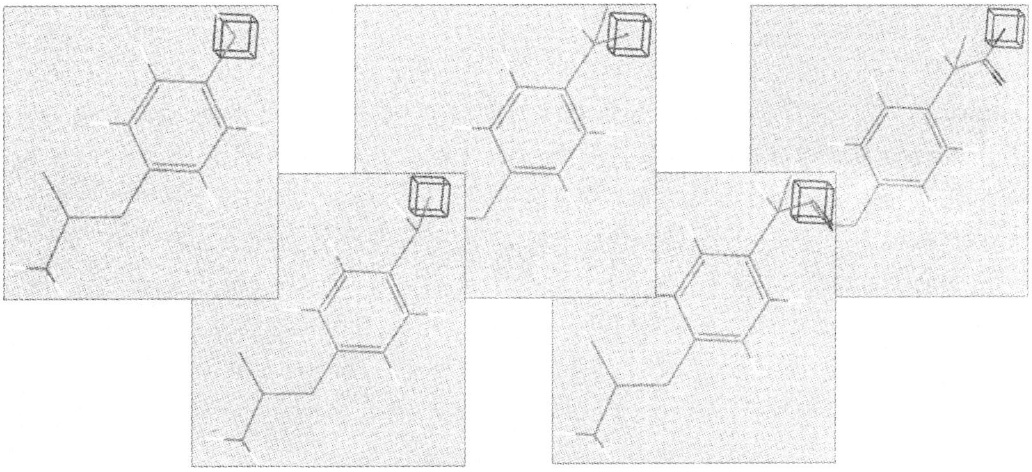

图 1-23

(5) 移动原子　在手动添加原子时,它们通常不在适宜的位置,如它们常位于同一平面,有时就需要进行手动调整:① 按下 Build 面板工具栏的 Move 按钮,选-z;② 点击侧链—$CH(CH_3)COOH$ 基团 CH 键的 H 原子,此时 H 原子沿-z 轴方向移动了 0.5Å;③ 按下 Build 面板工具栏的 Move 按钮,选+z;④ 双击 $CH(CH_3)COOH$ 中甲基的 C 原子,CH_3 的 H 原子会一起移动;⑤ Build 面板工具栏的 Move 按钮,选 XY;⑥ 点击侧链—$CH_2CH(CH_3)_2$ 基团 CH 的 H 原子,H 会被紫色方框标记,点击两甲基间的空余处,H 原子会移动到新的位置;⑦ 用鼠标中键转动分子查看分子的结构,查看完毕点击 Reset Workspace 按钮。

(6) 修正结构　点击 Build 面板 Clean up geometry 按钮,此时出现对话框"Cleanup in progress",同时分子结构在改变。"Clean up"采用的是 UFF 方法,适用于简单优化手动建立的结构,UFF 方法优化后需检查分子的结构。

(7) 改变手性　Ibuprofen 为一手性分子,其手性中心—$CH(CH_3)COOH$ 基团的 C 原子为 S 构型。我们要检查其手性是否正确:① 按下主工具栏 Label atoms 按钮选择 Chirality,此时显示 C 的手性为 *R* 构型,因此需要将其调整为 *S* 构型;② 按下主工具栏 Adjust atoms 按钮选择 Chirality;③ 要改变手性,需要选定三个原子:手性原子及两个保持不动的原子,如图 1-24 所示,依次点击手性 C、苯环 C 及羰基 C,把手性中心由 *R* 构型转变为 *S* 构型。

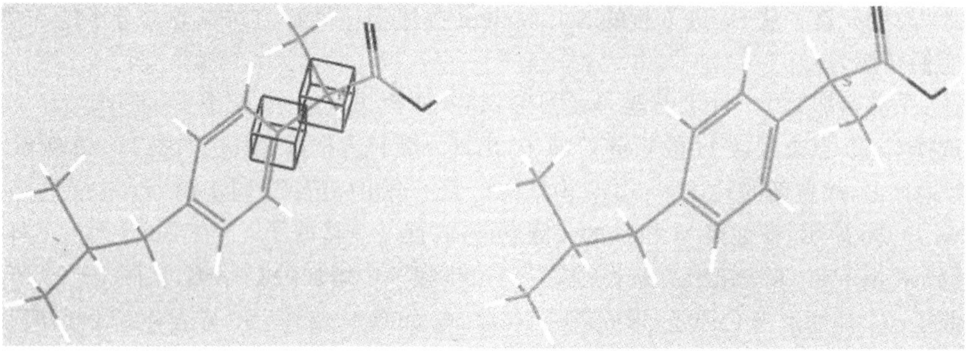

图 1-24

5. 将结构存为文件

SDF 是一种常用的结构保存文件格式，这里我们将所构建的 Aspirin、Tylenol 及 Ibuprofen 三个分子的结构，保存为 SDF 格式的文档：① 点击 aspirin 的条目，随后按 Shift 键点击 ibuprofen，将三个分子选定；② 选择 Project Table\Table\Export，打开 Export 面板，从 Format 选项选择 SD；③ 在 File 栏输入文件名称，如 drug. sdf；④ 点击 Export，点击 Close 关闭 Export 面板。

6. 小分子结构优化

小分子结构构建完毕后，通常要对其进行结构优化，以得到低能构象，在 Maestro 中采用 LigPrep 模块进行。项目表中，将三个分子全部选中。Maestro：≫ Applications 菜单 ≫ LigPrep，打开 LigPrep 模块，如图 1-25 所示设置参数，点击 Start，即可开始结构优化。

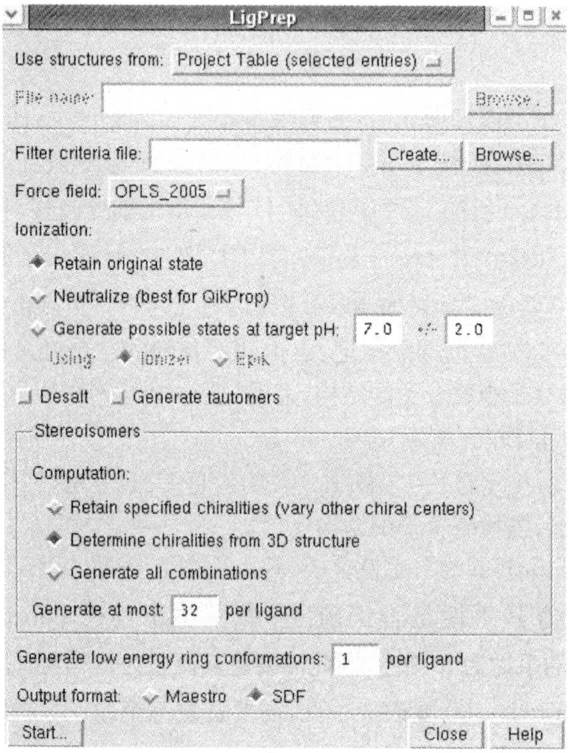

图 1-25

7. 小分子理化性质计算

在药物设计中，经常需要知道化合物的各种理化性质，在小分子结构优化结束后，选中项目表中全部分子。Maestro：≫Applications 菜单≫QikProp，打开 QikProp 菜单，即可计算如分子的偶极矩、体积、logP、logBBB 等四十余种性质参数，计算结果自动添加在项目表中。

五、思考题

用 Schrödinger 软件进行小分子模拟有哪些优点？

实验 1.6　小分子半经验量子化学计算

一、实验目的

通过该实验巩固课堂相关教学内容。基本掌握小分子结构优化、频率计算的半经验量子化学方法，学习使用 Gaussian 软件进行量子化学计算，学习使用 GaussView 软件分析和显示计算结果，如分子简谐振动模式，HOMO、LUMO 轨道的分布，电子云密度的分布等。

二、实验原理

量子化学是应用量子力学基本原理研究原子、分子和晶体的电子结构、化学键性质、分子间相互作用力、化学反应、各种光谱、波谱和电子能谱的理论以及无机和有机化合物、生物大分子和各种功能材料的结构与性能关系的一门学科。量子化学计算方法主要包括半经验（semi-empirical）、从头算（ab initio）和密度泛函理论（DFT，density-functional theory）方法。其中，半经验量子化学方法计算量最小，因此计算速度最快，但准确性也最低。不过，由于很多药物分子通常具有较大的相对分子质量，而且药物分子设计中往往要对一系列的体系进行处理，因此半经验量子化学计算仍然是该领域一种广泛应用的方法。通常所说的半经验量子化学计算方法主要是指建立在零微分重叠（zero differential overlap，ZDO）近似基础上的计算方法，如 CNDO、INDO、MNDO 以及 AM1 和 PM3 等。

三、实验材料

1. Gaussian 03 软件。
2. GaussView 软件。

四、实验步骤

本实验要求学生对实验 1.5 中所构建的 3 个分子 Aspirin、Tylenol 和 Ibuprofen 的结构用半经验量子化学方法（AM1）进行优化，然后计算频率，并能正确读取计算结果，会用软件显示分子三维结构、简谐振动模式、分子轨道图以及静电势图等。

下面以 H_2O_2 为例，简述实验步骤如下。

1. 准备输入文件

输入文件中分子的坐标可以手写或者利用软件（如 ChemOffice，GaussView 或 Maestro 等）得到，H_2O_2 的输入文件（h2o2. com）如图 1－26 所示。

```
%chk=h2o2.chk
# AM1 opt freq

Title Card Required

0 1
H
O  1  R1
O  2  R2  1  A1
H  3  R1  2  A1  1   D1

R1=0.94566285
R2=1.39583844
A1=102.35053266
D1=116.26844576
```

图 1－26

2. 在 Unix 命令行键入命令，提交作业。

〉g03 h2o2. com h2o2. log &

3. 计算结束后，打开输出文件 h2o2. log，读取结果（键长、键角、二面角值、轨道能量、原子电荷、偶极矩、频率等）。

4. 打开 GaussView 软件，显示 H_2O_2 的几何结构、原子电荷、HOMO 和 LUMO 轨道、电子密度图以及静电势图等。

（1）用 GaussView 下拉菜单 File→Open 打开 h2o2. log 文件，见图 1－27。

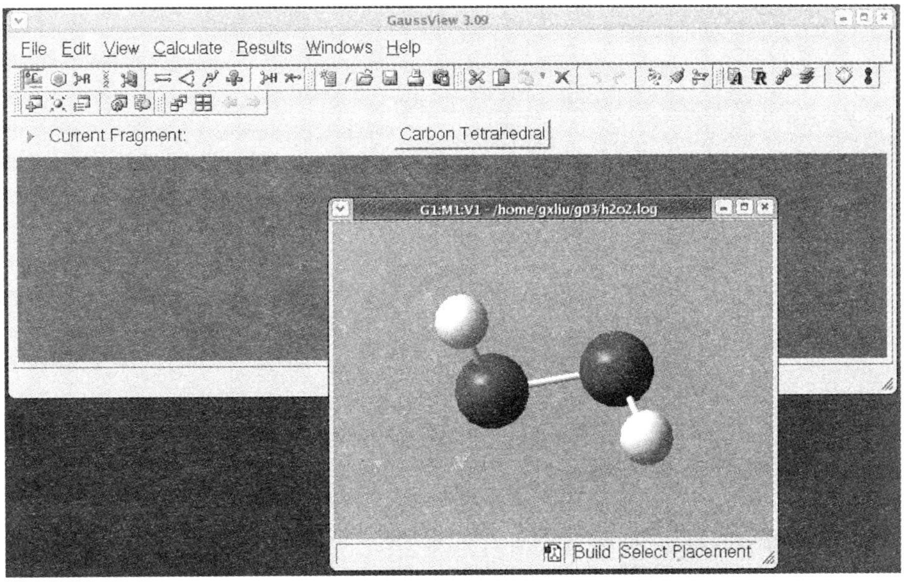

图 1－27

（2）用 Results→Summary 获得能量、点群、偶极矩等信息。

（3）用 Results→Charges 显示原子电荷。

（4）用 Results→Vibrations 显示频率、红外光谱及简谐振动模式，见图 1－28。

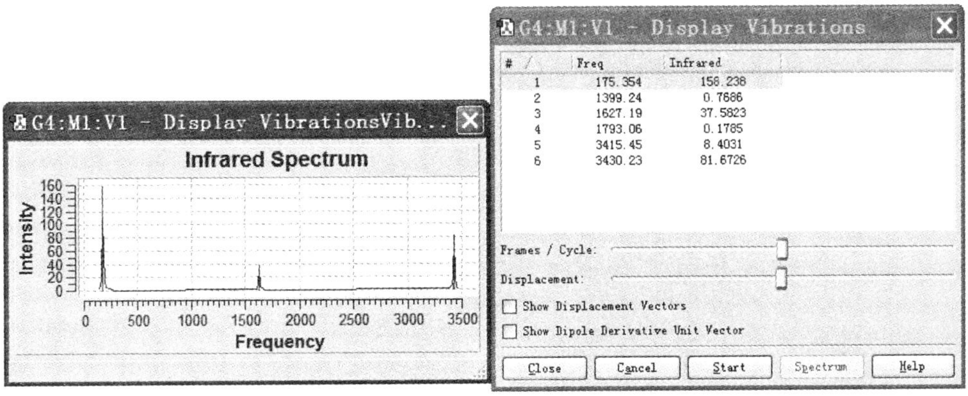

图 1－28

（5）打开 h2o2. chk 文件，用 Edit→MOs 显示分子轨道能量信息和分子轨道图（最重要的是 HOMO 和 LUMO 轨道，图 1－29）。

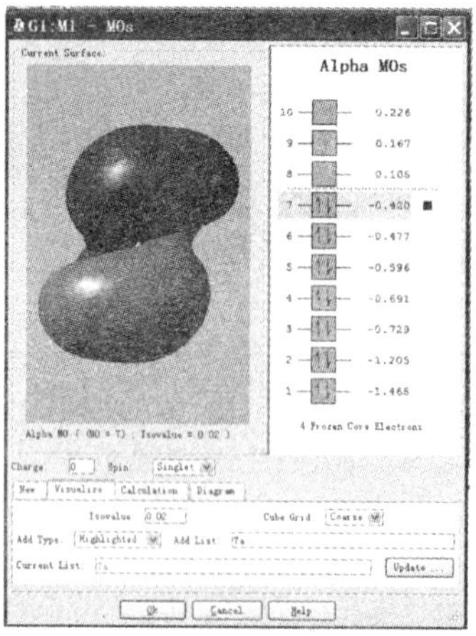

HOMO

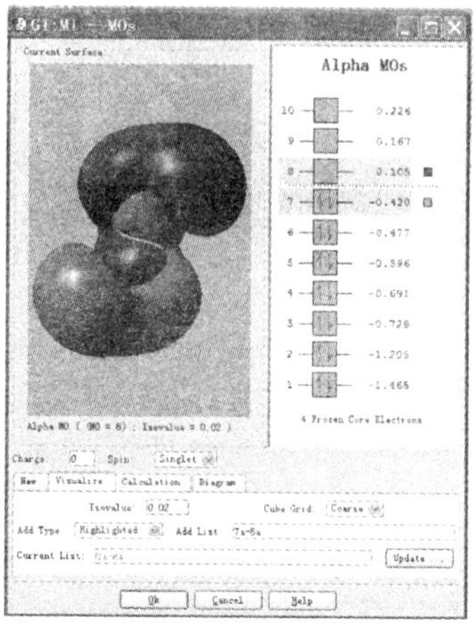

LUMO

图 1－29

(6)用 Results→Surfaces 生成并显示电子密度、静电势(Results→Surfaces 也可以显示 HOMO、LUMO 轨道图,图 1－30)。

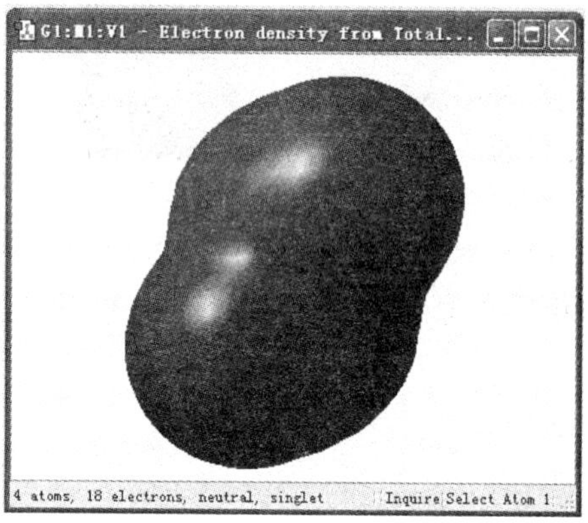

电子密度表面（solid 显示模式）

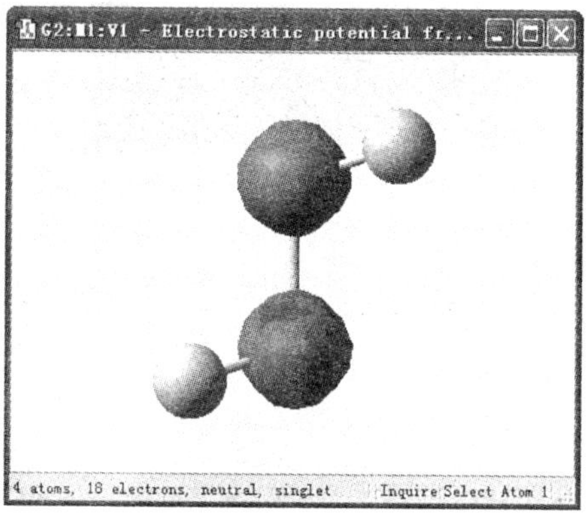

静电势表面（solid 显示模式）

图 1－30

五、注意事项

如果分子具有对称性,就要注意分子坐标的写法,而不能直接用软件生成的坐标变量(软件直接生成的一般无对称性)。

六、思考题

尝试用从头算或 DFT 方法来优化 Aspirin 的结构并计算频率,比较用半经验方法和用从头算(或 DFT)方法计算所需要的时间以及计算结果的差别。哪种方法计算得到的频率更接近实际频率?

实验 1.7　小分子药效团模型构建

一、实验目的

利用 Phase 软件构建组胺 H_2 受体激动剂的药效团模型。通过实例的操作，掌握构建药效团模型的基本步骤和方法。

二、实验原理

药效团是一组在分子之间相互作用时起关键作用，并引起生物响应的立体和电子结构特征(steric and electronic features)。药效团包含的特征元素(features)有：氢键供体、氢键受体、正电中心、负电中心、疏水中心、芳香环、自定义的其他特征。

药效团构建是从一组结构多样性的小分子出发，寻找其共同的药效团特征，从而发现影响生物活性的关键因素，为药物分子设计提供有价值的参考。

三、实验材料

从文献中收集得到的 62 个 H_2 受体激动剂小分子。

Schrödinger/Phase 模块。

四、实验步骤

1. 实验准备

(1) 小分子结构、活性数据准备　将从文献收集得到的 62 个小分子，用 Schrödinger/maestro 模块或其他软件画好，保存为 sdf 格式。将其导入 Schrödinger/maestro，添加其活性数据(用 pIC50 表示)。

(2) 将上述文件 copy 到自己工作目录下。

%mkdir pharmacophore	建立 pharmacophore 目录
% cd pharmacophore	进入目录 pharmacophore
% cp ～whli/ pharmacophore/phar. maegz.	将包含结构、活性、物化性质的 mae 文件复制到当前目录
% maestro	开启 maestro 界面

2. 药效团模型构建

(1) 打开 maestro 界面，点击 Project/Save As，将要做的工作保存为一个 project，命名可以随意，如 pharmacophore. prj。

(2) 点击 Application/Phase/Develop pharmacohpore model。

(3) 在 Add Ligands 中选择点击 From File，导入组胺 H_2 受体激动剂，文件名称为 phar. maegz 文件，从弹出的对话框中，选择活性值的时候选择 active 一栏。

(4) 因导入的小分子只有一个构象，而构建药效团模型一般需要多个低能构象，因此，需要利用 Phase 模块自带的构象产生器产生构象。点击 Generate Conformers，这里有多个选项。我们取如下的参数设置：

Number of steps per rotatable bond：50

Maximum number of conformers：250

Sampling：rapid

Preprocess：50 steps

Postprocess：steps：50

Solvation treatment：Distance-dependent dielectric

其他的保持为 default 值如图 1－31 所示。

由于这一步产生构象需要较多机时，耗时较长，因而这一步可以跳过，直接用事先准备好的数据继续下一步。

（5）在 ligands 中，pharmset 一栏可以设置分子属于哪一个集合，在每个分子对应的方框中单击可以使分子在不同的集合中改变，其中以下分子分别被设为 active set 和 inactive set。

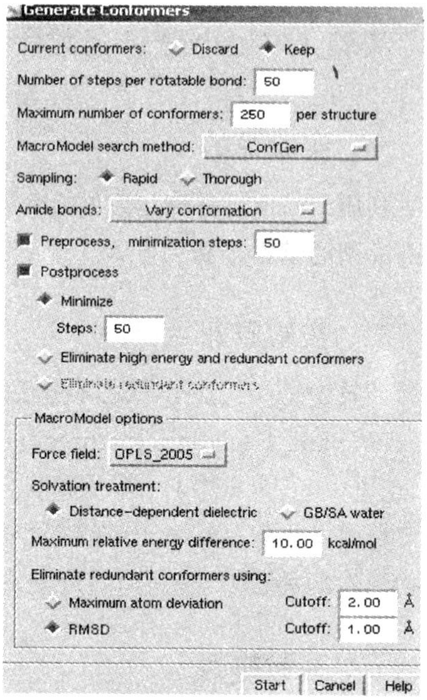

图 1－31

active set

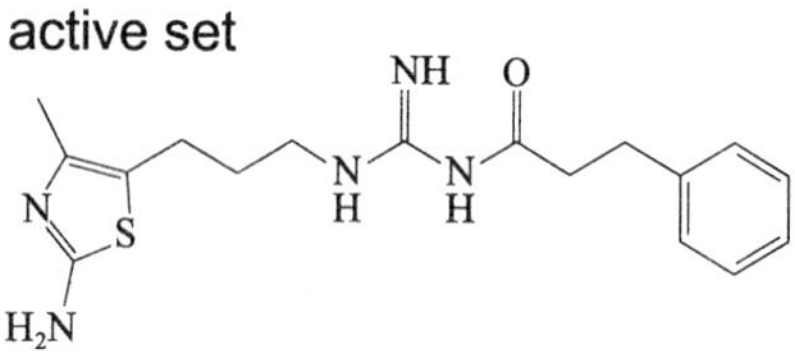

CMC_2009_4_232_27 22.2

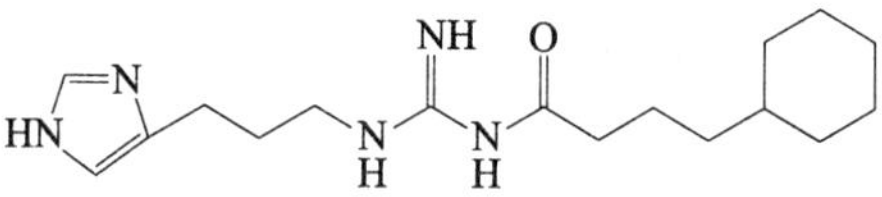

JPET+2006_317_1262_12 23

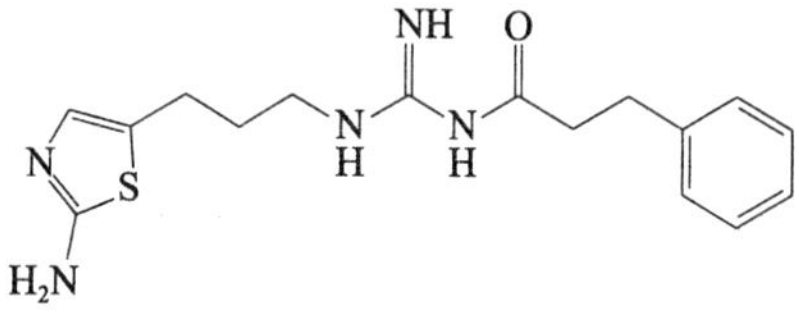

CMC_2009_4_232_36 23.8

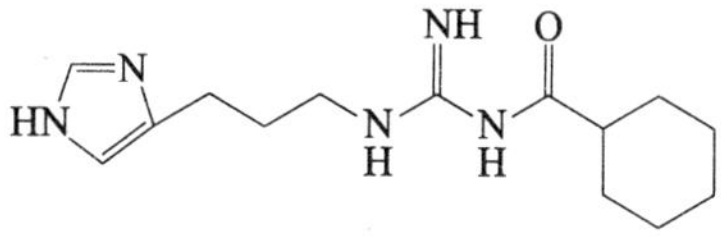

JPET_2006_317_1262_9 38

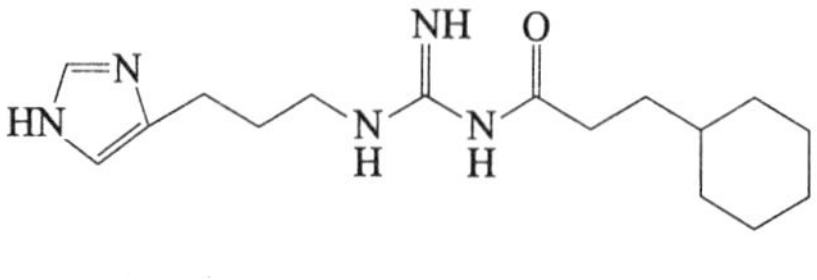

JPET_2006_317_1262_11 46

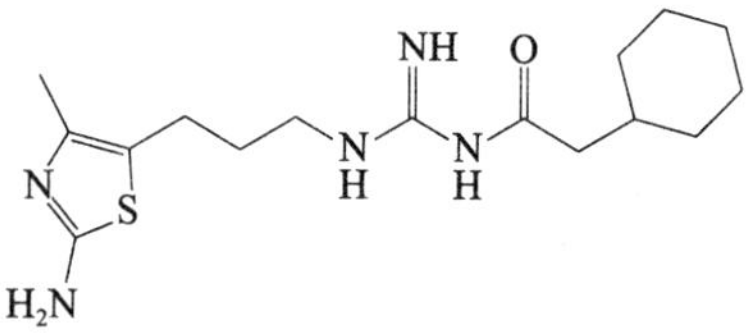

CMC_2009_4_232_31 49.7

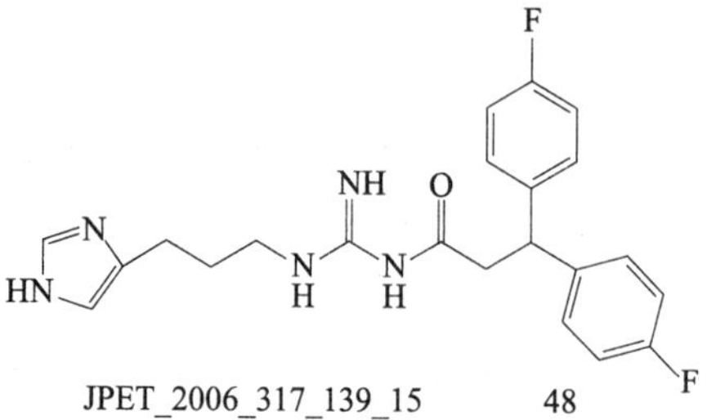

JPET_2006_317_139_15 48

inactive set

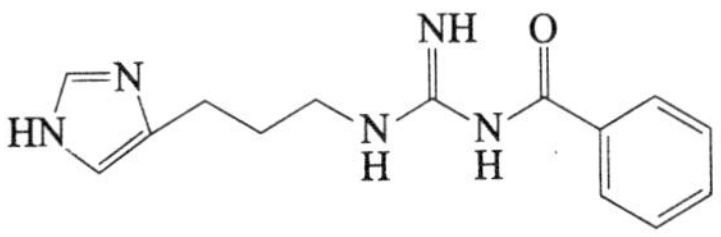

JPET_2006_317_1262_2　　1 400

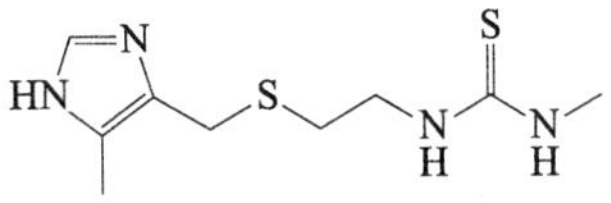

JPET_2007_321_983_22　　1 400

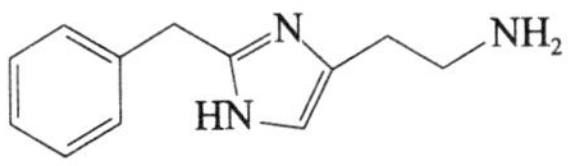

JPET_2007_321_983_5　　13 000

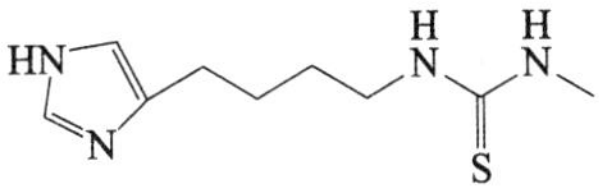

JPET_2007_321_983_7　　14 000

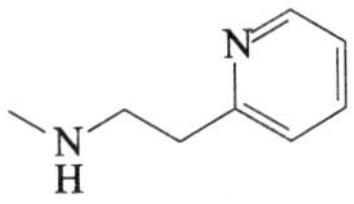

JPET_2007_321_983_4　　44 000

其余分子的 pharm set 栏保持空白。

(6) 点击 next，进入下一步，创建每个小分子的药效团位点。从弹出的对话框中选择所有 5 个药效团特征：A，D，H，P，R。点击对话框上方的 create sites（注意不是流程表上的 create sites 按钮）。

(7) 等 Find Common Pharmacophore 按钮从灰色变为可点击时，点击 Find Common Pharmacophore 按钮，进入如图 1－32 所示的界面。

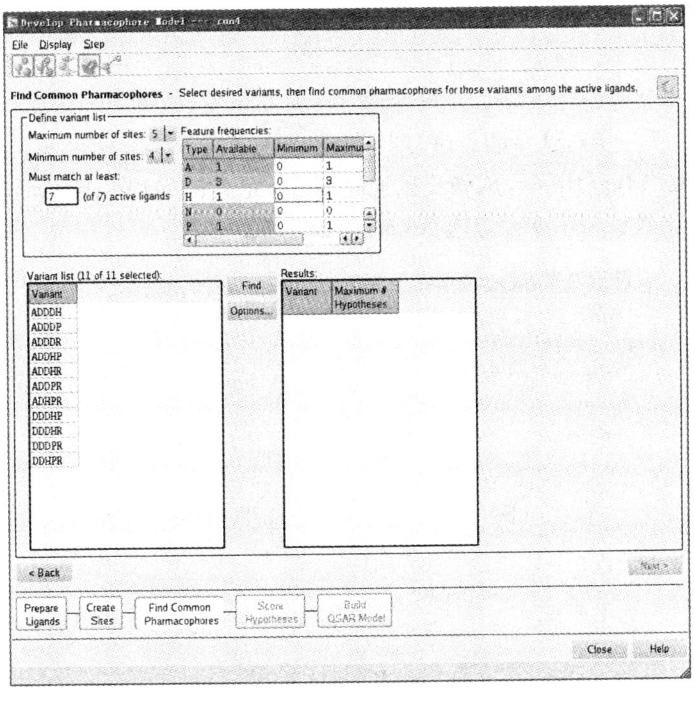

图 1－32

分析 7 个 active 的小分子后，我们确定其共同药效团需含有一个正电特征(P)和一个氢键供体特征(D)。因此，改变参数如下：

Maximum number of sites：5

Minimum number of sites：4

在 Feature frequencies 一栏中：改变 D 的最小值 0 为 1，改变 P 的最小值 0 为 1。

这时发现，Variant list 由 11 减少为 7，如图 1－33 所示。

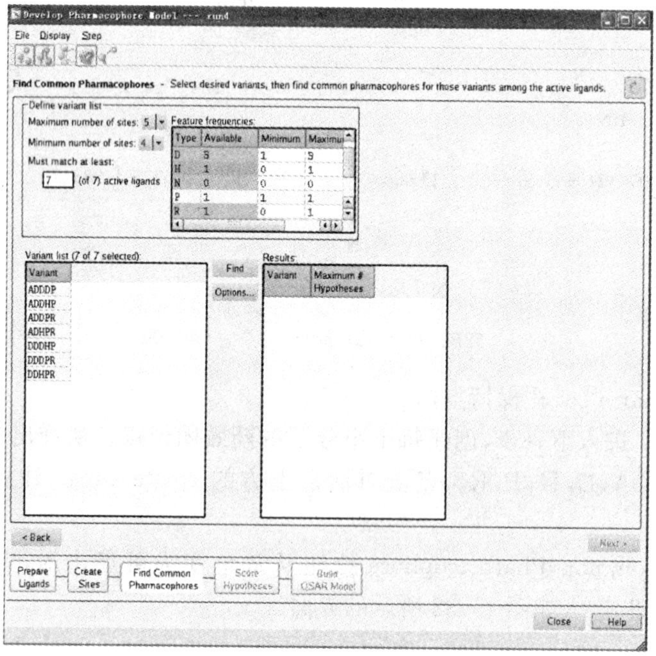

图 1－33

(8) 点击 Find，接着点击 Start，开始计算。计算结束发现，有 1 个 Variants，分别含有 109 个和 253 个假设。下一步对这些假设进行打分。

(9) 点击 Score Hypothesis，从弹出的对话框中，先选择 Score Actives，弹出如图 1－34 所示的对话框，保持缺省值不变。点击 Start，开始计算。

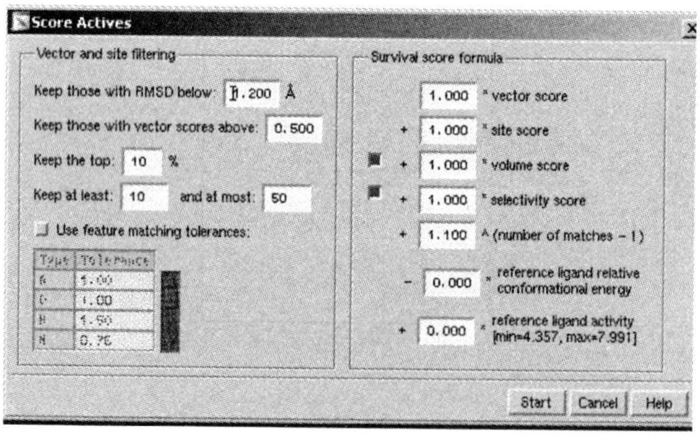

图 1－34

(10) 等上一步计算结束后，点击 Score Inactives，对 inactive 的分子进行打分。

(11) 计算结束，点击 Rescore，得到一个 post-hoc 打分。依据 post-hoc 打分的高低排列药效团。

(12) 依据实验数据以及受体的情况，选择一个最优的药效团模型。可以将所有产生的药效团模型，调入 maestro 界面进行检查并查看。选择第一个药效团模型(此例中选择：ADHPR. 64)。方法如下：在 hypotheses 下面，在 in 栏点击，就会选中。

(13) 这时在 maestro 界面可以看到选择的药效团模型。依次读入 active 的小分子查看，是否小分子的关键官能团都能匹配到药效团上(图 1 - 35)。

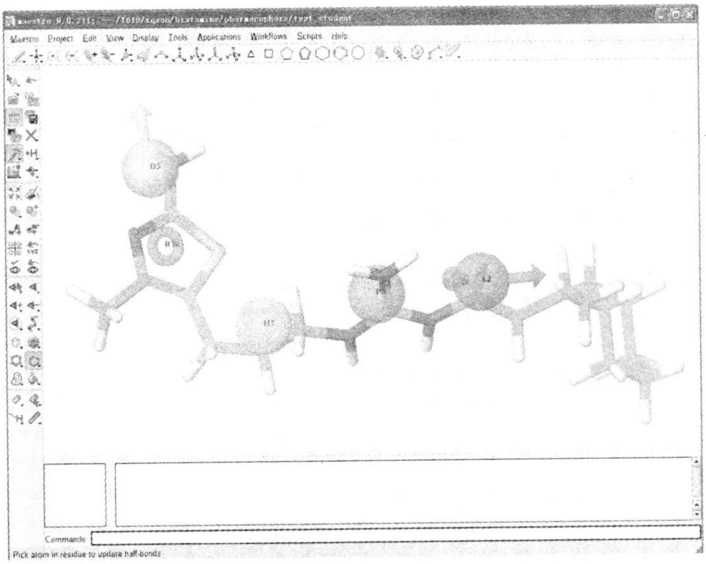

图 1 - 35

(14) 后面我们将建立一个3D-QSAR模型来解释活性数据，并用来预测小分子的活性。在建立3D-QSAR模型之前，要先将所有的小分子叠合到药效团模型上。

(15) 点击 Alignment options 按钮，然后选择 Align non-model ligands，OK。

计算结束后，可以看到 inactive 的分子基本只能匹配到 3 个药效团位点，如图 1 - 36 所示。

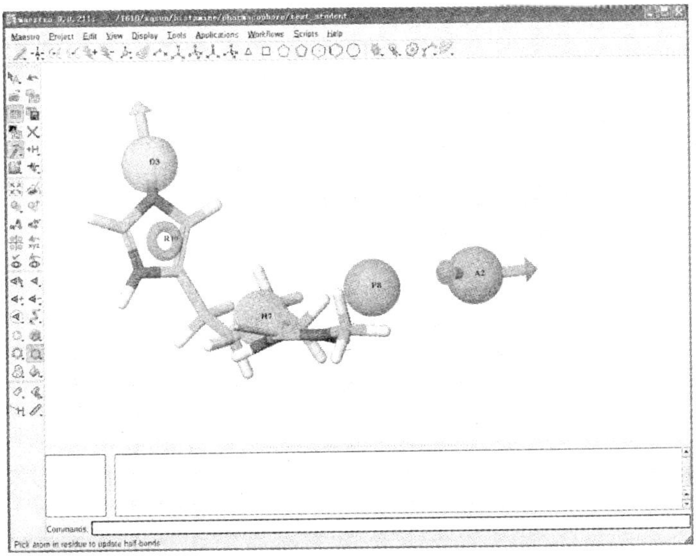

图 1 - 36

（16）Phase 允许可以同时选择多个药效团假设来建立 QSAR 方程。我们选择前 2 个 hypotheses。

（17）将 62 个小分子分成 2 组，一组作为训练集，一组作为测试集。训练集我们取 ADPH_QSAR_TRAINING_SET. mae 中的分子作为训练集，其余的分子作为测试集。在 Alignment 表格里，将这些分子设为 training 组和 test 组。

（18）点击 options 按钮，在弹出的对话框中，将 PLS 的 factor 值设为 3，其他的保持缺省值。

（19）点击上方的 Build model 按钮，开始计算。

（20）计算结束后，点击 QSAR results，即可看到 QSAR 方程的统计结果。

（21）同时在 maestro 界面也可以看到三维的空间结果（图 1－37）。点击 QSAR visualization setting 可以设置三维空间的排布情况。

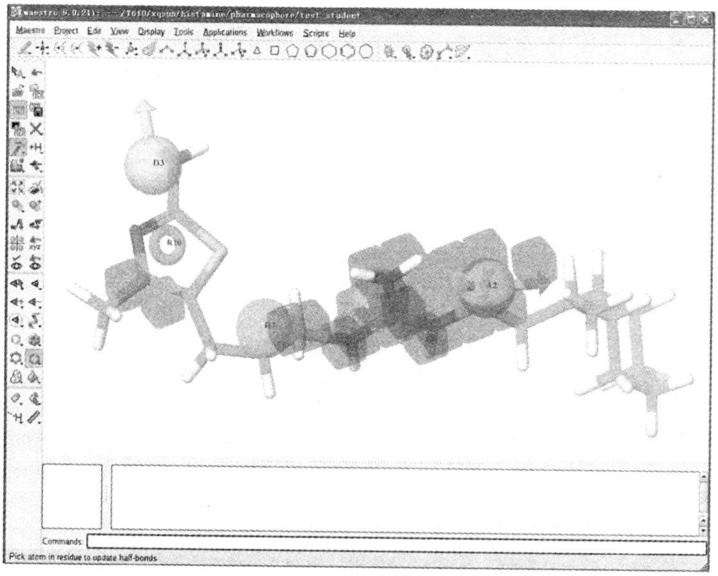

图 1－37

五、思考题

1. 如何有效设置活性和非活性的小分子分组？
2. 哪些参数会严重影响所得结果？

实验1.8 2D-QSAR分析(综合型实验)

一、实验目的

利用Schrödinger软件的Strike模块建立胸苷酸合成酶抑制剂的2D-QSAR模型，掌握2D-QSAR研究的流程。

二、实验原理

定量构效关系(QSAR)是指利用理论和数理统计方法来揭示化合物结构(包含二维结构、三维结构和电子结构)及物化性质与生物活性之间的内在关系，分为2D-QSAR和3D-QSAR。2D-QSAR的研究方法分为Hansch法、Free-Wilson法、模式识别、电子拓扑法等；3D-QSAR的研究方法分为分子形状分析(MSA)、距离几何方法(DG)、比较分子力场法(CoMFA)、比较分子相似性索引方法(CoMSIA)等。

QSAR研究中常采用的活性数据有IC50、Ki等，一般取负对数进行统计分析。在统计学上，常用的用来构建QSAR模型的方法包括回归分析、遗传算法、人工神经网络、支持向量机等。对QSAR模型的拟合能力评价的统计学指标有：相关系数r^2、标准偏差s(Std Dev)、Fisher检验值F。r^2和F值越大，s值越小，模型的拟合能力越好。我们建立QSAR模型，主要目的是要预测未知活性化合物的活性，因此模型的预测能力最为重要，通常采用交叉验证以及预测集的方法来检验模型的预测能力。一般来说，模型交叉验证系数q^2数值越大，模型的预测能力越好。

三、实验材料

胸苷酸合成酶为一抗癌药物靶标，其抑制剂可以用来治疗一些固态肿瘤，这里选取188个已知活性的抑制剂的结构、活性及理化数据。

可以用来做QSAR研究的软件很多，如MOE、Sybyl、Schrödinger、C2等。本实验采用Schrödinger软件的Strike模块，采用偏最小二乘法构建QSAR模型。

四、实验步骤

1. 实验准备

(1) 结构、性质数据准备　在进行QSAR研究前首先要计算有关化合物结构、活性、物化性质等数据的描述符，这可以采用Schrödinger软件的QikProp模块以及其他一些软件完成。这里我们采用已做好的数据集来学习2D-QSAR研究的流程。

(2) 将文件拷贝到工作目录

在自己的工作目录下：

%mkdir qsar	建立qsar目录
% cd qsar	进入qsar目录
% cp ~jgcheng/TS_ligands. mae.	将包含结构、活性、物化性质的mae文件拷贝到当前目录
% maestro	开启maestro界面

2. 建立2D-QSAR模型

(1) 导入结构数据　点击maestro工具栏按钮，打开Import面板；选定文件thymidylate_synthase_ligands. mae，选定Import All Structures；Included In Workspace选项，

选 First Imported Structure；导入所有分子的数据。

（2）随机选定作为训练集的分子　点击工具栏按钮打开“Project Table”界面，显示所有 188 个分子的全部条目；点击项目表 Select/Random，出现 Random Selection 对话框，Randomly select 栏选默认值 50%，点击 Select。当然我们也可以随机设置其他数值，如 70%、80%等，不同数目的训练集分子得到的 QSAR 模型精度也不同。

（3）命名训练集　点击项目表 Property/Add，打开 Add Property 面板，Name 栏输 Train（也可以输入别的名字），变量类型选线形“String”，Initial Value 输入 Training set，点击 Add。此时项目表新出现一名为 Train，数值为 training 的数据栏。

（4）建立 QSAR 模型　点击 Application/Strike/Build QSAR Model，打开“Build QSAR Model”面板。如图 1-38 所示，选择全部描述符，按 Ctrl 键分别去除与分子结合无关的描述符如#Stars、#rtvFG、CNS、QPlogBB、#metab 以及活性数据 Activity (-log[IC50])。回归方法采用 PLS；Automatically remove outliers 栏不要选定；设置 Maxium number of factors 的数值为 20。点击 Choose，打开 Choose 面板，从列表中选择 Activity (-log[IC50]) 作为 Activity property。点击 Start，出现 Statistics/ Build QSAR-Start 面板，保持默认值，点击 Start。

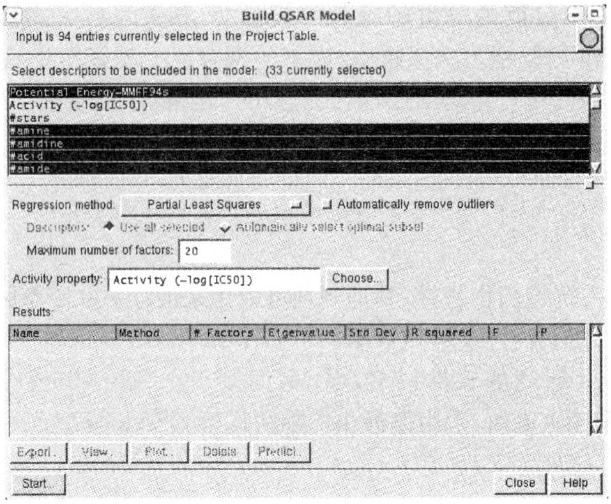

图 1-38

（5）QSAR 训练集模型的结果分析　计算结束后，Build QSAR 面板给出 20 个模型的计算结果（图 1-39），同时 20 个模型给出的预测活性值（以 Predicted ActivityX. Y 打头）也被添加在项目表中。

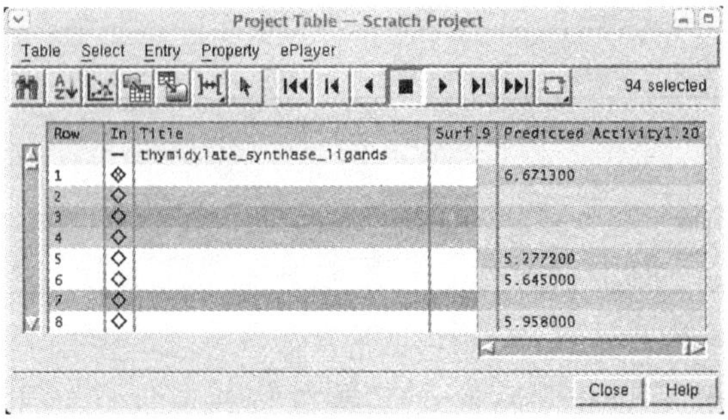

图 1-39

随着变量数目的增加，标准偏差 Std Dev 的值不断降低，相关系数 R 值不断增加。当变量增加到 9(也可能为其他数目)时，Std Dev 与 R 值不再有显著变化。这里我们选取 Results 表中 1.9 的结果进行作图分析。点击 Plot，得到以实验活性值为 x 轴，以预测活性值为 y 轴的相关图，见图 1－40。从图中可以看出预测活性值和实验活性值吻合得较好。

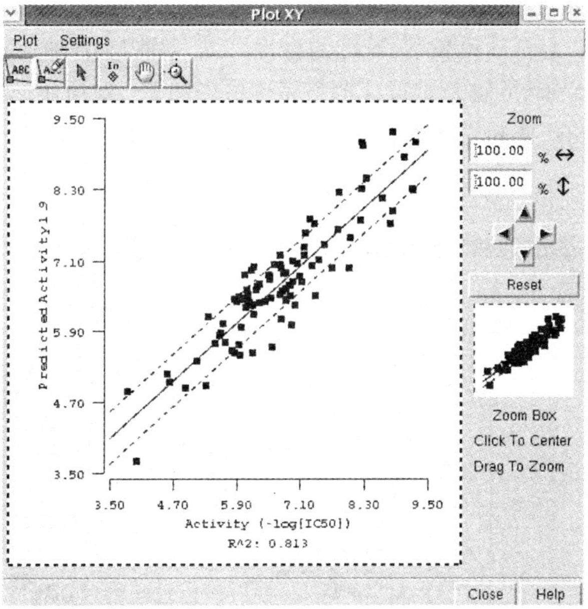

图 1－40

3. 检验所建 QSAR 模型的预测能力

(1) 建立测试集　在项目表中，若训练集分子未处于全部选中状态，先 Select/Only 打开 Entry Selection 面板，在 Properties list 中选 Train，选中 Is defined 选项，点击 Add 按钮，随后点击 OK 按钮，将训练集分子全部选中。若训练集分子仍处于被选中状态，直接点击 Select/invert，将剩余分子选中作为测试集。

(2) 预测测试集中化合物的活性　在 Build QSAR Model 面板选中 result 表 9 变量的预测模型 1.9，点击 Predict 按钮，出现如图 1－41 所示的表格。确定 1.9 模型已被选中，点击 Start 后出现 Statistics/Predict-start 对话框，按默认设置点击 Start 开始计算。计算结束后，打开项目表，查看测试集化合物的预测活性值。

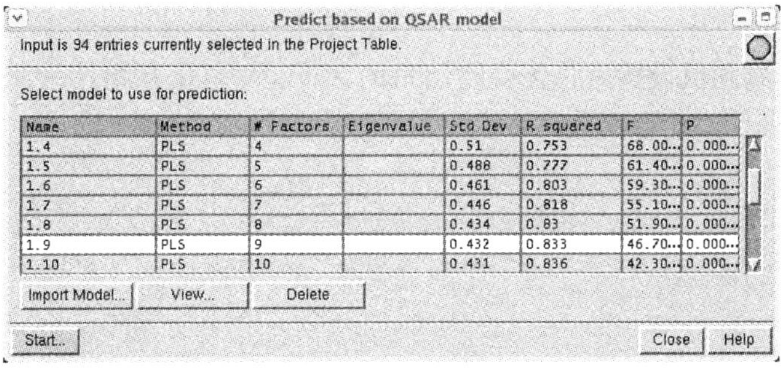

图 1－41

(3) QSAR 模型对测试集的预测能力分析　点击项目表工具栏按钮，打开 Plot XY 面板，此时显示的为最近编辑过的图(即训练集化合物实验活性与预测活性相关图)；Plot 菜单选 Delete Selected Plots，删除当前图；点击 Plot 菜单的 New Plot，打开 New Plot 对话框，Plot Name 栏输入 test-activity，series name 栏输入 TS_ligands，X 轴选 Activity (-log[IC50])，Y 轴选 Activity (—log[IC50]) Strike Prediction (9)。Line style 选 None；点击 New 生成新的相关图。一般 Plot XY 会自动设置 X、Y 轴的标度。若 X 轴与 Y 轴的初始值不同，可以手动调整。直接通过双击 X 轴、Y 轴来进行。调整完毕后如图 1-42 所示。除极个别分子外，绝大多数测试集分子的预测活性和实验活性吻合较好。点击按钮，选中图1-42中预测值与实验值吻合较差的点，从 Maestro 主窗口中可以观察分子的结构。

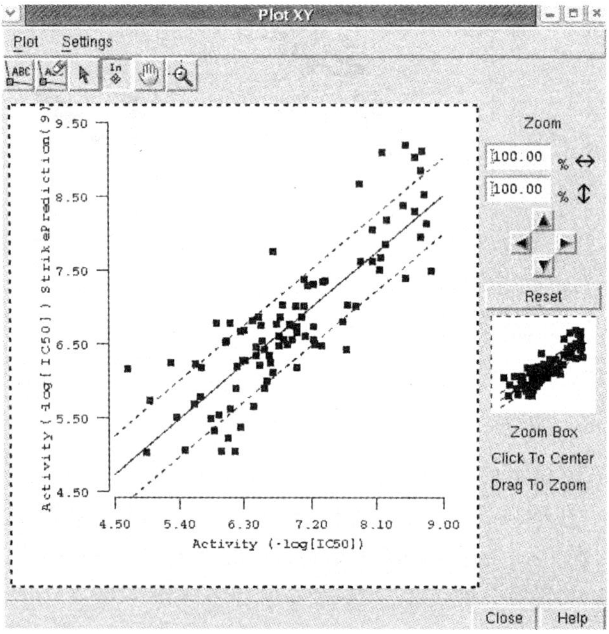

图 1-42

(4) 保存项目表　项目表工具栏点击快捷键，将我们所做 QSAR 的项目表另存为文件 qsar. mae。

五、思考题

将训练集化合物随机设置为总化合物数目的 75%，剩余化合物作为测试集化合物，构建 QSAR 模型，观察训练集化合物数目对模型预测能力的影响。

实验 1.9　分子对接(综合型实验)

一、实验目的

利用自动分子对接软件 AutoDock 进行分子对接以寻找小分子和大分子的结合模式，通过实验，掌握 AutoDock 的使用方法。

二、实验原理

分子对接是两个或多个分子之间通过几何匹配和能量匹配而相互识别的过程。它的最初思想起源于“锁和钥匙模型”，即“一把钥匙开一把锁”。分子对接计算就是将配体小分子放置于受体的活性位点，并寻找其合理的取向和构象，使得配体和受体的形状和相互作用的匹配最佳。分子对接已经被实践证明是研究配体-蛋白质作用的一种非常有效的方法。

AutoDock 是由 Scripps 研究所 Olson 小组开发的，最新版本为 AutoDock4.0。AutoDock 采用模拟退火和遗传算法来寻找受体和配体最佳的结合位置，用半经验的自由能计算方法来评价受体和配体之间的匹配情况。AutoDock4.0 版本开始，不仅能考虑小分子配体的柔性，还可以选择性的考虑受体大分子部分残基的柔性。

可以进行分子对接的软件有很多，有对小分子配体-受体进行对接的软件，也有对蛋白质-蛋白质进行分子对接的软件。具体见 1.1 节。

三、实验材料

1. FXR 与激动剂 6ECDCA 的复合物晶体结构(PDB code:1OSV)。
2. AutoDock Tools 软件。
3. Sybyl 软件。

四、实验步骤

1. 分子对接前的预处理

在分子对接之前要定义好靶标分子中与小分子结合的结合位点(结合口袋)。并且要对靶标分子进行适当的处理，例如将缺失的残基或者原子补充完整，加上电荷和氢原子等。

(1) 将复合物的晶体结构(PDB code:1OSV)读入 Sybyl(或其他分子模拟软件)中，删除水分子、小分子以及 B、C、D、E 链。然后另存为:protein. pdb。

(2) 如第一步同样操作，读入复合物结构，删除大分子和水，只保留小分子。然后另存为:drug. pdb。

2. 大分子的准备

在命令行格式下，键入 adt，打开 ADT 的窗口。

〉adt

(1) 读入大分子的三维结构文件(protein. pdb)，加上极性氢，然后保存为 protein_H. pdb。

Color→by atom type

选择 All geometries，然后点击 OK。

Edit→Hydrogen→Add

选择 polar H，no bond order，yes，然后点击 OK。

(2) 给大分子加上电荷和溶剂化参数。

Grid→Macromolecule→Choose...(AG3),见图 1-43。

选择 protein,保存为 protein. pdbqs.

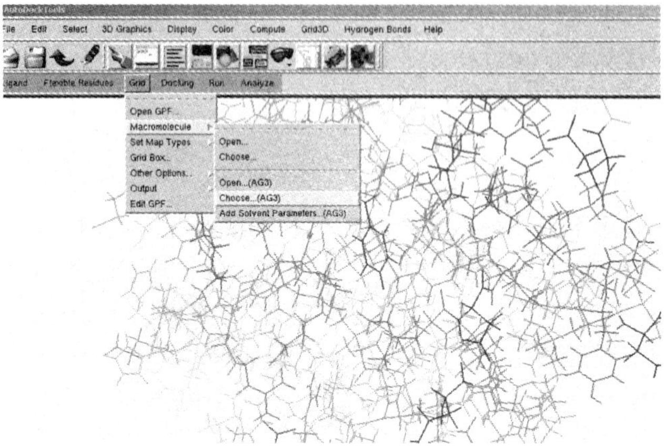

图 1-43

3. 小分子的准备

读入小分子的坐标文件(drug. pdb),加上全氢,然后保存为 drug_H. pdb。

Ligand→Input→Choose...(AD3)

选择 drug

Torsion Tree→Detect roots

Torsion Tree→Choose Torsions

保存为 drug. pdbq.

Ligand→Output→Save as PDBQ...

4. 准备网格参数文件

(1) Grid→Set map types→Choose ligand...(AG3),按 Accept 键接受。

(2) Grid→Grid Box...

Center→Center on ligand

网格点数:X 方向 70

Y 方向 70

Z 方向 70

网格间隔(Spacing):0. 375(图 1-44)。

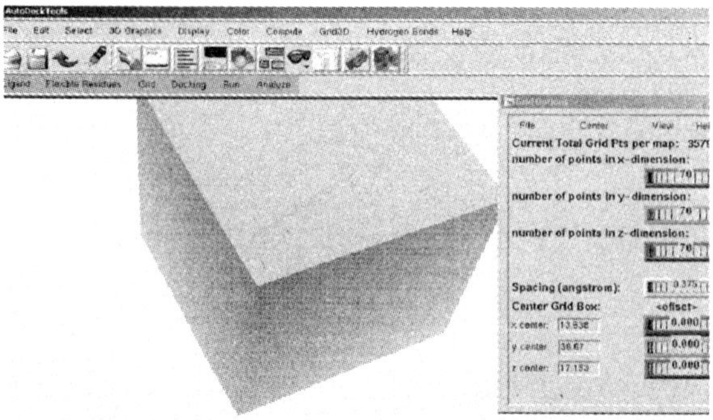

图 1-44

保存网格文件为 dock. gpf.

Grid→Output→Save GPF...(AG3)，见图 1-45。

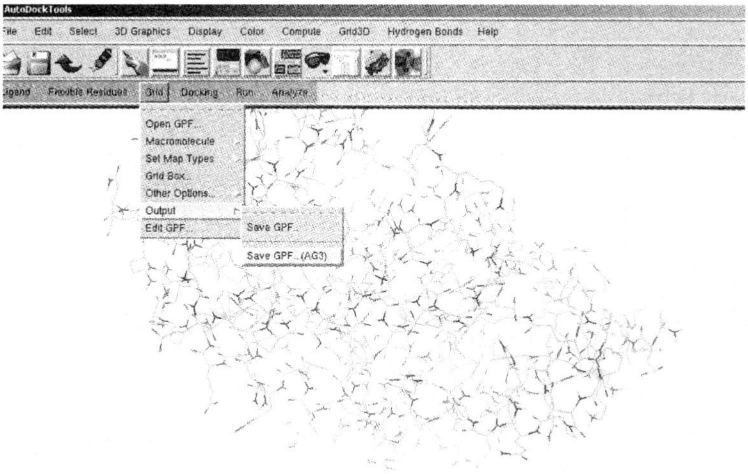

图 1-45

(2) 准备对接参数文件

Docking→Macromolecule→Choose...(AD3)

选择 protein

Docking→Ligand→Choose...(AD3)

选择 drug

Docking→search parameters→Genetic Algorithm...

用缺省值

Docking→Docking parameters...

用缺省值

Docking→Output→Lamarckian GA...(AD3)，见图 1-46。

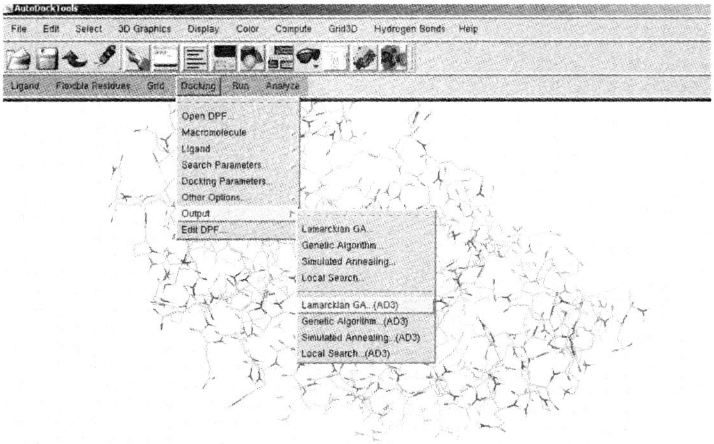

图 1-46

保存为 dock. dpf。

6. 计算网格

在 Unix 命令行，键入以下命令开始计算网格：

〉autogrid3 -p dock. gpf -l dock. glg &

7. 开始对接

在 Unix 命令行，键入以下命令开始对接：

〉autodock3 -p dock. dpf -l dock. dlg &

8. 对接结果分析

(1) 打开 ADT 窗口

Analyis→Docking→Open. . .

选择 dock. dlg

(2) 分析对接后的配体构象变化

Analyze→Conformations→Load. . .

下层面板列出了对接后配体的所有构象，上层面板列出了各个构象的能量、RMSd、排名等信息(图 1-47)。选择对接后构象的一般原则是结合结合能和 RMSd 两方面来综合考虑。

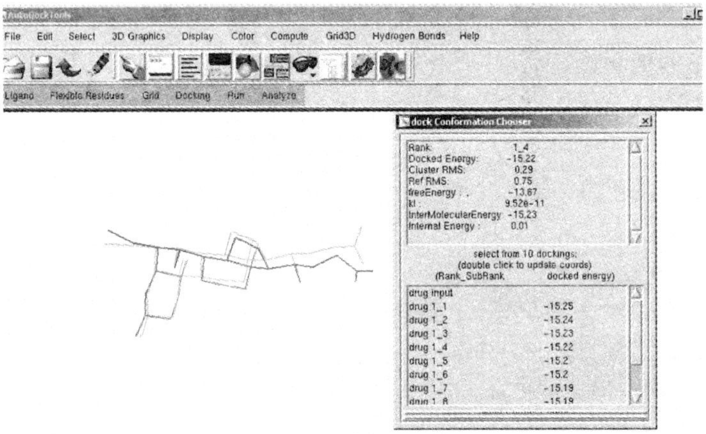

图 1-47

五、思考题

哪些因素会影响 Autodock 的结果？

实验 1.10　虚拟筛选(综合型实验)

一、实验目的

本实验拟采用 DOCK6.0 对小分子数据库中的化合物进行虚拟筛选，以寻找可能的新型 FXR 激动剂。通过实践操作，了解基于分子对接的虚拟筛选的流程；掌握 DOCK6.0 的使用方法。

二、实验原理

虚拟筛选，就是利用计算方法针对某一药物靶标对虚拟的化合物库进行评估打分，选取打分高的化合物进行后续的活性测试。这项技术被认为是对实验上高通量筛选的一种补充方法。其目的是为了加快药物发现的过程和节省研发费用。虚拟筛选一般分为两种方法：基于药物靶标的筛选和基于配体小分子的筛选。如果能获知靶标分子的三维结构，可以用分子对接的方法进行基于药物靶标的筛选。如果无法获得靶标分子的三维结构，可以用药效团模型等方法进行基于配体分子的筛选。

DOCK 是 Kuntz 小组于 1982 年开发的分子对接程序，是开发最早、应用最广泛的一个分子对接及数据库搜索方法。最新版本为 DOCK6.0。最早的 DOCK1.0 版本只考虑配体与受体之间的刚性对接，DOCK4.0 版本开始在对接的计算中考虑配体的柔性。它能自动地模拟配体分子在受体活性位点的作用情况，并把理论预测最佳的相互作用方式记录下来。而且该方法能够对配体的三维结构数据库进行自动搜索，因此被广泛应用于基于受体结构的数据库搜索药物设计中，并取得了巨大的成功。其他用于分子对接的软件，如 Gold，FlexX，Glide，Affinity 等也可以用于基于分子对接的虚拟筛选。

三、实验材料

1. FXR 与激动剂 6ECDCA 的复合物晶体结构(PDB code:1OSV)。
2. DOCK6.0 软件。
3. 小分子数据库 Compounds.mol2。

四、实验步骤

1. 小分子化合物库的准备

共 100 个分子，其中 95 个随机化合物，5 个已知激动剂：Compounds.mol2。

2. 靶标分子的准备

打开 Chimera 的窗口，读入 FXR 与激动剂 6ECDCA 的复合物晶体结构坐标文件 1OSV.pdb：File→Open...，选择 1OSV.pdb，删去 B、C、D、E 链：Select→Chain→B，C，D，E

Action→Atom/Bonds→Delete

删去小分子：Select→Ligand，Action→Atom/Bonds→Delete，见图 1-48。

加氢、加电荷：Tools→Structure Editing→Dock Prep，见图 1-49。

在出现的对话框中，除了最后一个选项(write mol2 file)以外，选中其他所有的选项，然后点击 OK 键。

在出现的对话框中，Histidine protonation 选项→unspecified

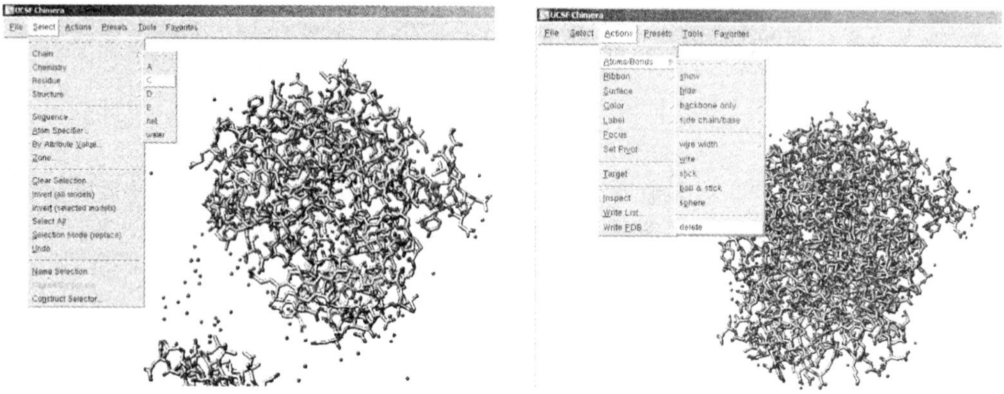

图 1-48

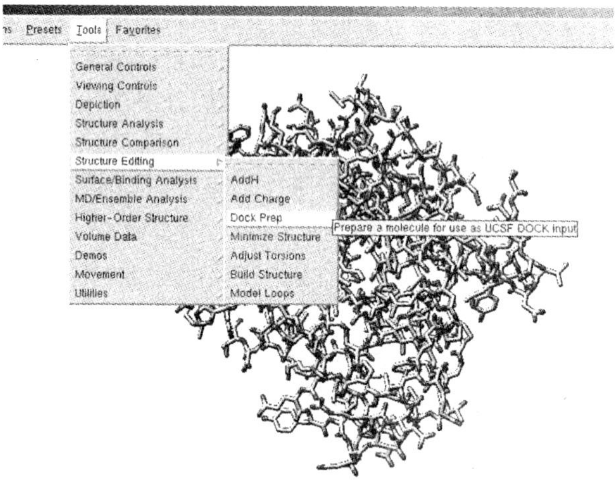

图 1-49

保存大分子的坐标文件为 protein_charged. mol2(相同方法，只保留小分子，保存为：drug_charged. mol2)，见图 1-50。

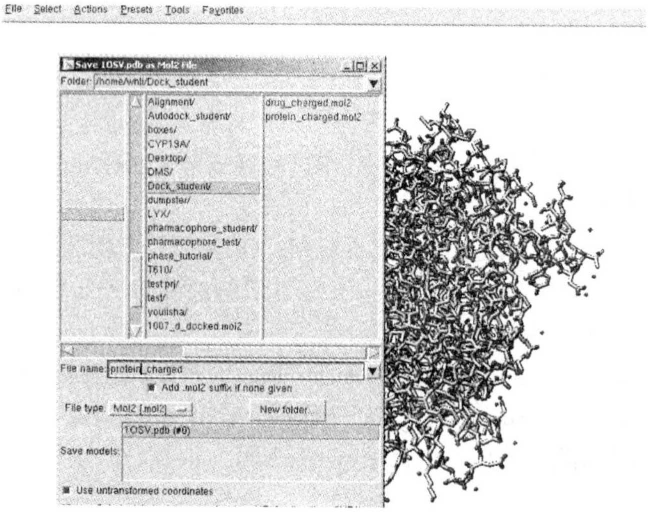

图 1-50

注意:所有的选项都选上。

删去所有的氢原子,保存大分子为 protein_noH. pdb 格式的文件(为下面的生成表面做准备)。

Select→Chemistry→element→H

Action→Atom/Bonds→Delete

File→Save PDB,见图 1-51。

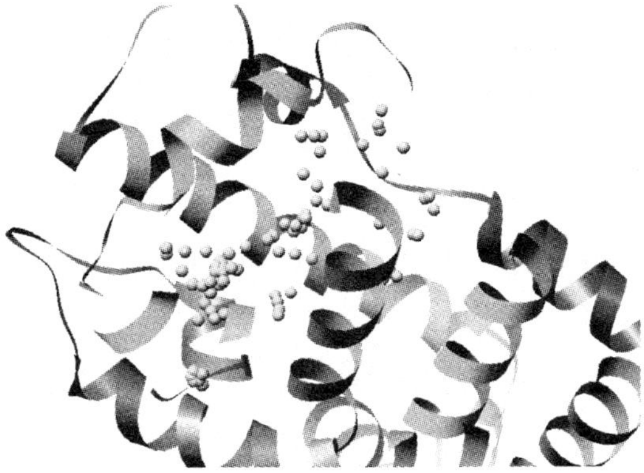

图 1-51

注意:将 Save relative model 选上。

3. 产生球集

(1) 生成分子表面

在 UNIX 命令行下,键入如下的命令:

dms protein_noH. pdb -n -w 1. 4 -v -o protein. ms

在 chimera 的窗口,读入 protein. ms

(2) 生成球集

在 UNIX 命令行下,先建立一个文件 INSPH,其内容为:

```
************************************
protein. ms
R
X
0. 0
4. 0
1. 4
protein. sph
************************************
```

然后在命令行下键入

〉sphgen

这时生成两个文件:OUTSPH 和 protein. sph

Protein. sph 包含所有的球集。

(3) 选择用于对接的子球集

在 UNIX 命令行下,键入:

〉sphere_selector protein. sph drug_charged. mol2 6. 0

这时生成一个 selected_spheres. sph 的文件，里面包含了构成活性口袋的球集。

用以下命令生成一个 selected_spheres. pdb 文件，读入 chimera 查看。

Showsphere 〈selected_spheres. in

其中 selected_spheres. in 的内容如下：

****

selected_spheres. sph

1

N

selected_spheres. pdb

****

我们发现其中有些球集远离小分子，可以将这些球集删去。

首先将所有球集的序号标出，找出对应的序号，在 selected_sphere. sph 中将相应的行删去，并将第 2 行的球集数减去删掉的球集数(图 1－52)。

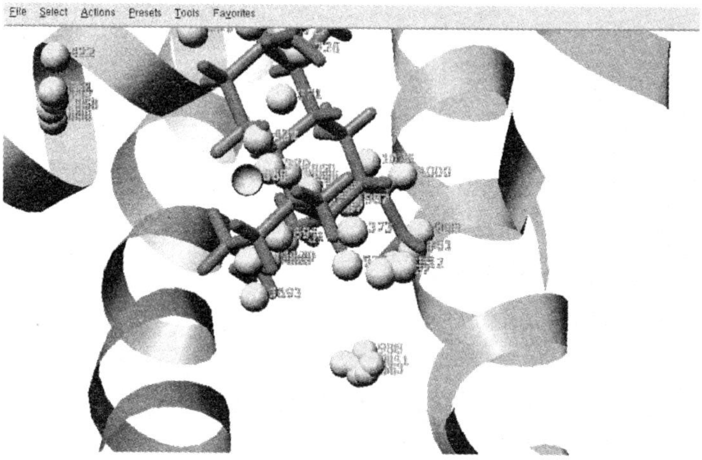

图 1－52

在本例中，我们删去 951，953，956，958，988，1629 等 6 个球集。

4. 生成网格文件

(1) 在活性位点创建一个盒子

在 UNIX 命令行下，键入：

〉showbox 〈 box. in

其中，box. in 的内容为：

****

Y

5

../2_site/selected_spheres. sph

1

Box. pdb

****

生成 box. pdb 文件,读入 chimera。见图 1－53。

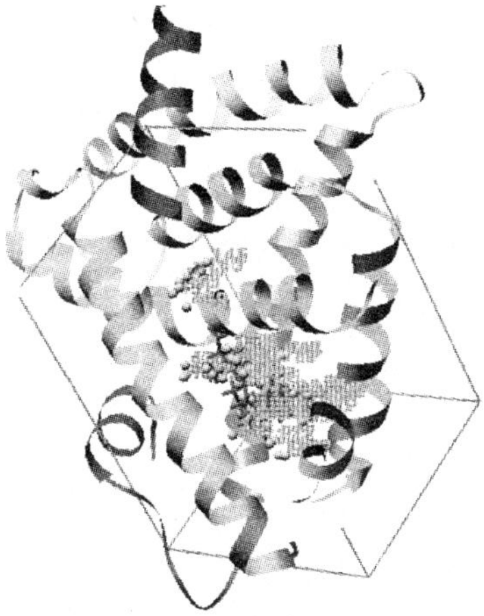

图 1－53

(2) 生成网格

首先创建一个 grid. in 文件,其内容如下:

```
*****************************************************
compute_grids            yes
grid_spacing             0.3
output_molecule          no
contact_score            yes
contact_cutoff_distance  4.5
chemical_score           no
energy_score             yes
energy_cutoff_distance   12.0
atom_model               a
attractive_exponent      6
repulsive_exponent       12
distance_dielectric      yes
dielectric_factor        4
bump_filter              yes
bump_overlap             0.75
receptor_file            protein_charged.mol2
box_file                 box.pdb
vdw_definition_file      /usr/local/dock.5.2_linux/parameters/vdw_AMBER_parm99.defn
score_grid_prefix        grid
************************************************************
```

在 UNIX 命令行下,键入:

```
> grid -i grid.in -o grid.out &
```

5. 分子对接

在 UNIX 命令行下，键入：

〉dock6 -i dock. in -o dock. out &

6. 结果分析

打开 chimera

Tools→surface/Binding Analysis→viewDock(图 1 - 54)

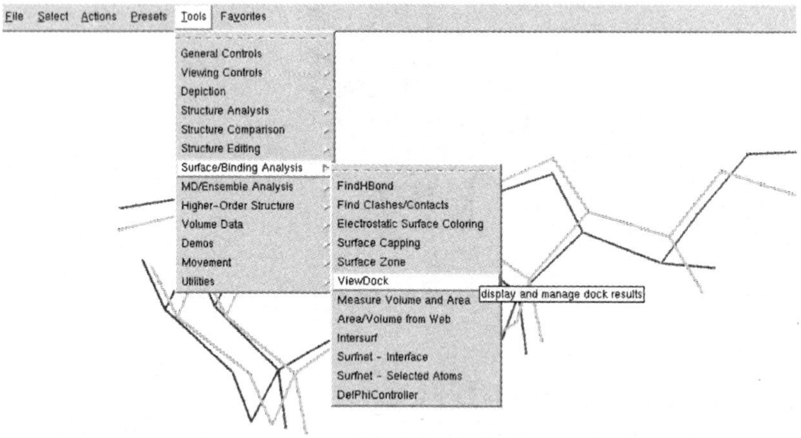

图 1 - 54

结合能量和对接构象具体分析对接结果。

五、思考题

Dock 软件与 AutoDock 软件都可用于分子对接，通过学习和实践你觉得二者有何区别？

实验 1.11　设计型实验

一、实验目的

本实验拟让学生根据给定的要求，自己设计简单的药物设计实验方案，并在计算机上正确操作，以获得结果。目的是让学生熟悉计算机辅助药物设计的基本方法和技能，能自己动手开展简单的药物设计研究。

本实验用作实验考查。

二、实验要求

此处以酪氨酸激酶与抑制剂的复合物晶体结构为例，正式实验时可根据需要进行结构更换。

已知酪氨酸激酶与抑制剂的复合物晶体结构(PDB 代码 1IEP)，c-abl－STI571 复合物，请学生自己设计实验方案，并操作，将其中的配体小分子 STI571 重新对接到大分子的活性结合位点。

此实验综合考查学生小分子模拟，大分子模拟和分子对接等实验方法和技能，以及自己动手进行简单药物设计的能力。

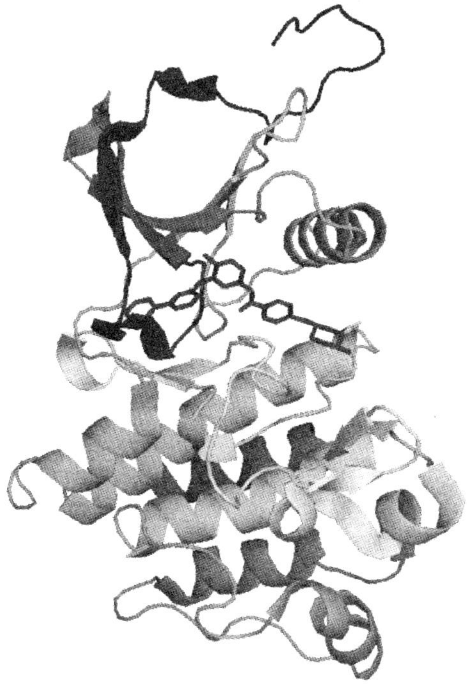

c-abl－STI571 复合物结构

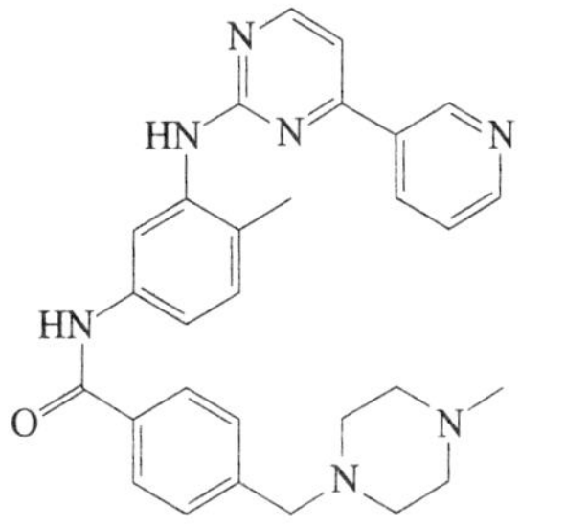

STI571(即著名抗癌药物 Gleevec)

第2章　药物化学实验

邓卫平、李剑、杜文婷
（华东理工大学药学院药物化学教研室）

实验须知

药物化学实验大多都是有机化学实验，在实验中经常要使用一些易燃、易爆、有毒、具腐蚀性的化学物品，因而很容易发生着火、爆炸、中毒、化学灼伤等事故。同时，由于玻璃仪器、电器等使用不当也会造成各类事故。如果发生事故，不仅使设备或人身受到伤害，精神上亦会受到很大打击。若考虑到不仅会使自身受伤，而且还会危及他人，那么，应该竭尽全力防止事故的发生。为此，实验者必须了解实验的安全知识，切实掌握并执行实验安全操作规定。

一、实验室注意事项

1. 进入实验室应穿实验服（处理腐蚀性、毒性或可燃性物质时要穿防护衣），避免穿有宽松袖子和袖口的衣服，避免穿拖鞋、短裤等裸露皮肤的服装。

2. 进入实验室应了解实验室的环境，如防火工具、安全喷淋水头、电器开关的位置等。一般情况下，一个实验室至少应该有两个人同时做实验。

3. 有可能发生危险的实验，应采用防护措施进行操作，如戴防护手套、眼镜、面罩等，有刺激性或毒性的实验操作必须在通风橱内进行。涉及挥发性和易燃物质的实验，应在离火源较远的地方进行，并尽可能在通风橱内进行。

4. 实验开始前应仔细检查仪器是否完好无损，装置是否正确稳妥。实验进行时不可擅自离开岗位，应该注意反应情况是否正常，仪器和装置是否有破裂、漏气等现象。

5. 使用某种药品或试剂之前须了解其特性，如可燃性、挥发性、毒性、溶解性等。按照规定安全量取药品或试剂。

6. 应经常保持实验室的整洁。在整个实验过程中，应保持桌面和仪器的整洁，应使水槽保持干净。对公用药品不得任意挪动。对于实验中的废气、废渣、废液，要按规定处理，不能随意排放。有机废液应集中收集处理，尽可能回收利用。

7. 电器不可浸水受潮，不可用湿手操作。实验完毕应先切断电源，再拆卸装置。实验结束后须将水、电等关闭，方可离开。

二、常见安全事故的预防和处理

1. 火灾的预防和处理

常用的易燃物质有：石油醚、乙醚、二甲醚、戊烷、己烷、异戊烷、丙酮、乙酸乙酯、乙腈、吡啶、氢气、乙炔、乙醛、二硫化碳、红磷、镁粉、金属钠等。预防火灾应该注意以下几点。

(1) 尽量避免在实验室中使用明火，酒精灯随用随点，用完后将酒精灯盖上罩子。

(2) 盛有易燃有机溶剂的容器不得靠近火源，数量较多的易燃有机溶剂应放在危险物品橱内。

(3) 不能用明火直接加热蒸馏易燃液体，而应根据液体沸点高低使用石棉网、水浴或油浴。用油浴时应严防冷凝水溅入油浴，导致油外溅到热源而引起火灾。

(4) 不能将易燃溶剂倒入废物缸中，不能用敞口容器盛放或加热易燃溶剂，倾倒溶剂应远离火源，在通风橱中进行。

(5) 尽量防止或减少易燃的气体外逸，倾倒时要灭火源，且注意室内通风，及时排出室内的有机物蒸气。易燃固体应根据其性质妥善保存。

实验室一旦发生了火灾事故，应沉着镇静及时地采取措施，控制事故的扩大。首先，立即熄灭附近所有火源，切断电源，移开未着火的易燃物。然后，根据易燃物的性质和火势设法扑灭。使用各类灭火器均应从火的四周向中心灭火。值得注意的是，电器、油浴和有机溶剂着火时切忌用水浇，以免导电或火势扩大。

在灭火的过程中一定要保证自己的人身安全，衣服着火应立即用石棉布覆盖着火处或脱衣，也可卧地打滚或立即到安全喷淋头下喷淋灭火。

2. 爆炸的预防和处理

实验室常见的易爆物品有：有机过氧化物、重氮化合物、叠氮化合物、芳香族多硝基化合物、硝酸酯、硝基化合物、重金属的炔化物等。另外，不规范的实验操作如系统内压与装置的不符合也会导致爆炸。因此，在实验过程中应该注意以下几点。

(1) 常压操作时，切勿在封闭系统内进行加热或反应，在反应进行时，必须经常检查仪器装置的各部分有无堵塞现象。

(2) 减压蒸馏时，不得使用机械强度不大的仪器(如锥形瓶、平底烧瓶、薄壁试管等)。必要时，要戴上防护面罩或防护眼镜。

(3) 加压操作时，应经常注意系统内压力有无超过安全负荷，以免产生爆炸。

(4) 醚与共轭烯烃久置后会产生易爆的过氧化物，使用前必须经过特殊处理。

(5) 遇氧化剂会发生爆炸或燃烧的有机物存放时，应将氧化剂与有机物分开。

3. 灼伤和中毒的预防和处理

实验室中常见的有毒或强烈刺激性物质有：氯气、溴、二硫化碳、一氧化碳、四氯甲烷、硝基甲烷、氢氰酸、氰化钠、甲醛、甲酸、甲醇、二甲苯、甲苯、苯、苦味酸、苯酚等。

在实验过程中接触和使用一些有毒物质是不可避免的，为了自身的健康，需注意以下几点。

(1) 毒物、剧毒物要装入密封容器，贴好标签，放在专用的药品架上保管，并作好出纳登记。万一被盗窃时，必须立刻报告老师。

(2) 尽量避免化学品接触皮肤，实验完毕后立即洗手。避免吸入化学物品及溶剂的烟雾和蒸气，嗅闻任何化学物品都需谨慎。

(3) 实验室应保持良好的通风状态。敞口操作应在通风橱内进行，必要时戴上防护物品。化学物品一旦溅出应立即清除，尽量避免有机蒸气扩散到实验室中。

此外，了解一些事故急救方法也是必要的。

(1) 吸入少量溴蒸气或氯气时，可用碳酸氢钠溶液漱口，再吸入少量酒精和乙醚的混合蒸气以解毒。

(2) 吸入少量刺激性或毒性气体时，应立即到空气新鲜的地方休息，最好是平卧。

(3) 被酸碱灼伤应立即用大量水冲洗，再相应地用1%碳酸氢钠或1%硼酸或醋酸溶液清洗，最后涂上油膏。

(4) 被溴灼伤时应先用肥皂和水冲洗，然后用石油醚擦洗，再用2%硫代硫酸钠溶液洗至伤口呈白色，最后用甘油涂擦，敷上烫伤油膏。

(5) 误入刺激剂或神经性毒物，应先饮牛奶或蛋清使之立即冲洗和缓和，再用一大匙硫酸镁溶于一杯水中催吐。

对于一些中毒现象较严重者或灼伤较严重者应立即送往医院治疗。

4. 烫伤、冻伤和割伤的预防和处理

在实验过程中经常遇到需要高温处理或低温处理的情况，如果操作不谨慎，则很有可能会烫伤或冻伤。因此在操作的过程中一定要格外小心、规范，必要时戴上干燥的防护手套。若不小心烫伤应涂上油膏，冻伤立即放入温水中；若情况严重应立即就医。

在使用玻璃仪器时若操作不当则容易割伤。若为一般轻伤，应及时挤出污血，洗净伤口，再涂上碘酒；若为大伤口，应立即用绷带扎紧伤口上部，使伤口停止流血，急送医疗所。

三、危险化学品的使用和保存

危险化学品主要包括着火性物质、易燃性物质、爆炸性物质、有毒性物质四大类。其中主要危险化学品的使用和保存都必须遵守相关的法令规定。在使用之前必须了解其性质及其危险性，预先考虑到发生灾害事故时的防护手段，并做好周密的准备。使用时应严格按照操作规范进行，以保障自己和他人的安全。处理有毒药品及含有毒物的废弃物时，必须考虑避免引起水质和大气污染。

通常，危险化学品必须避免阳光照射，储藏于阴凉的地方，注意不要混入异物，并且必须与火源或热源隔开。储藏大量危险物质时，必须按照有关法令的规定，分类保存于储藏库内。具有特殊性质的物质还应按其性质进行特殊的处理或保管。毒物及剧毒物需放于专用药品架上保管。当危险药品丢失或被盗时，由于有发生事故的危险，必须及时报告导师。

2.1　药物化学实验基础

2.1.1　过滤

过滤是将固体和液体分离的最基本方法，常分为普通过滤（图 2 - 1）和减压抽滤（图 2 - 2）。

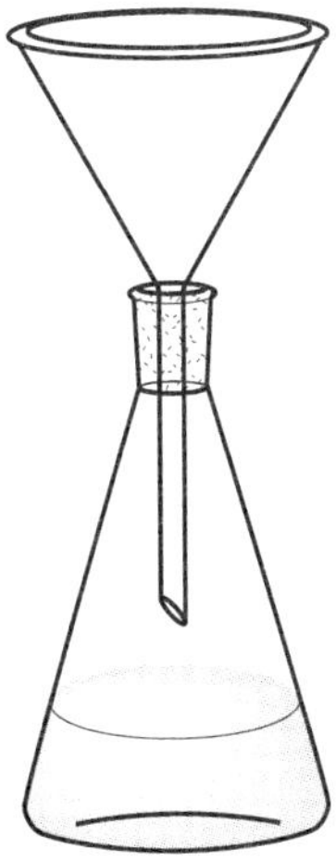

图 2 - 1　普通过滤

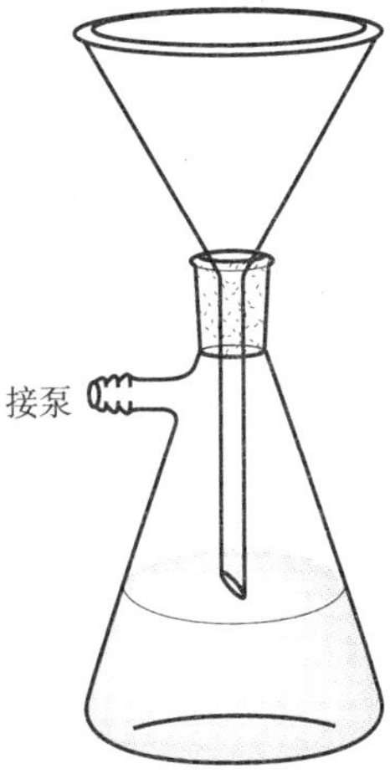

图 2 - 2　减压抽滤

1. 普通过滤

普通过滤是最简单的过滤，常用滤纸、60°角的圆锥形玻璃漏斗和接收器组成的装置进行。滤纸边缘应比漏斗边缘略低，并且应该先把滤纸用合适的溶剂润湿，使其紧贴漏斗壁，然后进行过滤。倾入的液体液面应低于滤纸 1 cm。

普通过滤常用于有机液体与较大颗粒干燥剂的分离，此时可用棉花置于漏斗底部进行过滤。过滤结束后，应用相应溶剂充分洗涤干燥剂，以减少损失。

2. 减压抽滤

减压抽滤常用瓷质布氏漏斗配以橡胶塞，装在玻璃抽滤瓶上进行，抽滤瓶的支管用橡皮管连在抽气装置上。滤纸应剪成比漏斗内径略小，刚能盖住所有小孔的圆片。过滤时，应先用合适的溶剂把滤纸润湿，开动抽气泵，使其紧贴在漏斗底壁上。然后小心地把所要过滤的混合物倒入漏斗中，把液体全部抽光。可以用玻璃塞挤压固体，以彻底除去液体得到较干燥的滤饼。

滤饼洗涤方法：把滤饼尽量抽干、压干，然后拔掉抽气的橡皮管，使其恢复常压，再把少量溶剂均匀地撒在滤饼上，使溶剂恰能盖住滤饼；静置片刻，使溶剂渗过滤饼，待有液体从漏斗下端滴下时，重新抽滤，把滤饼尽量抽干、压干。反复几次就可以把滤饼洗净。

停止抽滤时，必须先拔掉抽气的橡皮管，再关闭抽气泵（防止倒吸）。

减压抽滤的优点：过滤和洗涤速度较快，固体和液体分离较彻底，滤出的固体容易干燥。

强碱性或强酸性溶液过滤时，应在布氏漏斗上铺上玻璃布或涤纶布、氯纶布代替滤纸。

减压抽滤在重结晶过程中应用非常广泛，详细操作可见下一部分。

2.1.2 重结晶

重结晶是纯化固体化合物的一种重要方法，适用于产品与杂质性质差别较大，产品中杂质含量少于5%的体系。它的基本原理是，选择合适的溶剂使产品在高温下溶解，低温下析出，并且对杂质溶解度较小，就可以在高温下将杂质滤出，将滤液在低温下重结晶析出晶体，过滤得纯品；或者选择对杂质的溶解度较大的溶剂，高温下产品和杂质全部溶解，低温下只有产品析出，过滤即可得到纯品。由此可见，选择合适的溶剂是重结晶操作的关键。

1. 溶剂的选择

合适的溶剂通常具备以下性质：① 与被提纯的物质不发生化学反应；② 在低温下对被提纯物质的溶解度较小，高温下溶解度较大，对杂质的溶解度在低温和高温下都比较大，让杂质始终留在母液中，或者对杂质的溶解度在高温下较小，在高温下过滤将其除去；③ 溶剂易挥发，但沸点不宜过低，便于与晶体分离；④ 价格低，毒性小，易回收，操作安全。

除此以外，还应注意含有羟基、氨基而且熔点不太高的物质尽量不选择含氧溶剂，因为溶质与溶剂形成分子间氢键后很难析出。

常用的重结晶溶剂具体性质见表2-1。

表2-1 常用重结晶溶剂的性质

溶剂	沸点/℃	凝固点/℃	溶剂	沸点/℃	凝固点/℃
水	100.0	0	乙酸乙酯	77.1	−83.6
甲醇	65.2	−93.9	二氧六环	101.3	
乙醇	78.5	−117.3	二氯甲烷	40.8	
丙酮	56.2	−95.4	二氯乙烷	83.8	−35.3
乙醚	34.6		三氯甲烷	61.2	
石油醚	30～60		四氯化碳	76.5	−23
环己烷	80.7	6.5	硝基甲烷	120.0	
苯	80.1	5.5	甲乙酮	79.6	
甲苯	110.6		乙腈	81.6	−45.7

通常可以通过查阅文献找出合适的溶剂，如果找不到，可用实验方法得到：取0.1 g产物于试管中，滴入1 mL溶剂，充分振荡，观察产物是否溶解，若不加热就完全溶解，或者加热至沸腾完全溶解却在冷却时无晶体析出，都说明此溶剂不合适；若加热至沸腾还不溶解，可补加溶剂，当溶剂用量超过4 mL时，若产物还不溶解，说明此溶剂也不合适；若选择溶剂能在1～4 mL溶剂沸腾情况下使产物全部溶解，并在冷却时析出较多晶体，说明此溶剂比较合适。

如果难以选出合适的单一溶剂，可使用混合溶剂。混合溶剂一般由两种能以任何比例混溶的溶剂组成，其中一种溶剂对产物的溶解度较大，称为良性溶剂；另一种溶剂对产物的溶解度较小，称为不良溶剂。操作时，先将产物溶解于沸腾或接近沸腾的良性溶剂中，过滤除去杂质，趁热向滤液中加入不良溶剂，至滤液变浑浊，再加热或滴加良性溶剂，使滤液变澄清，冷却使晶体析出。如果冷却后析出油状物，可调整两种溶剂的比例，再进行实验。有时也可将两种溶剂先调好比例，再进行重结晶。常用的混合溶剂有水-乙醇、乙醇-乙醚、乙醇-丙酮、乙醚-石油醚、苯-乙醚等。

2. 重结晶的一般过程

重结晶的一般过程为：制备饱和溶液→脱色→热过滤→冷却结晶→抽滤→干燥。具体操作如下。

(1) 制备饱和溶液　对于普通溶剂可直接采用锥形瓶操作，若溶剂易燃或有毒，可采用圆底烧瓶与回流冷凝管组成的装置操作。先加入粗产品和少量溶剂，加热至沸腾，再慢慢滴加溶剂，边加边观察固体溶解情况，至固体刚好全部溶解为止。若始终有少量固体不能溶解，则可能是不溶性杂质，可通过热过滤除去。

(2) 脱色　如果粗产品中有有色杂质存在，可用脱色剂脱色，最常用的脱色剂是活性炭。具体操作为：待上述饱和溶液稍冷却后，加入适量活性炭(约为粗品的 5%)，使其均匀分布在溶液中，加热煮沸 5～10 min 即可。

(3) 热过滤　热过滤的目的是除去饱和溶液中的不溶性杂质和活性炭，操作必须在热仪器中快速进行。操作前可将过滤所需仪器在烘箱中烘热，饱和溶液趁热过滤。

(4) 冷却结晶　冷却结晶的目的是使滤液中的产品析出，而可溶性杂质留在母液中。为得到较好的晶形，可让滤液自然冷却析出晶体；为加快晶体的析出，可采用低温并用玻璃棒搅拌滤液。

(5) 抽滤　待晶体全部析出后，可采用减压抽滤，得到的滤饼即为纯品。

(6) 干燥　为保证产品的纯度，须将晶体进行干燥，根据情况不同，可采用室温干燥或加热干燥。

2.1.3　蒸馏

蒸馏是分离、提纯液体化合物最重要的方法之一，通过蒸馏，不仅可以把挥发性与不挥发性物质分离，而且可以把沸点不同的物质以及有色杂质等分离出来，还可以测定物质沸点以及检验物质纯度。

蒸馏的基本原理都是利用液体混合物中各组分的沸点不同来分离各组分的，低沸点组分首先被分离出来，高沸点组分后分离出来，留在烧瓶中的为不挥发组分。

蒸馏可分为常压蒸馏、分馏、减压蒸馏和水蒸气蒸馏，不同的情况应选用不同的蒸馏方法。

1. 常压蒸馏和分馏

常压蒸馏是最常用的液体有机物的分离提纯方法，适用于分离沸点相差较大的液体混合物。一般来说，当两组分沸点相差 30 ℃以上时，通过常压蒸馏即可得到较好的分离效果。常压蒸馏的装置见图 2－3，由圆底烧瓶、蒸馏头、冷凝管、接引管和接收器组成。

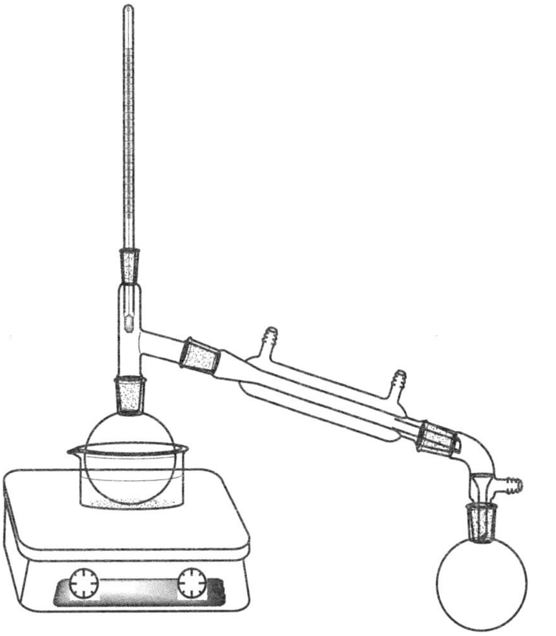

图 2－3　常压蒸馏

当两种液体的沸点相差不大时，采用常压蒸馏不能达到良好的分离效果，可以采用分馏的方法进行分离。分馏的装置相当于在常压蒸馏上添加了分馏柱，使得液体在分馏柱中不断进行汽化-冷凝，以达到分离效果。分馏时，应缓慢地将液体加热，使分馏柱中维持合适的温度梯度，同时用玻璃棉将分馏柱包裹以达到保温的效果。若加热温度过高，液体馏出速度过快，严重影响分离效果；若加热温度过低，上升的蒸气时断时续，也会影响分离效果。一般情况下，适当的馏出速度约为 2～3 秒/滴。

2. 减压蒸馏

高沸点有机化合物在常压下蒸馏往往会发生分解、氧化或分子重排等反应，此时，常采用减压蒸馏的方法将其分离。

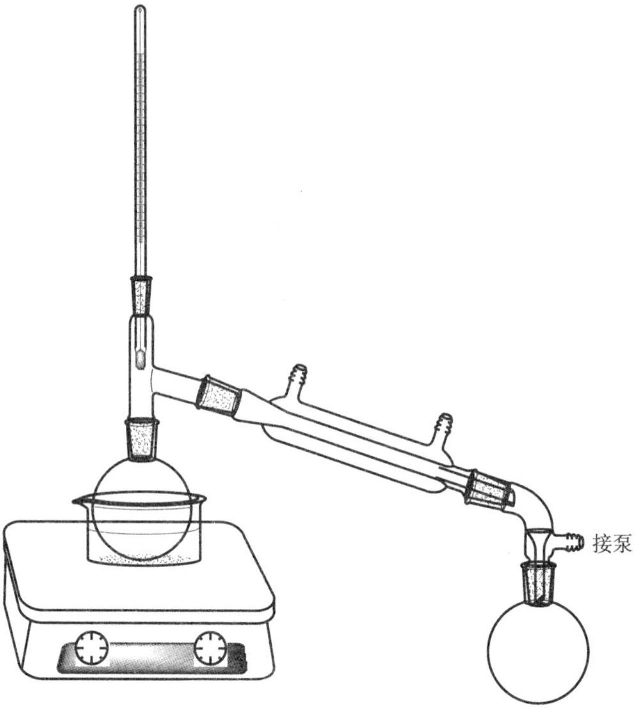

图 2-4　减压蒸馏

液体的沸点是指它的蒸气压等于外界压力时的温度，因此液体的沸点会随外界压力的变化而变化。当外界压力减小时，液体的沸点也会随之降低。因此可以借助真空泵降低系统内压力，达到降低液体沸点的效果，使各组分在相对较低的温度下进行分离。各物质在不同压力下的沸点可查阅相关文献，也可以从经验曲线上读出，见图 2-5。

减压蒸馏装置(图 2-4)由蒸馏、抽气(减压)、安全保护和测压四部分组成。

蒸馏部分由蒸馏瓶、克氏蒸馏头、毛细管、温度计及冷凝管、接收器等组成。克氏蒸馏头可减少液体由于暴沸而溅入冷凝管的可能性；毛细管主要是起到沸腾中心的作用，使蒸馏平稳进行，避免液体过热而产生暴沸现象。毛细管口距瓶底约 1～2 mm，为了控制毛细管的进气量，可在毛细玻璃管上口套一段软橡皮管，橡皮管中插入一段细铁丝，并用螺旋夹夹住。接收器通常用多尾接液管连接两个或三个梨形瓶或圆底烧瓶，在接收不同馏分时，只需转动接液管。在减压蒸馏系统中切勿使用有裂缝或薄壁的玻璃仪器，尤其不能用不耐压的平底瓶(如锥形瓶等)，以防止内向爆炸。

抽气部分最常用的减压泵有水泵和油泵两种。油泵的结构较为精密，真空度也较高，如果

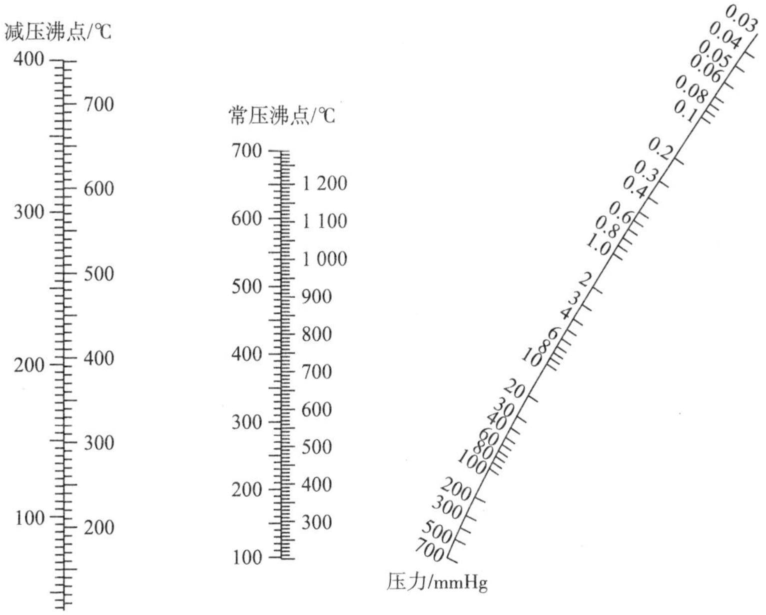

图 2-5　液体在常压下的沸点与减压下的沸点的近似关系

有挥发性有机溶剂、水或酸性蒸气进入，会损坏泵的结构，降低泵的真空度。

安全保护部分通常为一个安全瓶，若使用油泵，还必须有冷阱以及分别装有粒状氢氧化钠、块状石蜡及活性炭或硅胶、无水氯化钙等的吸收干燥塔，以避免低沸点溶剂，特别是酸和水蒸气进入油泵而降低泵的真空效能。

测压部分可采用水银U形测压计。

仪器安装好后，应先检查系统是否漏气。方法是：关闭毛细管，减压至压力稳定后，夹住连接系统的橡皮管，观察压力计水银柱是否变化，无变化说明不漏气，有变化即表示漏气。为使系统密闭性好，磨口仪器的所有接口部分都必须用真空油脂润涂，检查仪器不漏气后，加入待蒸的液体，量不要超过蒸馏瓶的一半，关好安全瓶上的活塞，开动油泵，调节毛细管导入的空气量，以能冒出一连串小气泡为宜。压力稳定后开始加热。液体沸腾后，应注意控制温度，并观察沸点变化情况。待温度稳定时，转动多尾接液管接收馏分，蒸馏速度以0.5～1滴/秒为宜。蒸馏完毕后，除去热源，慢慢旋开夹在毛细管上的橡皮管的螺旋夹，待蒸馏瓶稍冷后再慢慢开启安全瓶上的活塞平衡内外压力(若开得太快，水银柱很快上升，有冲破测压计的可能)，最后关闭抽气泵。

3. 水蒸气蒸馏

水蒸气蒸馏是分离和纯化与水不相混溶的挥发性有机物常用的方法。在不溶或难溶于水的有机物中通入水蒸气或与水一起共热，使有机物随水蒸气一起蒸出来，这就是水蒸气蒸馏。不溶或难溶于水的有机物与水形成混合物，其沸点低于任何一个组分的沸点，即该有机物在比其正常沸点低得多的温度下就可以被蒸出来。因此，水蒸气蒸馏可用于以下几种情况：① 在常压蒸馏下易发生分解的高沸点有机物；② 含有较多固体，而用一般蒸馏、萃取或过滤等方法难以分离的混合物；③ 含有大量树脂状杂质或不挥发性杂质的有机物；④ 除去不挥发性的有机杂质。

但是对于那些易溶于水或与水共沸腾时会发生化学反应，以及在100 ℃左右时蒸气压小于 1.3 kPa 的物质，水蒸气蒸馏并不适用。

常用的水蒸气蒸馏装置由水蒸气发生器、蒸馏、冷凝和接收器四个部分组成。水蒸气导出管与蒸馏部分水蒸气导入管之间由一 T 形管相联结，可用来除去水蒸气中冷凝下来的水，并且在发生异常时，可使水蒸气发生器与大气相通。水蒸气导入管应正对烧瓶底中央，距瓶底约 8～10 mm，导出管连接在一直形冷凝管上。蒸馏的液体量不能超过其容积的 1/3。

仪器组装好后，在水蒸气发生瓶中，加入约占容器 3/4 的水，待检查整个装置不漏气后，旋开 T 形管的螺旋夹，加热至沸。当有大量水蒸气产生并从 T 形管的支管冲出时，立即旋紧螺旋夹，水蒸气便进入蒸馏部分，开始蒸馏。在蒸馏过程中，通过水蒸气发生器安全管中水面的高低，可以判断水蒸气蒸馏系统是否畅通。若水平面上升很高，则说明某一部分被阻塞了，这时应立即旋开螺旋夹，然后移去热源，拆下装置进行检查(通常是由于水蒸气导入管被树脂状物质或焦油状物堵塞)和处理。如由于水蒸气的冷凝而使蒸馏瓶内液体量增加，可适当加热蒸馏瓶。但要控制蒸馏速度，以 2～3 滴/秒为宜，以免发生意外。当馏出液无明显油珠，澄清透明时，便可停止蒸馏。其顺序是先旋开螺旋夹，然后移去热源，否则可能发生倒吸现象。

2.1.4 萃取

萃取是提取或纯化有机化合物的常用方法之一，利用物质在两种不互溶(或微溶)溶剂中溶解度或分配比的不同来达到分离。应用萃取可以从固体或液体混合物中提取出所需物质，也可以用来洗去混合物中少量杂质。通常称前者为萃取，后者为洗涤。

1. 液液萃取

液液萃取选择的萃取剂须符合以下要求：① 与原溶剂互不相溶；② 与被提取物不发生化学反应；③ 对被提取物的溶解度较大；④ 纯度高，沸点低，毒性小，价格低。

萃取常用于从水中提取有机物，比较常用的溶剂有乙醚、苯、四氯化碳、氯仿、石油醚、二氯甲烷、二氯乙烷、正丁醇、醋酸酯等。一般难溶于水的物质可用石油醚等萃取；较易溶于水的物质可用苯或乙醚萃取；易溶于水的物质用乙酸乙酯等萃取。每次使用萃取溶剂的体积一般是被萃取液体积的 1/5～1/3，两者的总体积不应超过分液漏斗总体积的 2/3。

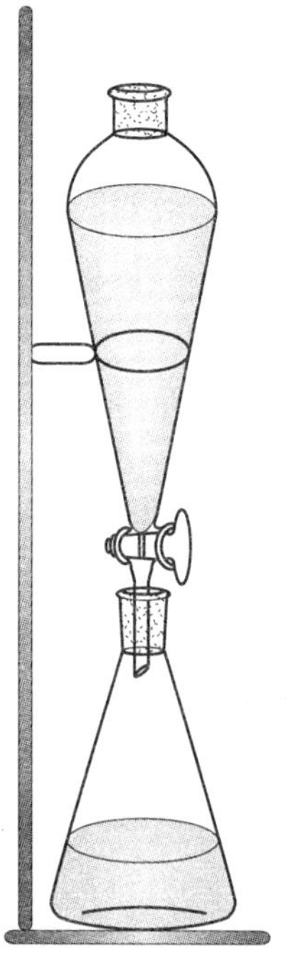

图 2－6　液液萃取

液液萃取最通常的仪器是分液漏斗(图 2－6)，一般选择容积较被萃取液大 1～2 倍的分液漏斗。使用前，应先在活塞上涂好润滑脂，塞后旋转数圈，使润滑脂均匀分布，再用小橡皮圈套住活塞尾部的小槽，防止活塞滑脱，然后检查分液漏斗和活塞是否漏水。确定不漏水后，关好活塞，装入待萃取物和萃取溶剂。塞好塞子，旋紧。先用右手食指末节将漏斗上端玻璃塞顶住，再用大拇指及食指和中指握住漏斗，用左手的食指和中指蜷握在活塞的柄上，上下轻轻振摇分液漏斗，使两相之间充分接触，以提高萃取效率。每振摇几次后，就要将漏斗尾部向上倾斜(朝无人处)打开活塞放气，以解除漏斗中的压力。如此重复至放气时只有很小压力后，再剧烈振摇 2～3 min，静置。待两相完全分开后，打开上面的玻璃塞，再将活塞缓缓旋开，下层液体自活塞放出，有时在两相间可能出现一些絮状物也应同时放去。然后将上层液体从分液漏斗上口倒出，切不可也从活塞放出，以免被残留在漏斗颈上的另一种液体所沾污。通常萃取三次即可，最后将所有萃取液合并，加入干燥剂干燥，过滤，旋干滤液得粗品。

有时萃取过程中会发生乳化现象，解决的方法为：① 较长时间静置；② 若是因碱性而产生乳化，可加入少量酸破坏或采用过滤方法除去；③ 若是由于两种溶剂（水与有机溶剂）能部分互溶而发生乳化，可加入少量电解质（如氯化钠等），利用盐析作用加以破坏。另外，加入食盐可增加水相的相对密度，有利于两相相对密度相差很小时的分离；④ 加热以破坏乳状液，或滴加几滴乙醇、磺化蓖麻油等以降低表面张力。

2. 固液萃取

固液萃取是从天然物中提取固体天然产物常用的方法，利用溶剂对样品中被提取成分和杂质溶解度的不同达到分离的目的。通常采用回流装置或采用索氏提取器（或脂肪提取器），后者利用溶剂回流和虹吸原理，使固体物质每一次都能被纯的溶剂所萃取，因而效率较高。

索氏提取器（或脂肪提取器）（图 2－7）由冷凝管、脂肪提取器、滤纸筒、虹吸管、蒸气管、萃取瓶（圆底烧瓶）组成。

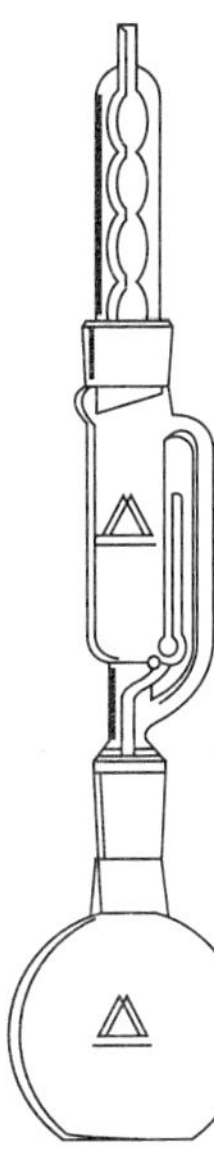

图 2－7　索氏提取器

为增加液体浸溶的面积，萃取前应先将物质研细，用滤纸套包好置于提取器中，提取器下端接盛有萃取剂的烧瓶，上端接冷凝管。当溶剂沸腾时，冷凝下来的溶剂滴入提取器中，待液面超过虹吸管上端后，即虹吸流回烧瓶，因而萃取出溶于溶剂的部分物质。这样利用溶剂回流和虹吸作用，使固体中的可溶物质富集到烧瓶中，提取液浓缩后，将所得固体进一步提纯。

2.1.5　干燥

干燥通常是指除去固体、液体或气体中的少量水分，在有机化学中具有重要的作用：有机物在进行波谱分析、定量或定性分析实验以及物理常数测定时，往往要求预干燥，否则会影响测定结果；有些实验要求在无水条件下进行，因此实验前需将原料、溶剂、仪器等进行干燥；液体有机物在进行蒸馏前也需要干燥，否则前馏分较多，损失产品，而且会影响沸点。

干燥通常分为物理干燥和化学干燥。

物理干燥包括烘干、晾干、吸附、分馏、共沸蒸馏和冷却等。近年来还常用离子交换树脂和分子筛等进行干燥，它们都是固体脱水剂，利用晶体内部的孔穴吸附水分子，加热到一定温度后又可以释放出水分子，因此可重复利用。

化学方法是利用干燥剂来除水，根据作用原理又可以分为两类：

① 与水可逆地结合生成水合物，如 $CaCl_2$

$$CaCl_2 + nH_2O \longrightarrow CaCl_2 \cdot nH_2O$$

② 与水发生不可逆的化学反应，生成新的化合物，如 Na

$$2Na + 2H_2O \longrightarrow 2NaOH + H_2\uparrow$$

1. 液体有机化合物的干燥

液体有机化合物的干燥，一般是把干燥剂直接加入有机物中，因此干燥剂不能与被干燥液体发生反应，也不能溶解在被干燥液体中。另外，还应该符合吸水量大、干燥速度快、价格低廉等要求。常用干燥剂性能见表 2－2。

表 2-2 常用干燥剂性能及应用范围

干燥剂	吸水作用	吸水容量	干燥效能	干燥速度	应用范围
氯化钙	形成 $CaCl_2 \cdot nH_2O$ $n=1,2,4,6$	0.97(按 $CaCl_2 \cdot 6H_2O$ 计)	中等	较快	能与醇、酚、胺、酰胺及某些醛、酮形成配合物，因此不能用来干燥这些化合物，工业品中可能含有氢氧化钙和氧化钙，故不能用来干燥酸类
硫酸镁	形成 $MgSO_4 \cdot nH_2O$ $n=1,2,4,5,6,7$	1.05(按 $MgSO_4 \cdot 7H_2O$ 计)	较弱	较快	中性，应用范围广，可代替 $CaCl_2$，并可以用来干燥酯、醛、酮、腈、酰胺等不能用 $CaCl_2$ 干燥的化合物
硫酸钠	$Na_2SO_4 \cdot 10H_2O$	1.25	弱	缓慢	中性，一般用于有机液的初步干燥
硫酸钙	$2\ CaSO_4 \cdot H_2O$	0.06	强	快	中性，常与硫酸镁(钠)配合，作最后干燥之用
碳酸钾	$K_2CO_3 \cdot \frac{1}{2}H_2O$	0.2	较弱	慢	弱碱性，用于干燥醇、酮、酯、胺及杂环等碱性化合物，不适于干燥酸、酚等酸性物质
氢氧化钾(钠)	溶于水	—	中等	快	碱性，用于干燥胺、杂环等碱性化合物，不能用于干燥醇、酯、醛、酮、酸、酚等
金属钠	$Na+H_2O \rightarrow NaOH+\frac{1}{2}H_2$	—	强	快	限于干燥醚、烃类中的痕量水分，用时切成小块或压成钠丝
氧化钙	$CaO+H_2O \rightarrow Ca(OH)_2$	—	强	较快	适于干燥低级醇类
五氧化二磷	$P_2O_5+3H_2O \rightarrow 2H_3PO_4$	—	强	快	适于干燥醚、烃、卤代烃、腈等中的痕量水分，不适于干燥醇、胺、酮等
分子筛	物理吸附	约 0.25	强	快	适于各类有机物的干燥

干燥剂只适合干燥少量水分，若含水量很大，应在萃取时将水分尽量除去。对于含水量较多而又不易干燥的有机物，可以先用吸水量大的干燥剂干燥，除去大部分水分，然后用干燥性强的干燥剂除去微量水分。干燥剂的用量要适当，用量少干燥不完全，用量多会吸附产品，通常认为有机物加入干燥剂后由浑浊变澄清，即干燥完全。若发现干燥剂粘结在瓶壁上，应补加干燥剂。

2. 固体有机物的干燥

干燥固体有机化合物，主要是为了除去残留在固体中的少量低沸点溶剂，如水、乙醚、丙酮、苯等，常用操作如下。

(1) 晾干　将待干燥的物质放在干燥洁净的玻璃皿或滤纸上，上面再铺一层滤纸，自然晾干。适用于在空气中稳定、不易分解、不易吸潮的固体物质。

(2) 烘干　将待干燥的物质放在表面皿或蒸发皿上，在恒温干燥箱或恒温真空干燥箱烘干，也可用其他方法烘干。适用于熔点较高且遇热不分解的物质。

(3) 抽干　有些物质可以置于梨形瓶或圆底烧瓶中用真空泵抽干。

2.1.6　薄层色谱

薄层色谱法(thin layer chromatography，TLC)又称薄层层析，是一种微量、快速、简便的分离方法，常用于柱色谱分离条件的探索及洗脱剂的选择、柱色谱过程跟踪、化合物的初步鉴定、混合物的分离、合成反应进程的跟踪及产品鉴定等。

比较常用的是吸附薄层色谱，它是将吸附剂均匀涂在玻璃板上作固定相，经干燥、活化后，点上待分离的样品，用适当的溶剂作展开剂(即流动相)，样品中的各组分会随着流动相向上移动，吸附能力弱的组分(即极性较小)移动较快，吸附能力强的组分(即极性较大)移动较慢，最终将各组分分离。在薄层板上，混合物的每个组分上升的高度与展开剂上升的前沿之比称为该化合物的 R_f 值，又称比移值(图 2-8)。

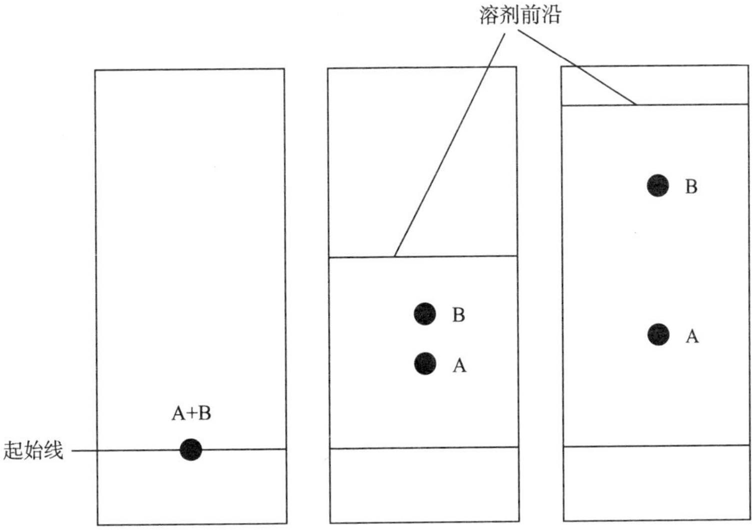

图 2-8　薄层色谱法

吸附薄层色谱的吸附剂常用的是氧化铝和硅胶。硅胶是无定形多孔性的物质，略具酸性，适用于酸性和中性化合物的分离和分析。

- “硅胶 H”——不含黏合剂；
- “硅胶 G”——含煅石膏作黏合剂；
- “硅胶 HF—254”——含荧光物质，可在波长 254 nm 紫外光下观察荧光；
- “硅胶 GF—254”——含有煅石膏和荧光剂。

薄层色谱用的氧化铝也分为氧化铝 G，氧化铝 GF-254 及氧化铝 HF-254，氧化铝极性比硅胶大，比较适合分离极性小的化合物。各类有机化合物与上述两类吸附剂的亲和力的大小次序大致如下：

羧酸＞醇＞伯胺＞酯、醛、酮＞芳香族化合物＞卤代物＞醚＞烯烃＞烷烃

完成 TLC 分析，通常需经制板、点样、展开、显色 4 步操作。

(1) 薄层板的制备与活化　一般选用适当规格的表面光滑平整的玻璃板，常用的薄层板规格有 10 cm×20 cm、5 cm×20 cm、20 cm×20 cm 等。称取适量硅胶，加入 0.2%～0.5%羧甲基纤维素钠溶液(CMC-Na)，搅拌均匀，进行制板。一般来说，10 cm×20 cm 的玻璃板需要 3～5 g 硅胶；硅胶与羧甲基纤维素钠的比例一般为 1∶4～1∶2。制好的玻璃板置于水平台上，

注意防尘。在空气中自然干燥后，置 110 ℃烘箱中烘 0.5～1 h 进行活化，取出，放凉，并将其放于紫外灯(254 nm)下检视，薄层板应无花斑、水印，方可备用。

(2) 点样　点样前，先用铅笔在层析上距末端 1 cm 处轻轻画一横线，然后用毛细管吸取样液垂直地轻轻地在横线上点样。如果溶液浓度不够，需要重复点样，可在前一次样点干后，在原点样处再点，点样斑点直径不要大于 2 mm。若斑点过大，往往会造成脱尾、扩散等现象。一块板上可以点多个样，但是样点间距离一般不小于 1～1.5 cm，样点与玻璃边缘距离至少 1 cm，防止产生边缘效应。

(3) 展开　在展开过程中，必须选择合适的展开剂。展开剂的极性越大，对化合物的解吸能力越强(即样品对吸附剂的吸附能力越弱)，R_f 值就越大。常用展开剂极性大小顺序为：

己烷、石油醚＜环己烷＜四氯化碳＜三氯乙烯＜二硫化碳＜甲苯＜苯＜二氯甲烷＜三氯甲烷＜乙醚＜乙酸乙酯＜丙酮＜丙醇＜乙醇＜甲醇＜水＜吡啶＜乙酸

根据需要，也可以选择混合溶剂为展开剂。薄层色谱的展开必须在密闭容器中进行，将选择的展开剂倒入展开缸中(高度约为 0.5 cm)，待展开缸中充满溶剂蒸气后，再将点好样的薄层板放入展开缸中，注意展开剂不能没过样点。当展开剂展开至前沿为板顶端 0.5～1 cm 处时，取出薄层板，用铅笔画出前沿位置，晾干。

薄层板点样后，应待溶剂挥发完，再放入展开缸中展开。R_f 值一般控制在 0.3～0.8，当 R_f 值很大或很小时，应适当改变展开剂的极性。

(4) 显色　展开后的薄层板经过干燥后，若分离的化合物本身有色，可直接在薄层板上看到分开的各组分斑点。若本身无色但有紫外吸收，可在紫外光灯下观察到斑点。有时也可以用显色剂显色，常用的显色剂有碘、浓硫酸等。

2.1.7 柱色谱

柱色谱的原理与薄层色谱相似，色谱柱内装有经活化的吸附剂(固定相)，再加入样品，样品中的各组分在柱的顶端被吸附剂吸附，然后从柱的顶端加入有机溶剂(洗脱剂)。由于各组分的吸附能力不同，所以各组分随洗脱剂向下移动的速度也不一样，吸附能力最弱的首先随溶剂流出，吸附能力强的后流出，以此达到分离的效果，通常可以通过 TLC 进行跟踪。

常用的吸附剂有氧化铝、硅胶、氧化镁、碳酸钙和活性炭等。合适的吸附剂通常符合以下几个要求：与被分离物质和展开剂不发生化学反应，颗粒大小均匀合适等。柱色谱中比较常用硅胶吸附剂，对各类化合物的吸附能力与 TLC 相似。

柱色谱的洗脱剂与 TLC 的展开剂也基本相同，通常采用 TLC 展开剂稀释 1 倍作柱色谱的洗脱剂。

柱色谱的基本操作步骤通常包括装柱、上样、洗脱分离等。

(1) 装柱　现在常用的柱子一般都是底部装有砂芯的，可以直接加入吸附剂，色谱柱的大小要根据分离样品量及分离的难易程度进行选择。

装柱一般有湿法和干法两种。

湿法装柱首先将备用的溶剂装入柱内，约为柱高的 3/4，再将硅胶和溶剂调成糊状，慢慢地倒入柱内。此时应将柱的下端旋塞打开，控制流出速度为 1 滴/秒，同时可以用洗耳球轻轻敲打柱子，使吸附剂均匀下沉，然后再加压将柱子压实、压平，最后在柱子顶端加入 0.5～1 cm 厚的石英砂。注意：柱内液面始终要高于填充物。

干法装柱是在色谱柱的顶端放置一个干燥漏斗，直接将硅胶倒入柱内，同时用洗耳球轻轻敲打柱子两侧将硅胶界面敲平，再用油泵将柱子抽实，然后在柱的顶端加入 0.5～1 cm 厚的石英砂。最后是用淋洗剂“走柱子”，一般淋洗剂是采用 TLC 分析得到的展开剂的比例再稀释 1 倍后的溶剂。通常上面加压，下面再用油泵抽，这样可以加快速度，并可以使柱子比较结实。

(2) 上样和洗脱　上样也有干法和湿法之分：干法就是把待分离的样品用少量溶剂溶解后，加入少量硅胶，搅拌均匀后将溶剂旋干，再将得到的粉末小心地加到柱子的顶层，最后还应该再加一层石英砂。湿法上样先用少量溶剂将样品溶解，再用胶头滴管将其转移到柱子里。注意：不要将所有样品都上样，要留出一点对照用。

上样完毕后，先用淋洗剂淋洗，然后不断加入洗脱剂，并保持一定高度的液面，在整个操作中勿使硅胶表面的溶液流干。一旦流干，再加溶剂，易使氧化铝柱产生气泡和裂缝，影响分离效果。同时要注意控制洗脱液的流出速度，一般不宜太快，太快会使柱中交换来不及达到平衡，因而影响分离效果。收集洗脱液时，可采用试管、锥形瓶等进行等份收集，并随时将收集液与原样点板对照。

2.2 药物化学实验

本部分实验共 8 个，其中前 7 个为综合型实验，最后一个为设计型实验。每个实验建议学时为 8 学时。任课老师可根据自己的实验设备和条件，选取合适的实验进行。

实验 2.1 阿司匹林的合成

一、实验目的

1. 掌握酯化反应和重结晶的原理及基本操作。
2. 熟悉磁力搅拌器、紫外分析仪和熔点仪的使用方法。
3. 学会运用 TLC 和^{1}H NMR 方法进行产物的鉴定。

二、实验原理

阿司匹林(Aspirin)为解热镇痛药，用于治疗伤风、感冒、头痛、发烧、神经痛、关节痛及风湿病等。近年来，又证明它具有抑制血小板凝聚的作用，其治疗范围又进一步扩大到预防血栓形成，治疗心血管疾患。阿司匹林化学名为 2-乙酰氧基苯甲酸，化学结构式为：

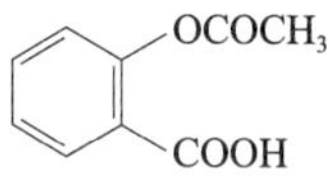

阿司匹林为白色针状或板状结晶，熔点为 135～140 ℃，易溶于乙醇，可溶于氯仿、乙醚，微溶于水。

合成路线如下：

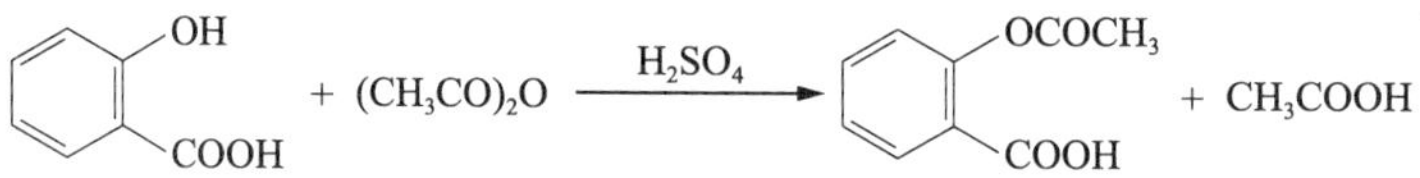

三、实验步骤

1. 酯化

在装有球形冷凝器的 100 mL 三颈瓶中，依次加入水杨酸 2 g，醋酐 3 mL，浓硫酸 2 滴。开动磁力搅拌器，置油浴加热，待浴温升至 70 ℃时，维持在此温度反应 1 h。停止搅拌，稍冷，将反应液倾入 30 mL 冷水中，继续搅拌，至阿司匹林全部析出。抽滤，用少量冷水洗涤，压干，得粗品。

2. 精制

将所得粗品置于附有球形冷凝器的 25 mL 圆底烧瓶中，加入 8 mL 乙醇，于水浴上加热至阿司匹林全部溶解，稍冷，加入活性炭回流脱色 10 min，趁热抽滤。将滤液慢慢倾入 15 mL 热水中，自然冷却至室温，析出白色结晶。待结晶析出完全后，抽滤，用少量稀乙醇洗涤，压干，置红外灯下干燥(干燥时温度不超过 60 ℃为宜)，测熔点，计算收率。

3. 水杨酸限量检查

取阿司匹林0.1 g,加1 mL乙醇溶解后,加冷水定适量,制成50 mL溶液。立即加入1 mL新配制的稀硫酸铁铵溶液,摇匀;30 s内显色,与对照液比较,不得更深(0.1%)。

对照液的制备:精密称取水杨酸0.1 g,加少量水溶解后,加入1 mL冰醋酸,摇匀;加冷水定适量,制成1 000 mL溶液,摇匀。精密吸取该溶液1 mL,加入1 mL乙醇,48 mL水及1 mL新配制的稀硫酸铁铵溶液,摇匀。

稀硫酸铁铵溶液的制备:取盐酸(1 mol/L)1 mL,硫酸铁铵指示液2 mL[1],加冷水适量,制成1 000 mL溶液,摇匀。

4. 结构确证

(1) 红外吸收光谱法、标准物TLC对照法。

(2) 核磁共振光谱法。

四、注释

[1] 硫酸铁铵指示液新鲜配置(8 g $NH_4Fe(SO_4)_2$/100 mL H_2O)。

五、思考题

1. 向反应液中加入少量浓硫酸的目的是什么?是否可以不加?为什么?
2. 本反应可能发生哪些副反应?产生哪些副产物?
3. 阿司匹林精制选择溶剂依据什么原理?为何滤液要自然冷却?

实验 2.2　扑炎痛的合成

一、实验目的

1. 通过乙酰水杨酰氯的制备，了解氯化试剂的选择及操作中的注意事项。
2. 通过本实验了解拼合原理在化学结构修饰方面的应用。
3. 通过本实验了解 Schotten-Baumann 酯化反应原理。
4. 学会运用 TLC 和 ^{1}H NMR 方法进行产物的鉴定。

二、实验原理

扑炎痛(Benorilate)为一种新型解热镇痛抗炎药，是由阿司匹林和扑热息痛经拼合原理制成的，它既保留了原药的解热镇痛功能，又减小了原药的毒副作用，并有协同作用。适用于治疗急、慢性风湿性关节炎，风湿痛，感冒发烧，头痛及神经痛等。扑炎痛化学名为2-乙酰氧基苯甲酸-乙酰氨基苯酯，化学结构式为：

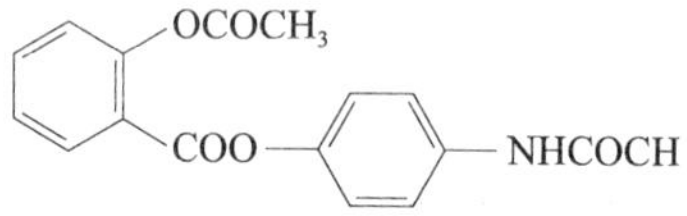

扑炎痛为白色结晶性粉末，无臭无味。熔点为 174～178 ℃，不溶于水，微溶于乙醇，溶于氯仿、丙酮。

合成路线如下：

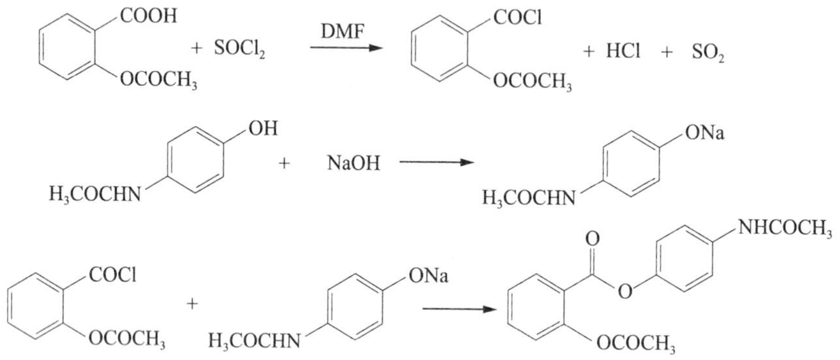

三、实验步骤

1. 乙酰水杨酰氯的制备

在干燥的 50 mL 圆底烧瓶中，依次加入 DMF 1 滴，阿司匹林 2 g，氯化亚砜 1.1 mL[1]，迅速安上球形冷凝器(顶端附有氯化钙干燥管，干燥管连有导气管，导气管另一端通到水池下水口)。置油浴上慢慢加热至 70 ℃(约 10～15 min)，维持油浴温度在(70±2) ℃，反应 70 min，冷却，加入无水丙酮 3 mL，混匀，密闭备用。

2. 扑炎痛的制备[2]

在装有温度计的 100 mL 三颈瓶中，加入扑热息痛 2 g，水 10 mL。冰水浴冷至 10 ℃左右，在磁力搅拌下滴加氢氧化钠溶液(氢氧化钠 850 mg 加 4 mL 水配成，用滴管滴加)。滴加完毕，在 8～12 ℃之间强烈搅拌，慢慢滴加上次实验制得的乙酰水杨酰氯丙酮溶液(用恒压滴液漏斗滴加，20 min 左右滴完）。滴加完毕，用 20%氢氧化钠溶液调至 pH≥10，控制温度在 8～12 ℃ 继续搅拌反应 60 min，抽滤，水洗至中性，得粗品，计算收率。

3. 精制

取粗品 2 g 置于装有球形冷凝器的 100 mL 圆底瓶中，加入 10 倍量 95% 乙醇，在油浴上加热溶解。稍冷，加活性炭脱色（活性炭用量视粗品颜色而定），加热回流 30 min，趁热抽滤（布氏漏斗、抽滤瓶应预热）。将滤液趁热转移至烧杯中，自然冷却，待结晶完全析出后，抽滤，压干；用少量乙醇洗涤两次（母液回收），压干，干燥，测熔点，计算收率。

4. 结构确证

（1）红外吸收光谱法、标准物 TLC 对照法。

（2）核磁共振光谱法。

四、注释

[1] 氯化亚砜是由羧酸制备酰氯最常用的氯化试剂，不仅价格便宜而且沸点低，生成的副产物均为挥发性气体，故所得酰氯产品易于纯化。氯化亚砜遇水可分解为二氧化硫和氯化氢，因此所用仪器均需干燥；加热时不能用水浴。反应用阿司匹林需在 60 ℃干燥 4 h。DMF 作为催化剂，用量不宜过多，否则影响产品的质量。制得的酰氯不应久置。

[2] 扑炎痛制备采用 Schotten-Baumann 方法酯化，即乙酰水杨酰氯与对乙酰氨基酚钠缩合酯化。由于扑热息痛酚羟基与苯环共轭，加之苯环上又有吸电子的乙酰氨基，因此酚羟基上电子云密度较小，亲核反应性较弱；成盐后酚羟基氧原子电子云密度增大，有利于亲核反应。此外，酚钠成酯还可避免生成氯化氢，使生成的酯键水解。

五、思考题

1. 乙酰水杨酰氯的制备操作上应注意哪些事项？

2. 扑炎痛的制备，为什么采用先制备对乙酰氨基酚钠，再与乙酰水杨酰氯进行酯化，而不直接酯化？

3. DMF 作为催化剂的原理是什么？

4. 通过本实验说明酯化反应在结构修饰上的意义。

实验 2.3　二氢吡啶钙离子拮抗剂的合成

一、实验目的

1. 了解硝化反应的种类、特点及操作条件。
2. 学习硝化剂的种类和不同应用范围。
3. 学习环合反应的种类、特点及操作条件。
4. 学会运用 TLC 和 ^{1}H NMR 方法进行产物的鉴定。

二、实验原理

二氢吡啶钙离子拮抗剂具有很强的扩血管作用，适用于治疗冠脉痉挛、高血压、心肌梗死等症。本品化学名为 1,4-二氢-2,6-二甲基-4-(3-硝基苯基)-吡啶-3,5-二羧酸二乙酯，化学结构式为：

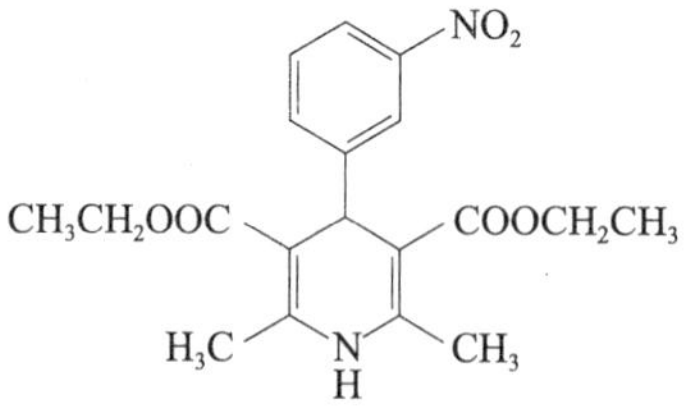

本品为黄色无臭无味的结晶粉末，熔点为 162～164 ℃，无吸湿性，极易溶于丙酮、二氯甲烷、氯仿，溶于乙酸乙酯，微溶于甲醇、乙醇，几乎不溶于水。

合成路线如下：

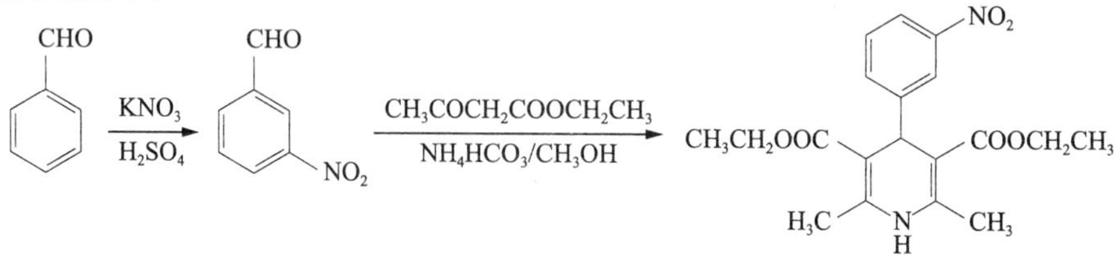

三、实验步骤

1. 硝化

在装有温度计和滴液漏斗的 100 mL 三颈瓶中，将 5.5 g 硝酸钾溶于 20 mL 浓硫酸中。用冰盐浴冷至 0 ℃以下，在强烈磁力搅拌下，慢慢滴加苯甲醛 5 g(30～45 min 滴完)，滴加过程中控制反应温度在 0～2℃。滴加完毕，控制反应温度在 0～5 ℃继续反应 90 min。将反应物慢慢倾入约 100 mL 冰水中，边倒边搅拌，析出黄色固体，抽滤。滤渣移至乳钵中，研细，加入 5% 碳酸钠溶液 10 mL(由 0.5 g 碳酸钠加 10 mL 水配成)研磨 5 min，抽滤，用冰水洗涤 7～8 次，压干，得间硝基苯甲醛，自然干燥，测熔点(56～58 ℃)，称重，计算收率。

2. 环合

在装有球形冷凝器的 100 mL 圆底烧瓶中，依次加入间硝基苯甲醛 5 g，乙酰乙酸乙酯9 mL，碳酸氢铵 3 g，甲醇 10 mL，油浴加热使气泡平稳逸出，待碳酸氢铵完全消失后再回流 0.5 h。冰水冷却后，抽滤，结晶用 95% 乙醇 20 mL 洗涤，压干，得黄色结晶性粉末，干燥，称重，计算收率。

3. 精制

粗品以 95% 乙醇(5 mL/g)重结晶，干燥，测熔点，称重，计算收率。

4. 结构确证

（1）红外吸收光谱法、标准物 TLC 对照法。

（2）核磁共振光谱法。

实验 2.4 磺胺醋酰钠的合成

一、实验目的

1. 通过磺胺醋酰钠的合成，了解控制 pH、温度等反应条件纯化产品的方法。
2. 通过本实验加深对磺胺类药物一般理化性质的认识。
3. 通过实验掌握乙酰化反应的原理及成盐反应。
4. 学会运用 TLC 和 ^1H NMR 方法进行产物的鉴定。

二、实验原理

磺胺醋酰钠(Sulfacetamide Sodium)用于治疗结膜炎、沙眼及其他眼部感染。磺胺醋酰钠化学名为 *N*-[(4-氨基苯基)-磺酰基]乙酰胺钠一水合物，化学结构式为：

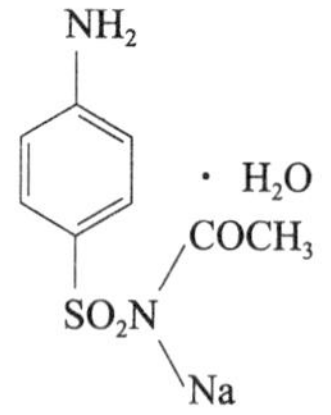

磺胺醋酰钠为白色结晶性粉末；无臭味，微苦。易溶于水，微溶于乙醇、丙酮。

合成路线如下：

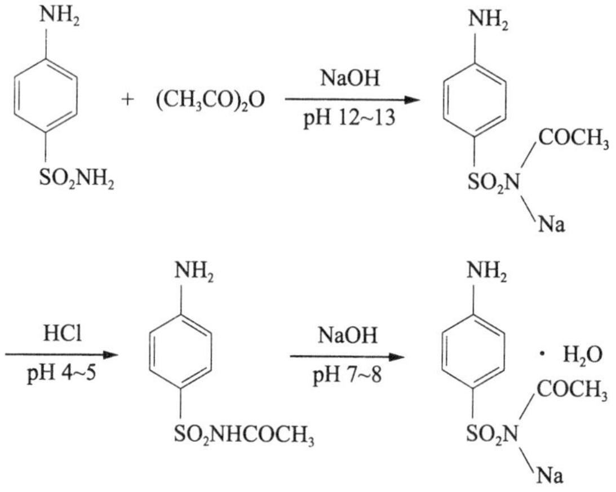

三、实验步骤

1. 磺胺醋酰的制备

在装有搅拌棒及温度计的 100 mL 三颈瓶中，加入磺胺 17.2 g，22.5%氢氧化钠 22 mL，开动搅拌，于水浴上加热至 50 ℃左右。待磺胺溶解后，分次加入醋酐 13.6 mL，77% 氢氧化钠 12.5 mL(首先加入醋酐 3.6 mL，77% 氢氧化钠 2.5 mL；随后每次间隔 5 min，将剩余的 77% 氢氧化钠和醋酐分 5 次交替加入[1])。加料期间反应温度维持在 50～55 ℃，加料完毕继续保持此温度反应 30 min。反应完毕，停止搅拌，将反应液倾入 250 mL 烧杯中，加水 20 mL 稀释，于冷水浴中用 36% 盐酸调至 pH 为 7[2]，放置 30 min，并不时搅拌析出固体，抽滤除去。滤液用 36% 盐酸调至 pH 为 4～5[2]，抽滤，得白色粉末。

用 3 倍量(3 mL/g)10% 盐酸溶解得到的白色粉末，不时搅拌，尽量使单乙酰物成盐酸盐溶解，抽滤除不溶物。滤液加少量活性炭室温脱色 10 min，抽滤。滤液用 40% 氢氧化钠调至 pH 为 5[2]，析出磺胺醋酰，抽滤，压干。干燥，测熔点(179～184 ℃)。若产品不合格，可用热水(1∶5)精制。

2. 磺胺醋酰钠的制备

将磺胺醋酰置于 50 mL 烧杯中，于 90 ℃热水浴上滴加计算量的 20%氢氧化钠至固体恰好溶解[3]，放冷，析出结晶，抽滤(用丙酮转移)，压干，干燥，计算收率。

3. 结构确证

(1) 红外吸收光谱法、标准物 TLC 对照法。

(2) 核磁共振光谱法。

四、注释

[1] 在反应过程中交替加料很重要，以使反应液始终保持一定的 pH(12～13)。

[2] 按实验步骤严格控制每步反应的 pH，以利于除去杂质。

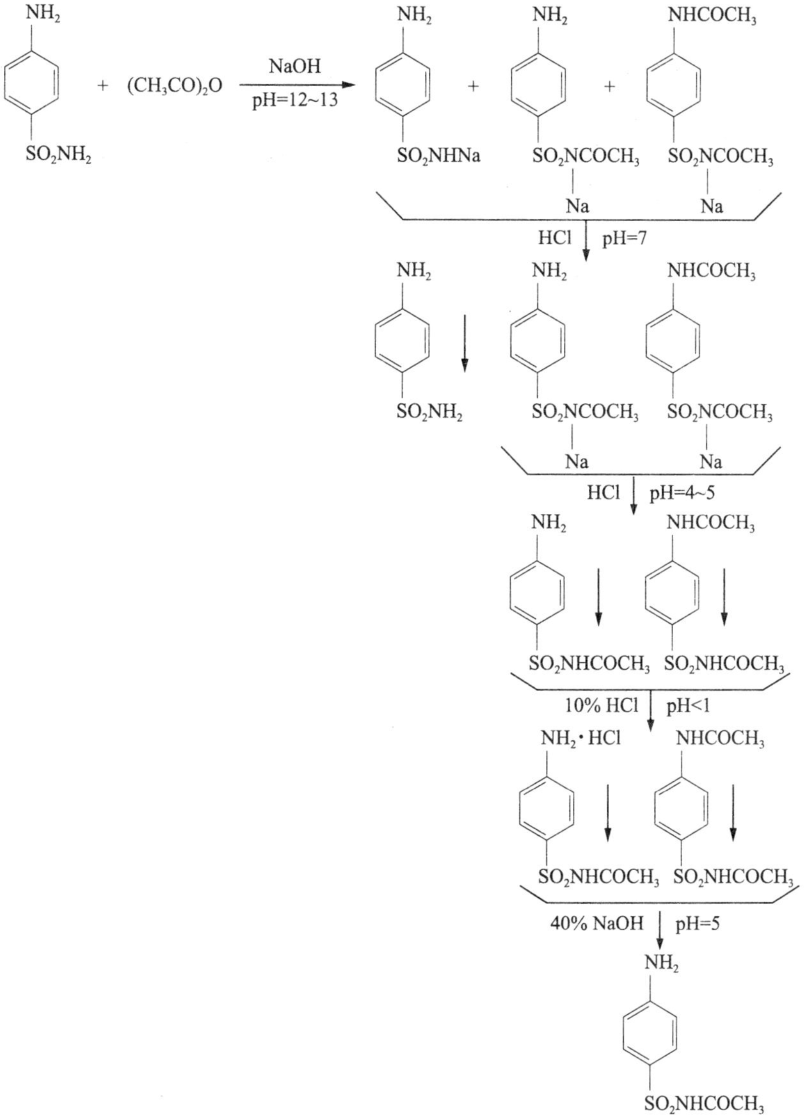

[3] 将磺胺醋酰制成钠盐时，应严格控制 20% NaOH 溶液的用量，按计算量滴加。由计算可知需 2.3 g NaOH，即滴加 20% NaOH 11.5 mL 便可。因磺胺醋酰钠水溶性大，由磺胺醋酰制备其钠盐时，若 20% NaOH 的量多于计算量，则损失很大。必要时可加少量丙酮，以使磺胺醋酰钠析出。

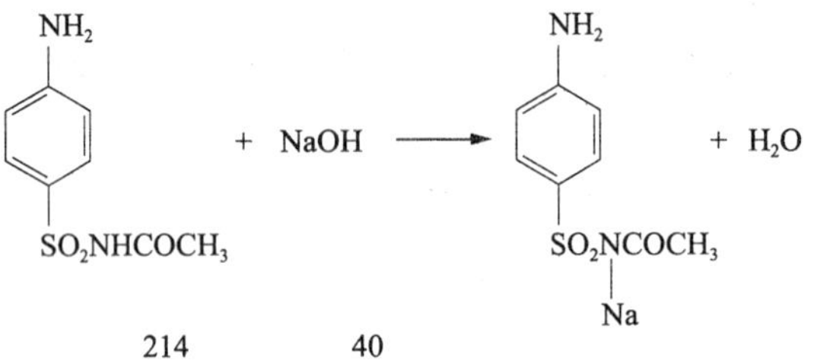

214　　40
12.5　　X
$214:40=12.5:X$　　$X=2.3(\mathrm{g})$

五、思考题

1. 酰化液处理的过程中，pH＝7 时析出的固体是什么？pH＝5 时析出的固体是什么？10% 盐酸中的不溶物是什么？

2. 反应碱性过强，其结果磺胺较多，磺胺醋酰次之，双乙酰物较少；碱性过弱，其结果双乙酰物较多，磺胺醋酰次之，磺胺较少，为什么？

实验 2.5 盐酸普鲁卡因的合成

一、实验目的

1. 通过局部麻醉药盐酸普鲁卡因的合成，学习酯化、还原等单元反应。
2. 掌握利用水和二甲苯共沸脱水的原理进行羧酸的酯化操作。
3. 掌握水溶性大的盐类用盐析法进行分离及精制的方法。
4. 学会运用 TLC 和 ^1H NMR 方法进行产物的鉴定。

二、实验原理

盐酸普鲁卡因(Procaine Hydrochloride)为局部麻醉药，作用强，毒性弱。临床上主要用于浸润、脊椎及传导麻醉。盐酸普鲁卡因化学名为对氨基苯甲酸 2-二乙氨基乙酯盐酸盐，化学结构式为：

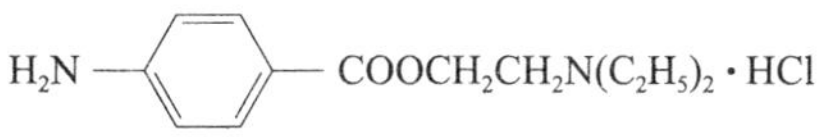

盐酸普鲁卡因为白色细微针状结晶或结晶性粉末，无臭，味微苦而麻。熔点为 153～157℃。易溶于水，溶于乙醇，微溶于氯仿，几乎不溶于乙醚。

合成路线如下：

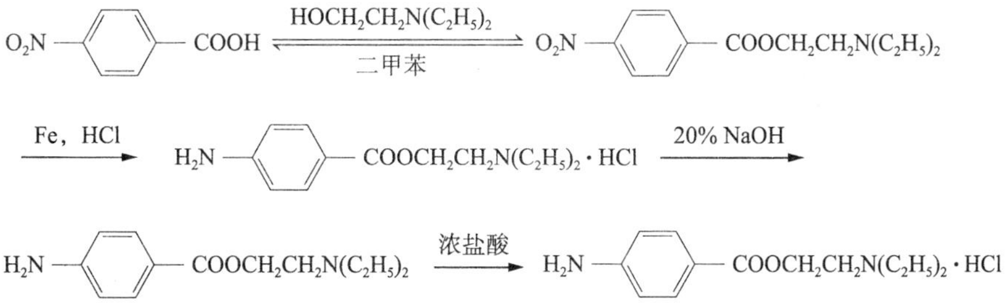

三、实验步骤

1. 对-硝基苯甲酸-*β*-二乙氨基乙酯(俗称硝基卡因)的制备

在装有温度计、分水器[1]及回流冷凝器的 500 mL 三颈瓶中，投入对-硝基苯甲酸 20 g、*β*-二乙氨基乙醇 14.7 g、二甲苯 150 mL 及止爆剂，油浴加热至回流(注意控制温度，油浴温度约为 180 ℃，内温约为 145 ℃)，共沸带水 6 h[2]。撤去油浴，稍冷，将反应液倒入 250 mL 锥形瓶中，放置冷却[3]，析出固体。将上清液用倾泻法转移至减压蒸馏烧瓶中，水泵减压蒸除二甲苯，残留物以 3% 盐酸 140 mL 溶解，并与锥形瓶中的固体合并，过滤，除去未反应的对-硝基苯甲酸[4]，滤液(含硝基卡因)备用。

2. 对-氨基苯甲酸-*β*-二乙氨基乙醇酯的制备

将上步得到的滤液转移至装有搅拌器、温度计的 500 mL 三颈瓶中，搅拌下用 20% 氢氧化钠调 pH 为 4.0～4.2。充分搅拌下，于 25 ℃分次加入经活化的铁粉[5]，反应温度自动上升，注意控制温度不超过 70 ℃(必要时可冷却)，待铁粉加毕，于 40～45 ℃保温反应 2 h[6]。抽滤，滤渣以少量水洗涤两次，滤液以稀盐酸酸化至 pH 为 5。滴加饱和硫化钠溶液调 pH 为 7.8～8.0，沉淀反应液中的铁盐，抽滤，滤渣以少量水洗涤两次，滤液用稀盐酸酸化至 pH 为

6。加少量活性炭[7]，于 50～60 ℃保温反应 10 min，抽滤，滤渣用少量水洗涤一次，将滤液冷却至 10 ℃以下，用 20% 氢氧化钠碱化至普鲁卡因全部析出(pH 为 9.5～10.5)，过滤，得普鲁卡因，备用。

3. 盐酸普鲁卡因的制备

(1) 成盐　将普鲁卡因置于烧杯中[8]，慢慢滴加浓盐酸至 pH 为 5.5[9]，加热至 60 ℃，加精制食盐至饱和，升温至 60 ℃，加入适量保险粉，再加热至 65～70 ℃，趁热过滤，滤液冷却结晶，待冷至 10 ℃以下，过滤，即得盐酸普鲁卡因粗品。

(2) 精制　将粗品置烧杯中，滴加蒸馏水至维持在 70℃时恰好溶解。加入适量的保险粉[10]，于 70℃保温反应 10 min，趁热过滤，滤液自然冷却，当有结晶析出时，外用冰浴冷却，使结晶析出完全。过滤，滤饼用少量冷乙醇洗涤两次，干燥，得盐酸普鲁卡因，熔点为 153～157 ℃，以对-硝基苯甲酸计算总收率。

4. 结构确证

(1) 红外吸收光谱法、标准物 TLC 对照法。

(2) 核磁共振光谱法。

四、注释

[1] 羧酸和醇之间进行的酯化反应是一个可逆反应。反应达到平衡时，生成酯的量比较少(约 65.2%)，为使平衡向右移动，需向反应体系中不断加入反应原料或不断除去生成物。本反应利用二甲苯和水形成共沸混合物的原理，将生成的水不断除去，从而打破平衡，使酯化反应趋于完全。由于水的存在对反应产生不利的影响，故实验中使用的药品和仪器应事先干燥。

[2] 考虑到教学实验的需要和可能，将分水反应时间定为 6 h，若延长反应时间，收率尚可提高。

[3] 也可不经放冷直接蒸去二甲苯，但蒸馏至后期，固体增多，毛细管堵塞操作不方便。回收的二甲苯可以套用。

[4] 对-硝基苯甲酸应除尽，否则影响产品质量，回收的对-硝基苯甲酸经处理后可以套用。

[5] 铁粉活化的目的是除去其表面的铁锈，方法是：取铁粉 47 g，加水 100 mL，浓盐酸 0.7 mL，加热至微沸，用水倾泻法洗至近中性，置水中保存待用。

[6] 该反应为放热反应，铁粉应分次加入，以免反应过于激烈，加入铁粉后温度自然上升。铁粉加毕，待其温度降至 45 ℃进行保温反应。在反应过程中铁粉参加反应后，生成绿色沉淀 $Fe(OH)_2$，接着变成棕色 $Fe(OH)_3$，然后转变成棕黑色的 Fe_3O_4。因此，在反应过程中应经历绿色、棕色、棕黑色的颜色变化。若不转变为棕黑色，可能反应尚未完全。可补加适量铁粉，继续反应一段时间。

[7] 除铁时，因溶液中有过量的硫化钠存在，加酸后可使其形成胶体硫，加活性炭后过滤，便可使其除去。

[8] 盐酸普鲁卡因水溶性很大，所用仪器必须干燥，用水量需严格控制，否则影响收率。

[9] 严格掌握 pH=5.5，以免芳氨基成盐。

[10] 保险粉为强还原剂，可防止芳氨基氧化，同时可除去有色杂质，以保证产品色泽洁白。若用量过多，则成品含硫量不合格。

五、思考题

1. 在盐酸普鲁卡因的制备中，为何用对-硝基苯甲酸为原料先酯化，然后再进行还原，能否反之，先还原后酯化，即用对-氨基苯甲酸为原料进行酯化？为什么？

2. 酯化反应中，为何加入二甲苯作溶剂？

3. 酯化反应结束后，放冷除去的固体是什么？为什么要除去？

4. 在铁粉还原过程中，为什么会发生颜色变化？说出其反应机制。

5. 还原反应结束为什么要加入硫化钠？

6. 在盐酸普鲁卡因成盐和精制时，为什么要加入保险粉？解释其原理。

实验 2.6　氟哌酸的合成

一、实验目的

1. 通过氟哌酸的合成，对新药研制过程有一基本认识。

2. 通过对氟哌酸合成路线的比较，掌握选择实际生产工艺的几个基本要求。

3. 通过实际操作，对涉及的各类反应特点、机制、操作要求、反应终点的控制等，进一步巩固有机化学实验的基本操作，领会掌握理论知识。

4. 掌握各步中间体的质量控制方法。

5. 学会运用 TLC 和 ^{1}H NMR 方法进行产物的鉴定。

二、实验原理

氟哌酸(Norfloxacin)的化学名为 1-乙基-6-氟-1,4-二氢-4-氧-7-(1-哌嗪基)-3-喹啉羧酸，化学结构式为：

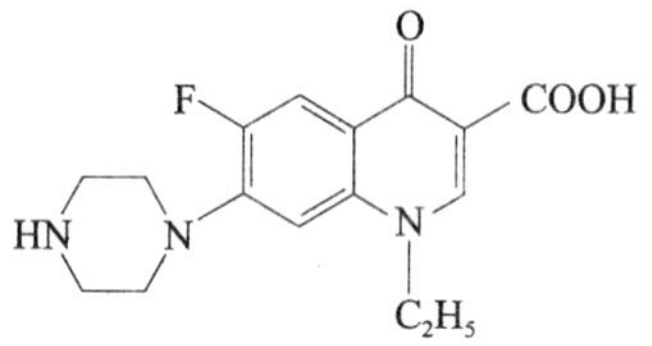

氟哌酸为微黄色针状晶体或结晶性粉末，熔点为 216～220 ℃，易溶于酸及碱，微溶于水。

氟哌酸的制备方法很多，按不同原料及路线划分可有十几种。我国工业生产以路线一为主。近几年来，许多新工艺在氟哌酸生产中获得应用，其中以路线二(即硼螯合物法)收率高，操作简便，单耗低且质量较好。

合成路线如下。

路线一：

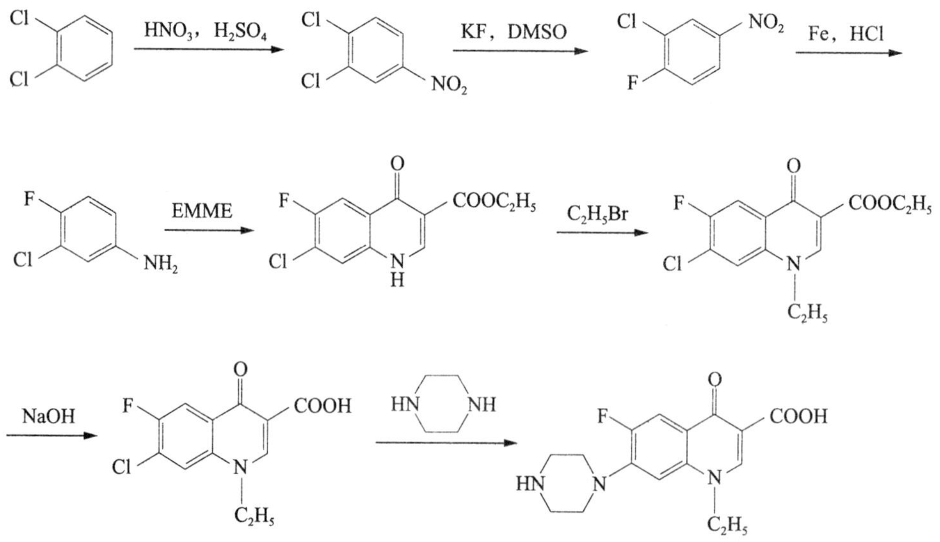

路线二：

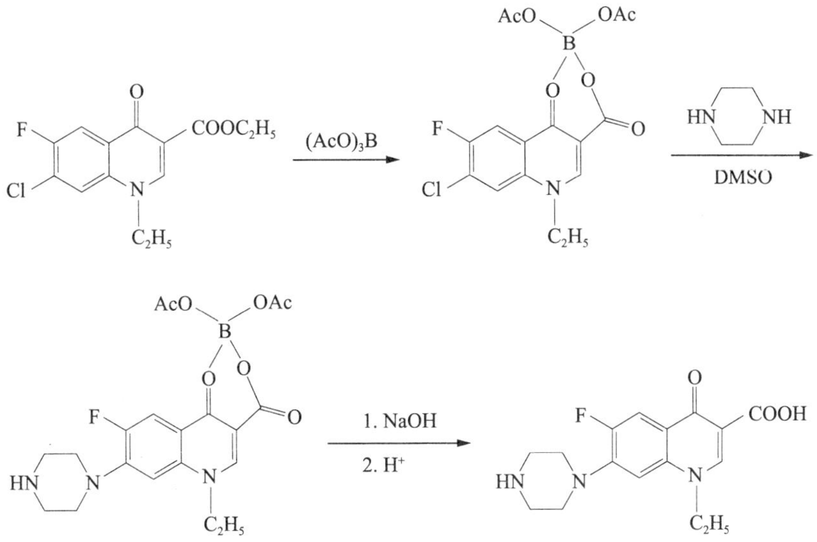

三、实验步骤

1. 3,4-二氯硝基苯的制备

在装有搅拌器、回流冷凝器、温度计、滴液漏斗的四颈瓶中，先加入硝酸 51 g，水浴冷却，滴加硫酸 79 g[1]，控制滴加速度，使温度保持在 50 ℃以下。滴加完毕，换滴液漏斗，于 40～50 ℃[2]滴加邻二氯苯 35 g，40 min 内滴完，升温至 60 ℃，反应 2 h，静置分层，取上层油状液体倾入 5 倍量水中，搅拌，固化[3]，放置 30 min，过滤，水洗至 pH 为 6～7，真空干燥[4]，称重，计算收率。

2. 4-氟-3-氯-硝基苯的合成[5]

在装有搅拌器、回流冷凝器、温度计、氯化钙干燥管的四颈瓶中，加入 3,4-二氯硝基苯 40 g，无水二甲亚砜 73 g，无水氟化钾 23 g，升温到回流温度 194～198 ℃[6]，在此温度下快速搅拌 1～1.5 h，冷却至 50 ℃左右，加入 75 mL 水，充分搅拌，倒入分液漏斗中，静置分层，分出下层油状物。安装水蒸气蒸馏装置[7]，进行水蒸气蒸馏，得淡黄色固体，过滤，水洗至中性，真空干燥，得 4-氟-3-氯-硝基苯。

3. 4-氟-3-氯-苯胺的制备[8]

在装有搅拌、回流冷凝器、温度计的三颈瓶中投入铁粉 51.5 g[9]，水 173 mL，氯化钠 4.3 g，浓盐酸 2 mL，搅拌下于 100 ℃活化 10 min，降温至 85 ℃，在快速搅拌下[10]，先加入 4-氟-3-氯-硝基苯 15 g，温度自然升至 95 ℃，10 min 后再加入 4-氟-3-氯-硝基苯 15 g，于 95 ℃反应 2 h，然后将反应液进行水蒸气蒸馏[11]，馏出液中加入冰，使产品固化完全，过滤，于 30 ℃下干燥[12]，得 4-氟-3-氯-苯胺，熔点为 44～47 ℃。

4. 乙氧基亚甲基丙二酸二乙酯(EMME)的制备

在装有搅拌器、温度计、滴液漏斗、蒸馏装置的四颈瓶中，加入原甲酸三乙酯 78 g，$ZnCl_2$ 0.1 g[13]，搅拌，加热，升温至 120 ℃，蒸出乙醇，降温至 70 ℃，于 70～80 ℃滴加第二批原甲酸三乙酯 20 g 及醋酐 6 g，于 0.5 h 内滴完，然后升温到 152～156 ℃，保温反应 2 h。冷却至室温，将反应液倾入圆底烧瓶中，水泵减压回收原甲酸三乙酯(bp. 140 ℃，70 ℃ / 5 333 Pa)[14]。

冷到室温，换油泵进行减压蒸馏，收集 120～140 ℃/666.6 Pa 的馏分[15]，得乙氧基亚甲基丙二酸二乙酯。

5. 7-氯-6-氟-1，4-二氢-4-氧喹啉-3-羧酸乙酯（环合物）的制备[16]

在装有搅拌器、回流冷凝器、温度计的三颈瓶中分别投入 4-氟-3-氯-苯胺 15 g，EMME 24 g，快速搅拌下加热到 120 ℃，于 120～130 ℃反应 2 h。放冷至室温，将回流装置改成蒸馏装置，加入石蜡油 80 mL，加热到 260～270 ℃[17]，有大量乙醇生成，回收乙醇反应 30 min 后，冷却到 60 ℃以下，过滤，滤饼分别用甲苯、丙酮洗至灰白色，干燥，测熔点（297～298 ℃），计算收率。

6. 1-乙基-7-氯-6-氟-1，4-二氢-4-氧喹啉-3-羧酸乙酯（乙基物）制备

在装有搅拌器、回流冷凝器、温度计、滴液漏斗的 250 mL 四颈瓶中，加入环合物 25 g，无水碳酸钾 30.8 g，DMF 125 g[18]，搅拌，加热到 70 ℃，于 70～80 ℃，在 40～60 min 内滴加溴乙烷 25 g[19]。滴加完毕，升温至 100～110 ℃，保温反应 6～8 h。反应完毕，减压回收 70%～80% 的 DMF，降温至 50 ℃左右[20]，加入 200 mL 水，析出固体，过滤，水洗[21]，干燥，得粗品，用乙醇重结晶[22]。

7. 1-乙基-7-氯-6-氟-1，4-二氢-4-氧喹啉-3-羧酸（水解物）的制备[23]

在装有搅拌器、冷凝器、温度计的三颈瓶中，加入 20 g 乙基物以及碱液（由氢氧化钠 5.5 g 和蒸馏水 75 g 配成），加热至 95～100 ℃，保温反应 10 min。冷却至 50 ℃，加入水 125 mL 稀释，浓盐酸调 pH 为 6[24]，冷却至 20 ℃，过滤，水洗，干燥，测熔点（若熔点低于 270 ℃，需进行重结晶[25]），计算收率。

8. 氟哌酸的制备[26]

在装有搅拌器、回流冷凝器、温度计的 150 mL 三颈瓶中，投入水解物 10 g，无水哌嗪 13 g，吡啶 65 g，回流反应 6 h，冷却到 10 ℃，析出固体，抽滤，干燥，称重，测熔点（215～218 ℃）。

将上述粗品加入 100 mL 水溶解，用冰醋酸调 pH 为 7，抽滤，得精品，干燥，称重，测熔点（216～220 ℃），计算收率和总收率。

9. 硼螯合物的制备

在装有搅拌器、冷凝器、温度计、滴液漏斗的 250 mL 四颈瓶中[27]，加入氯化锌、硼酸 3.3 g 及少量醋酐（醋酐总计用量为 17 g），搅拌，加热至 79 ℃，反应引发后，停止加热，自动升温至 120 ℃。滴加剩余醋酐，加完后回流 1 h，冷却，加入乙基物 10 g，回流 2.5 h，冷却到室温，加水，过滤，少量冰乙醇洗至灰白色[28]，干燥，测熔点[275 ℃（分解）]。

10. 氟哌酸的制备

在装有搅拌器、回流冷凝器、温度计的三颈瓶中，加入螯合物 10 g[29]，无水哌嗪 8 g，二甲亚砜（DMSO）30 g，于 110 ℃反应 3 h，冷却至 90 ℃，加入 10% NaOH 20 mL，回流 2 h[30]，冷至室温，加 50 mL 水稀释，用乙酸调 pH 为 7.2，过滤[31]，水洗，得粗品。在 250 mL 烧杯中加入粗品及 100 mL 水，加热溶解后，冷却，用乙酸调 pH 为 7，析出固体，抽滤，水洗，干燥，得氟哌酸，测熔点（216～220 ℃）。

11. 结构确证

（1）红外吸收光谱法、标准物 TLC 对照法。

（2）核磁共振光谱法。

四、注释

[1] 本反应是用混酸硝化。硫酸可以防止副反应的进行，并可以增加被硝化物的溶解度；硝酸生成 NO_2^+，是硝化剂。

[2] 此硝化反应需达到 40 ℃才能反应，低于此温度，滴加混酸会导致大量混酸聚集，一旦反应引发，聚集的混酸会使反应温度急剧升高，生成许多副产物，因此滴加混酸时应调节滴加速度，控制反应温度在 40～50 ℃。

[3] 上述方法所得的产品纯度已经足够用于下步反应，如要得到较纯的产品，可以采用水蒸气蒸馏或减压蒸馏的方法。

[4] 3,4-二氯硝基苯的熔点为 39～41 ℃，不能用红外灯或烘箱干燥。

[5] 该步氟化反应为绝对无水反应，一切仪器及药品必须绝对无水，微量水会导致收率大幅下降。

[6] 为保证反应液的无水状态，可在刚回流时蒸出少量二甲亚砜，将反应液中的微量水分带出。

[7] 进行水蒸气蒸馏时，少量冷凝水就已足够，大量冷凝水会导致 4-氟-3-氯-硝基苯固化，堵塞冷凝管。

[8] 胺的制备通常是在盐酸或醋酸存在下用铁粉还原硝基化合物而制得。该法原料便宜，操作简便，收率稳定，适于工业生产。

[9] 铁粉由于表面上有氧化铁膜，需经活化才能反应，铁粉粗细一般以 60 目[①]为宜。

[10] 由于铁粉密度较大，搅拌速度慢则不能将铁粉搅匀，会在烧瓶下部结块，影响收率，因此该反应应剧烈搅拌。

[11] 水蒸气蒸馏应控制冷凝水的流速，防止 4-氟-3-氯-苯胺固化，堵塞冷凝管。

[12] 4-氟-3-氯-苯胺的熔点低(40～43 ℃)，故应低温干燥。

[13] 本反应是一缩合反应，$ZnCl_2$ 是 Lewis 酸，作为催化剂。

[14] 减压回收原甲酸三乙酯时亦可进行常压蒸馏，收集 140～150 ℃的沸点馏分。蒸出的原甲酸三乙酯可以套用。

[15] 减压蒸馏所需真空度要达 666.6 Pa 以上，才可进行蒸馏操作，真空度小，蒸馏温度高，导致收率下降。

[16] 本反应为无水反应，所有仪器应干燥，严格按无水反应操作进行，否则会导致 EMME 分解。该环合反应是典型的 Could-Jacobs 反应，考虑苯环上的取代基的定位效应及空间效应，3 位氯的对位远比邻位活泼，但也不能忽略邻位的取代。反应条件控制不当，便会按下式反应形成反环物：

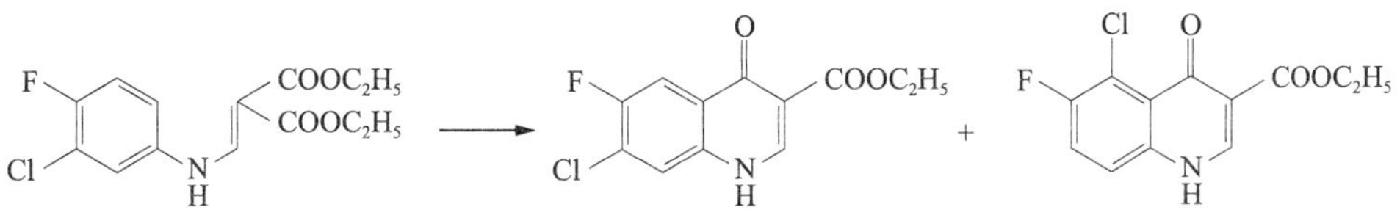

为减少反环物的生成，应注意以下几点：① 反应温度低，有利于反环物的生成。因此，反应温度应快速达到 260 ℃，且保持在 260～270 ℃。② 加大溶剂用量可以降低反环物的生成。

① 目是指每平方英寸筛网上的孔眼数目。

从经济的角度来讲，采用溶剂与反应物用量比为 3∶1 时比较合适。③ 用二甲苯或二苯砜为溶剂时，会减少反环物的生成，但价格昂贵。亦可用廉价的工业柴油代替石蜡油。

[17] 环合反应温度控制在 260～270 ℃，为避免温度超过 270 ℃，可在将要达到 270 ℃时缓慢加热。反应开始后，反应液变黏稠，为避免局部过热，应快速搅拌。

[18] 反应中所用 DMF 要预先进行干燥，少量水分对收率有很大的影响，所用无水碳酸钾需炒过。

[19] 溴乙烷沸点低，易挥发，为避免损失，可将滴液漏斗的滴管加长，插到液面以下，同时注意反应装置的密闭性。

[20] 反应液加水时要降至 50 ℃左右，温度太高导致酯键水解，过低会使产物结块，不易处理。

[21] 滤饼洗涤时要将颗粒碾细，同时用大量水冲洗，否则会有少量 K_2CO_3 残留。

[22] 乙醇重结晶操作过程：取粗品，加入 4 倍量的乙醇，加热至沸，溶解。稍冷，加入活性炭，回流 10 min，趁热过滤，滤液冷却至 10 ℃结晶析出，过滤，洗涤，干燥，得精品，测熔点（144～145 ℃）。母液中尚有部分产品，可以浓缩一半体积后，冷却，析晶，所得产品亦可用于下步投料。

[23] 由于反应物不溶于碱，而产品溶于碱，反应完全后，反应液澄清。

[24] 在调 pH 之前应先粗略计算盐酸用量，快到终点时，将盐酸稀释，以防加入过量的酸。

[25] 重结晶的方法：取粗品，加入 5 倍量上步回收的 DMF，加热溶解，加入活性炭，再加热，过滤；除去活性炭，冷却，结晶，过滤，洗涤，干燥，得精品。

[26] 本反应为氮烃化反应，注意温度与时间对反应的影响。反应物的 6 位氟亦可与 7 位氯竞争性地参与反应，会有氯哌酸副产物生成，最多可达 25%。

[27] 硼酸与醋酐反应生成硼酸三乙酰酯，此反应到达 79 ℃临界点时才开始，并释放出大量热，温度急剧升高。如果量大，则有冲料的危险，建议采用 250 mL 以上的反应瓶，并缓慢加热。

[28] 由于螯合物在乙醇中有一定溶解度，为避免产品损失，最后洗涤时，可先用冰水洗涤，温度降下来后，再用冰乙醇洗涤。

[29] 硼螯合物可以利用 4 位羰基氧的 p 电子向硼原子轨道转移的特性，增强诱导效应，激活 7-Cl，钝化 6-F，从而选择性地提高哌嗪化收率，能彻底防止氯哌酸的生成。

[30] 由于氟哌酸溶于碱，如反应液在加入 NaOH 回流后澄清，表示反应已进行完全。

[31] 过滤粗品时，要将滤饼中的乙酸盐洗净，防止带入精制过程，影响产品的质量。

五、思考题

1. 硝化试剂有许多种，请举出其中几种并说明其各自的特点。
2. 配制混酸是能否将浓硝酸加到浓硫酸中去？为什么？
3. 如何检查反应是否已进行完全？
4. 请指出提高此步反应收率的关键是什么。
5. 如果延长反应时间会得到什么样的结果？
6. 水溶液中的二甲亚砜如何回收？
7. 此反应用的铁粉为硅铁粉，含有部分硅，如用纯铁粉效果如何？

8. 试举出其他还原硝基化合物成胺的还原剂，并简述各自特点。
9. 对于这步反应如何检测其反应终点？
10. 反应中为何分步投料？
11. 请设计除水蒸气蒸馏以外其他后处理方法，并简述各自优缺点。
12. 减压蒸馏的注意事项有哪些？不按操作规程做的后果是什么？
13. 本反应所用的 Lewis 酸除 $ZnCl_2$ 外，还有哪些可以替代？
14. 请写出 Could-Jacobs 反应历程，并讨论何种反应条件有利于提高反应收率。
15. 本反应为高温反应，试举出几种高温浴装置，并写出安全注意事项。
16. 对于该反应，请找出其他的乙基化试剂，略述优缺点。
17. 该反应的副产物是什么？简述减少副产物的方法。
18. 采用何种方法可使溴乙烷得到充分合理的利用？
19. 如减压回收 DMF 后不降温，加水稀释，对反应有何影响？
20. 水解反应的副产物有几种，带入下一步会有何后果？
21. 浓盐酸调 pH 快到 6 时，溶液会有何变化？为什么？
22. 本反应中吡啶有哪些作用，并指出本反应的优缺点。
23. 用水重结晶主要分离什么杂质？设计出几种其他的精制方法，并与本法比较。
24. 通过本实验编制一份工艺操作规程及工艺流程，并对本工艺路线作一评价。
25. 作一张本产品的红外光谱及核磁共振氢谱图，并进行解析。
26. 搅拌快慢对该反应有何影响？
27. 加入乙基物后，反应体系中主要有哪几种物质？
28. 试从收率、操作难易、单耗等方面比较两种合成方法。
29. 从该反应的特点出发，选择几种可以替代 DMSO 的溶剂或溶剂系统。

实验 2.7 苯妥英钠的合成

一、实验目的

1. 学习安息香缩合反应的原理和应用氰化钠及维生素 B_1 为催化剂进行反应的实验方法。

2. 了解剧毒药氰化钠的使用规则。

3. 学会运用 TLC 和 ^1H NMR 方法进行产物的鉴定。

二、实验原理

苯妥英钠(Phenytoin Sodium)为抗癫痫药，适于治疗癫痫大发作，也可用于治疗三叉神经痛及某些类型的心律不齐。苯妥英钠化学名为 5,5-二苯基乙内酰脲，化学结构式为：

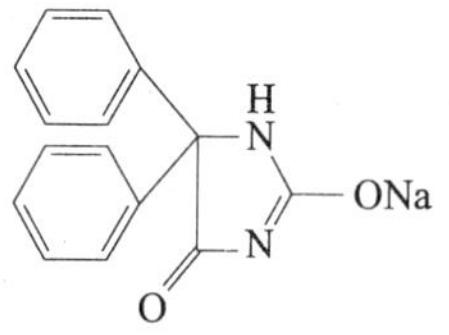

苯妥英钠为白色粉末，无臭、味苦。微有吸湿性，易溶于水，能溶于乙醇，几乎不溶于乙醚和氯仿。

合成路线如下：

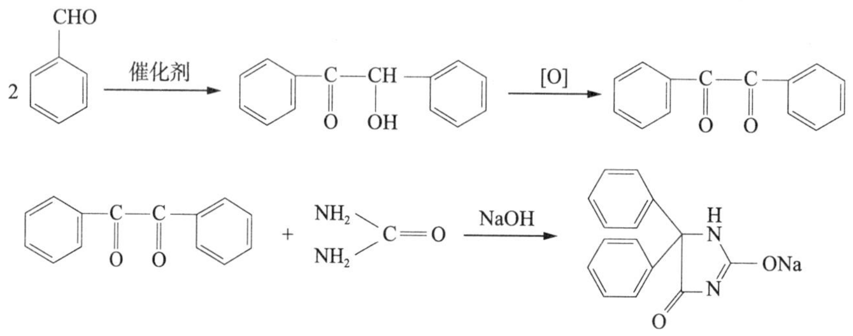

三、实验步骤

1. 安息香的制备

A 法：在装有搅拌、温度计、球形冷凝器的 100 mL 三颈瓶中，依次投入苯甲醛 12 mL，乙醇 20 mL。用 20% NaOH 调至 pH 为 8，小心加入氰化钠 0.3 g[1]，开动搅拌，在水浴上加热回流 1.5 h。反应完毕，充分冷却，析出结晶，抽滤，用少量水洗，干燥，得安息香粗品。

B 法：于锥形瓶内加入 VB_1 2.7 g，水 10 mL，95% 乙醇 20 mL。不时摇动，待 VB_1 溶解，加入 2 mol/L NaOH 7.5 mL，充分摇动，加入新蒸馏的苯甲醛 7.5 mL，放置一周。抽滤得淡黄色结晶，用冷水洗，得安息香粗品。

2. 联苯甲酰的制备

在装有搅拌、温度计、球形冷凝器的 100 mL 三颈瓶中，投入安息香 6 g，稀硝酸(HNO_3：H_2O=1:0.6)15 mL[2]。开动搅拌，用油浴加热，逐渐升温至 110~120 ℃，反应 2 h(对于反应中产生的氧化氮气体，可在冷凝器顶端装一导管，将其通入水池中排出）。反应完毕，在搅拌下，将反应液倾入 40 mL 热水中，搅拌至结晶全部析出。抽滤，结晶用少量水洗，干燥，得粗品。

3. 苯妥英的制备

在装有搅拌、温度计、球形冷凝器的 100 mL 三颈瓶中，投入联苯甲酰 4 g，尿素 1.4 g，20% NaOH 12 mL，50% 乙醇 20 mL，开动搅拌，直火加热，回流反应 30 min。反应完毕，反应液倾入 120 mL 沸水中，加入活性炭，煮沸 10 min，放冷，抽滤。滤液用 10% 盐酸调至 pH 6，放置析出结晶，抽滤，结晶用少量水洗，得苯妥英粗品。

4. 成盐与精制

将苯妥英粗品置 100 mL 烧杯中，按粗品与水质量比为 1∶4加入水[3]，水浴加热至 40 ℃，加入 20% NaOH 至全溶，加活性炭少许，在搅拌下加热 5 min，趁热抽滤，滤液加氯化钠至饱和。放冷，析出结晶，抽滤，少量冰水洗涤，干燥得苯妥英钠，称重，计算收率。

5. 结构确证

(1) 红外吸收光谱法、标准物 TLC 对照法。

(2) 核磁共振光谱法。

四、注释

[1] 氰化钠为剧毒药品，微量即可致死，故使用时应严格遵守下列规则：① 使用时必须戴好口罩、手套；若手上有伤口，应预先用胶布贴好。② 称量和投料时，避免撒落他处，一旦撒出，可在其上倾倒过氧化氢溶液，稍过片刻，再用湿抹布抹去即可。粘有氰化钠的容器、称量纸等要按上法处理，不允许不加处理乱丢乱放。③ 投入氰化钠前，一定要用 20% NaOH 调至 pH 为 8，pH 低，可产生剧毒的氰化氢气体(氰化氢为无色气体，空气中最高允许量为 10 μL/L)。

[2] 硝酸为强氧化剂，使用时应避免与皮肤、衣服等接触。氧化过程中，硝酸被还原产生氧化氮气体，该气体具有一定的刺激性，故须控制反应温度，以防止反应剧烈，大量氧化氮气体逸出。

[3] 制备钠盐时，水量稍多，可使收率受到明显影响，要严格按比例加水。

五、思考题

1. 试述 NaCN 及 VB_1 在安息香缩合反应中的作用(催化机理)。
2. 制备联苯甲酰时，反应温度为什么要逐渐升高？氧化剂为什么不用硝酸，而用稀硝酸？
3. 本品精制的原理是什么？

实验 2.8　抗皮肤癌新药 Zolinza (SAHA)的合成(设计型实验)

请查阅相关文献，找出至少两条合成路线，选择其中最适合的路线进行相关合成实验。
要求：目标产物 200～500 mg，纯度>99%。

第3章　天然药物化学实验

马磊、胡立宏
（华东理工大学药学院天然药物化学实验室）

实验须知

所有来天然药物化学实验室的学生均有责任和义务营造良好的学习氛围，服从老师的安排，并遵守实验室的规章制度。具体内容如下。

1. 按时实验，未经许可不得迟到或拖延，实验前必须预习实验内容，了解原理和操作规程。随时记录实验应记的项目，以作正式报告。

2. 实验前应清点并检查仪器是否完整，装置是否正确，合格后方可进行实验。实验时不准做无关的事情，严禁吸烟，不得擅自离开，并应随时注意反应情况，仪器是否漏气，破裂等。

3. 药品仪器都是国家财产，须节约爱护使用，公用物品用完后立即放回原处。不可调错瓶塞，以免污染，仪器要洗刷干净。

4. 操作易燃性有机溶剂，回流、蒸馏、减压蒸馏时，不能明火直接加热，要放沸石或一端封死的毛细管，若在加热时发现无沸石则应冷却后再加，防止爆沸冲出。减压系统应装有安全瓶。加液时应停火或远离火源，一般无漏气开口，冷凝水要通畅。启封易挥发溶剂瓶盖时，脸面要避免开瓶口慢慢启开，以防气体冲到脸上。

5. 实验中，有毒气或腐蚀性气体发生反应在通风橱中进行操作。必要时可戴好防护用具进行工作。

6. 实验结束，应将门、窗、水、电、煤气关好，室内打扫干净，并清点仪器后方可离去。

3.1 天然药物化学实验基础

中药的化学成分非常复杂，通常包括初生代谢产物，如糖类、氨基酸、蛋白质、酶、油脂等；也包括次生代谢产物，即我们通常所说的有效成分，如生物碱、苷类、挥发油、有机酸等；当然也包括色素、无机盐和鞣质等一些杂质成分。为了能够更好地得到我们需要的有效成分，就需要一套合理的提取与分离的方法，现将天然药物化学成分的一些常见的提取分离方法作一介绍。

3.1.1 提取技术概述

1. 溶剂提取法

根据“相似相溶”原理，选择与化合物极性相当的溶剂将化合物从植物组织中溶解出来，同时，由于某些化合物的增溶或助溶作用，其极性与溶剂极性相差较大的化合物也可溶解出来，该方法也是最为常见的提取方法。依据所提取成分的性质及所选溶剂的特点不同，有如下提取方法：浸渍法、渗漉法、煎煮法、回流提取法和连续回流提取法，各方法的使用范围和优缺点可以参看表 3－1。用溶剂提取之后，为了进行后续的分离操作，常需要将溶剂蒸干。目前常用的回收溶剂的方法有：蒸馏、减压蒸馏、旋转蒸发、薄膜蒸发、喷雾干燥和冷冻干燥等。

表 3－1 各种溶剂提取方法的比较

提取方法	溶剂	操作	使用范围	优缺点
浸渍法	水或有机溶剂	不加热	各类成分，尤其是热不稳定成分	出膏率低，易发霉，需加防腐剂
渗漉法	有机溶剂	不加热	脂溶性成分	消耗溶剂量大，用时长
煎煮法	水	直火加热	水溶性成分	易挥发、热不稳定，不宜用
回流提取法	有机溶剂	水浴加热	脂溶性成分	热不稳定，不宜用，溶剂量大
连续回流提取法	有机溶剂	水浴加热	亲脂性较强成分	用索氏提取器时间长，但效率最高

2. 水蒸气蒸馏法

其原理是将水蒸气通入含有挥发性成分的药材中，使药材中挥发性成分（在 100 ℃时有一定蒸汽压）随水蒸气蒸馏出来的提取方法。本方法适用于能随水蒸气蒸馏而不被破坏并难溶于水的成分的提取，常用于挥发油、小分子的香豆素类、小分子的醌类成分的提取。

3. 升华法

固体物质受热不经过熔融，直接变成蒸气，遇冷后又凝固为固体化合物，称为升华。本方法适用于具有升华性成分的提取，如樟脑、大黄中游离蒽醌类成分、茶叶中的咖啡因等。

4. 超临界流体萃取法

超临界流体萃取（supercritical fluid extraction，SFE）是一种利用某物质在超临界区域形成的流体，对中药中的有效成分进行萃取分离的新型技术，集提取和分离于一体。这里浸提中药成分的溶剂是处于超临界状态下的流体，因此其萃取温度较低，萃取压力较高，目前超临界流体应用最广的是 CO_2。超临界 CO_2 萃取主要用于中药材挥发油成分或脂溶性成分的提取。间歇操作时将药材细粉置于压力釜中，通入超临界状态的 CO_2，被萃取的中药成分溶于 CO_2

中并自釜中引出，在分离釜中由于减压而使 CO_2 成为气态并将中药成分离析，CO_2 气体被压缩重新送回压力釜中。本法是近年来出现的现代分离过程，特别适合于药材中脂溶性成分的浸出，调整工艺参数或加入适量夹带剂后可提高对不同成分的萃取选择性，因此所得产物的纯度高。本法达到相平衡所需时间短，在低温下进行操作，特别适合热敏性成分的萃取，且无溶剂残留。

3.1.2　分离技术概述

中药经各种方法提取后所得的提取液仍是包含许多成分的混合物，需要经过进一步的分离精制和纯化处理，才能得到所需的成分或单体化合物。下面对常见的一些分离手段作一简要的总结。

1. 系统溶剂分离法

中药或天然药物提取液中常含有极性不同的各种化学成分，系统溶剂分离法就是根据它们在不同极性溶剂中溶解度的差异，选择 3～4 种不同极性的溶剂组成溶剂系统，由低极性到高极性分布对浓缩后的总提取物进行提取分离。此法是早年研究天然产物有效成分的一种最主要的方法，主要用于分离提取含有极性不同的各种化学成分的中药提取液，适合对某一中药或天然药物进行系统的化学成分研究。目前仍是作为研究成分不明的天然产物最主要的方法之一。

2. 两相溶剂萃取法

两相溶剂萃取法是在提取液中加入一种与其不相混溶的溶剂，充分振摇以增加相互接触的机会，使原提取液中的某种成分逐渐转移到加入的溶剂中，而其他成分仍留在原提取液中，如此反复多次，将所需成分萃取出来的分离方法。除了上述简单的萃取方法之外，现在根据这一原理产生了许多仪器化的萃取方法，如逆流连续萃取法、逆流分溶法（counter current distribution，CCD）、液滴逆流色谱法（droplet counter current chromatography，DCCC）、GC 法（gas chromatography）、LC 法（liquid chromatography）等。

3. 沉淀法

沉淀法是在天然药物的提取液中加入某些试剂，与其中成分发生沉淀反应生成沉淀或降低其溶解性而从溶液中析出，从而获得有效成分或去除杂质的方法。采用沉淀法分离化合物，若生成沉淀的是有效成分，则要求沉淀反应必须可逆；若沉淀物为杂质，则沉淀反应可以是不可逆反应。常见的沉淀方法有：盐析法、酸碱沉淀法、试剂沉淀法和铅盐沉淀法等。盐析法是指在天然产物的水提液中，加入大量的无机盐，使其达到一定浓度或饱和，促使有效成分在水中的溶解度降低而沉淀析出，与其他水溶性较大的杂质分离。常用作盐析的无机盐类包括氯化钠、硫酸钠、硫酸镁、硫酸铵等。

4. 结晶与重结晶法

结晶法是分离纯化固体成分的重要方法之一，通常情况下，大多数天然药物化学成分在常温下是固体物质，具有结晶的通性。若物质能够形成结晶，则代表其纯度达到了相当的纯度。获得结晶并制备成单体纯品，是鉴定天然产物成分，研究其分子结构的重要一步。其具体的方法是用适量的溶剂在加热至沸点的情况下将化合物溶解，制成过饱和溶液，趁热过滤去除不溶性杂质，放置冷处，以析晶。

5. 透析法

透析法是利用提取液中小分子物质或能在水、乙醇提取液中溶解成离子的物质可透过透析膜，而大分子物质(如多糖、蛋白质、鞣质、树脂等)不能通过透析膜的性质，借以达到分离的一种方法。此法常用于分离纯化皂苷、蛋白质、多肽、多糖等大分子成分，以除去无机盐、单糖、双糖等小分子杂质。

6. 分馏法

分馏法是分离液体混合物的一种方法，利用混合物中各成分的沸点不同，在分馏过程中产生高低不同的蒸气压，借以收集到不同温度的馏分，达到分离的目的。

7. 色谱法

色谱法又称层析法，是一种现代的物理化学分离分析方法，也是现代天然成分分离分析的主要方法。按色谱原理的不同可以分为吸附色谱、分配色谱、离子交换色谱和凝胶过滤色谱。吸附色谱按吸附剂的不同又可以分为硅胶色谱、氧化铝色谱和聚酰胺色谱。色谱原理可以参照天然药物化学教材，在此不再赘述。

3.2 天然药物化学实验

实验3.1 从三颗针中提取、分离小檗碱与小檗胺

三颗针(图3-1)为小檗属(Berberis)植物,种类繁多,是黄连、黄柏的重要代用品。根中含多种生物碱,有季铵类生物碱,如小檗碱(Berberine)1.2%~3%,根皮含3%~5.5%,少量巴马亭(Palmatine)、药根碱(Jatrorrhigine)、非洲防己碱(Columbamine)、木兰花碱(Magnoflorine);有叔胺碱,如小檗胺(Berbamine)0.45%~3.84%,尖刺碱(Oxyacanthine),异粉防己碱(Isotetrandrine)等。

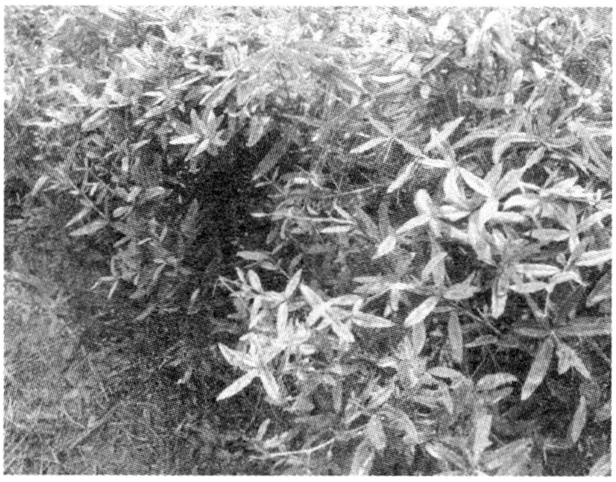

图3-1 三颗针植物形态

小檗碱是一种常用的抗菌药,对菌痢、肠炎、上呼吸道感染等疾病有良好的疗效。小檗胺有升白(细胞)、降压、利胆及镇咳等作用,对预防和治疗白细胞减少疗效较好。

一、实验目的

1. 了解小檗碱、小檗胺的结构与性质。
2. 了解小檗碱及小檗胺各种提取分离方法,掌握其酸水法提取分离的方法。
3. 了解小檗碱及小檗胺的鉴识反应及薄层色谱鉴别。

二、实验原理

1. 小檗碱(又名黄连素)

黄色针晶,能缓缓溶于水(1∶20)、乙醇(1∶100),易溶于热水及热乙醇,难溶于乙醚、石油醚、苯及氯仿。它在自然界多以季铵盐的形式存在,其盐酸盐、氢碘酸盐、硫酸盐、硝酸盐均难溶于水,易溶于热水,且各种盐的纯化都比较容易。化学结构式如下:

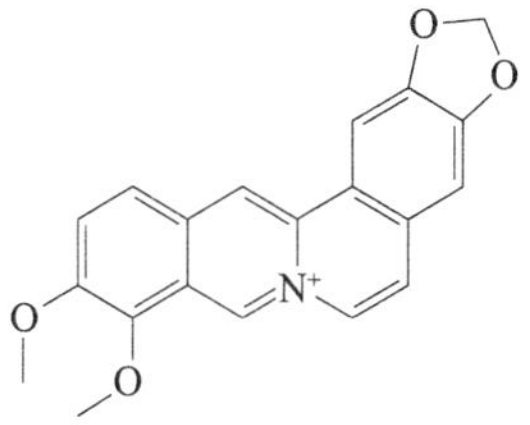

2. 小檗胺

白色或无色结晶，难溶于水，易溶于乙醇，可溶于乙醚、氯仿、石油醚。结构式如下：

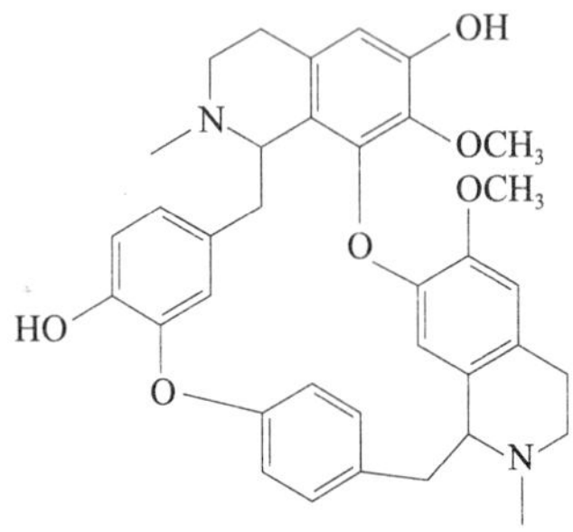

本实验的提取分离原理是：小檗碱、小檗胺的硫酸盐易溶于水，小檗碱的盐酸盐难溶于水，小檗胺的盐酸盐可溶于水。游离的小檗碱为季铵碱，可溶于水；游离的小檗胺是叔胺碱，难溶于水。因此，将植物原料用稀 H_2SO_4 溶液浸泡，然后用石灰乳调至 pH 12 左右，小檗碱游离而溶于水，小檗胺含酚羟基成钙盐也溶于水，黏液质及过量硫酸生成不溶性钙盐而沉淀析出，再加 NaCl，并用盐酸调至 pH 8 左右时，小檗碱成难溶性的小檗碱盐酸盐而析出，小檗胺游离析出，最后利用小檗碱盐酸盐在热水中溶解度较大的性质与小檗胺分离。

三、实验步骤

1. 小檗碱与小檗胺的提取分离

取三颗针粗粉 100 g，置 1 000 mL 三角瓶内，加 700 mL 0.4%(体积分数)的 H_2SO_4 溶液回流 5 min，然后室温浸泡 24 h，纱布过滤，搅拌下加入石灰乳至 pH 12，静置 30 min，抽滤，滤液中加入质量分数为 8%的 NaCl，静置，待沉淀完全后，滴加浓 HCl 至 pH 1～2，静置后抽滤即析出盐酸小檗碱粗品，小檗胺则溶解于滤液中。

2. 精制

(1) 小檗碱　将粗品加热水至刚好溶解，用石灰水调 pH 至 8.5～9，趁热滤除杂质，用浓盐酸溶液调 pH 至 2，继续冷却至室温以下即有盐酸小檗碱结晶析出，用冰水洗涤、抽滤，得到黄色盐酸小檗碱结晶，并在 50～60 ℃下烘干。

(2) 小檗胺　将所得滤液用 $NaHCO_3$ 调 pH 至 8～8.5，于 80 ℃热水中保温 30 min，静置，抽滤，用少量冰水洗涤，所得沉淀于 60 ℃以下干燥，称重得小檗胺的粗品。将上步所得沉淀，60 ℃以下干燥，置于 50 mL 烧杯中，加 20 倍量乙醇加热溶解，加入 2%活性炭，再加热煮沸 5 min，趁热过滤，滤液蒸除乙醇，剩 1/4 量，冷却，滴加蒸馏水至不再析出沉淀为止，用 5% NaOH 调 pH 8～8.5，80 ℃水浴加热 5 min 左右，放置，抽滤，干燥，再以 10 倍量乙醚溶解，过滤，回收乙醚，得白色固体，室温下风干得小檗胺。

3. 薄层色谱

层析板：硅胶 G 薄层板。

展开剂：氯仿-甲醇-氨水(15∶4∶0.5)。

样品：小檗碱盐酸盐乙醇液，小檗碱盐酸盐标准品液，小檗胺乙醇液，小檗胺标准品液。

显色：碘蒸气或改良碘化铋钾。

实验流程如图 3-2 所示。

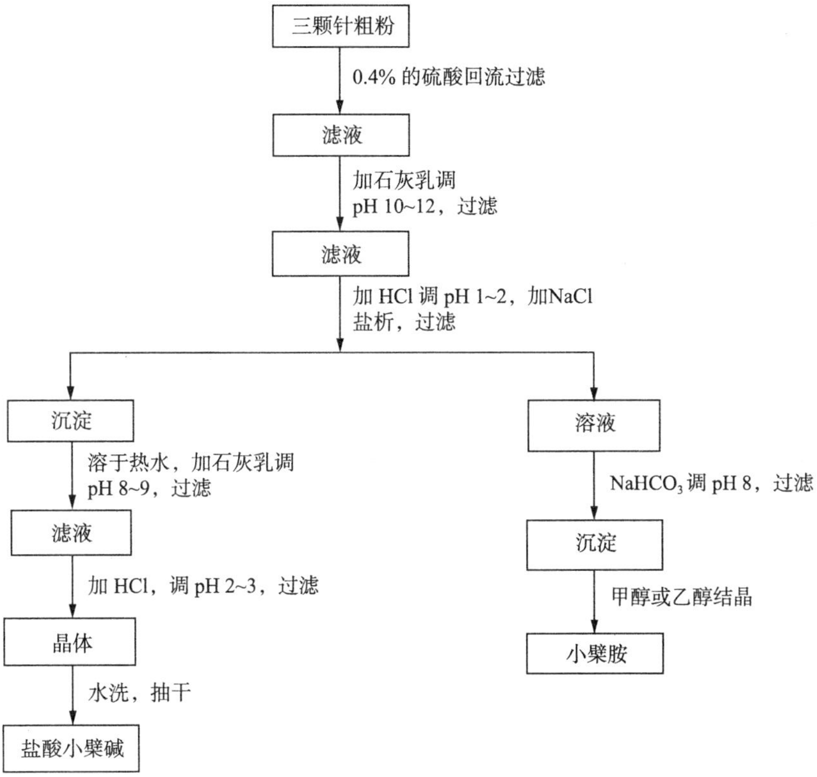

图 3－2　实验流程示意

四、注意事项

1. 浸泡用的硫酸浓度以 0.4％为宜，此时生成的硫酸小檗碱在水中溶解度较大；若加入过量，小檗碱就形成酸式硫酸盐，水中溶解度就降低（1∶100），影响小檗碱的提取量。

2. 冷浸时间不宜过长，次数也不宜过多，否则浸出的杂质量也相对增加，冷浸一般 24 h 可浸出 92％的成分，所以浸出 2 次即可。

3. 在 pH 约为 8.5 时，小檗胺沉淀较完全，但不易凝聚，故 80 ℃保温使凝聚而沉降。

4. 小檗碱精制时调 pH 至 2，是为了使小檗胺等叔胺型生物碱留在溶液中除去，以便得到较纯的小檗碱，操作时若溶液已冷却析出结晶，就应加热成澄明溶液再用盐酸调 pH 为 2。

五、思考题

1. 三颗针中的主要成分和黄连相同，那它能不能代替黄连药用呢？
2. 小檗胺干燥时为什么选择在室温下风干？
3. 影响产品脱色效率主要有哪些因素？

实验 3.2 实验芦丁的提取与鉴定

芦丁(Rutin)亦称芸香苷(Rutinoside),广泛存在于植物界中,其中以槐花米(为槐树 *Sophora japonica* L. 的花蕾)和荞麦叶中含量较高,本实验以槐花米为原料提取芦丁,其含量为 12%~16%。

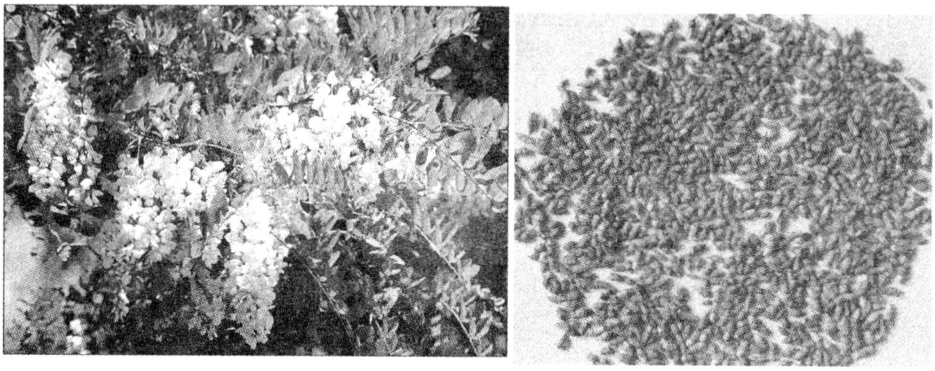

图 3-3 槐以及槐米形态

芦丁为维生素 P 类药物,有助于保护毛细血管的正常弹性,临床上主要作防治高血压的辅助药物,还有调整毛细管壁的渗透作用,临床上作毛细血管性止血药。此外,对于放射性伤害所引起的出血症也有一定治疗作用。

一、实验目的

1. 以芦丁为例学习黄酮类化合物的提取方法。
2. 掌握黄酮类成分的主要性质及黄酮苷,苷元和糖部分的鉴定方法。

二、实验原理

槐花米中的已知成分有芦丁、槲皮素和皂苷等。

1. *芦丁(芸香苷)*

淡黄色针晶,水中结晶者含 3 份结晶水,$C_{27}H_{30}O_{16} \cdot 3H_2O$ 100 mmHg 和 110 ℃加热 12 h 后,变为无水物,无水物于 25 ℃变棕色,115~117 ℃软化,214~215 ℃发泡分解,1 g 芦丁溶于约 300 mL 冷水,200 mL 沸水,7 mL 沸甲醇,溶于吡啶、甲酰胺和碱液,微溶于乙醇、丙酮、乙酸乙酯,不溶于氯仿、二硫化碳、乙醚、苯和石油醚。化学结构式如下:

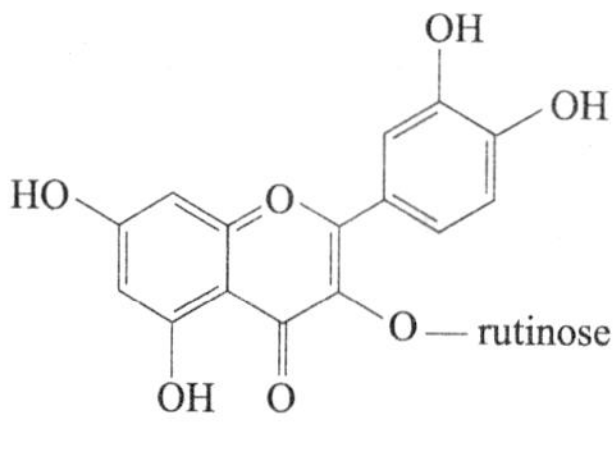

2. *槲皮素(Quercetin)*

为芦丁的苷元,$C_{15}H_{10}O_7$,相对分子质量为 302.23;含二分子结晶水,为黄色针晶(稀乙醇),5~7 ℃失水,314 ℃熔解,溶于热乙醇(1∶60),冷乙醇(1∶650),可溶于甲醇、冰醋酸、乙酸乙酯、丙酮、吡啶，不溶于石油醚、乙醚、氯仿和水，实验室以稀硫酸水解，乙醇重结晶而制得。化学结构式如下：

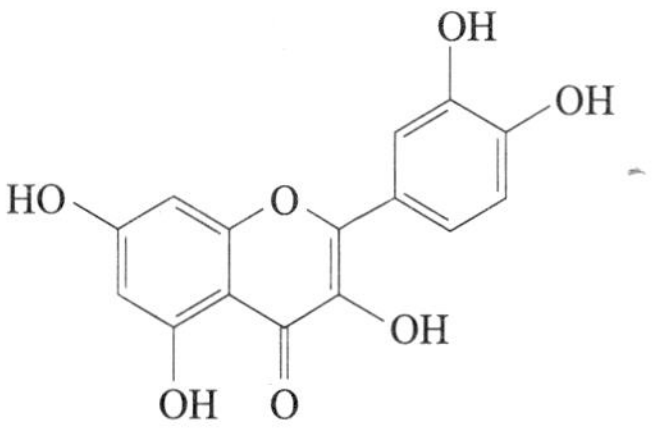

3. 皂苷(Saponin)

粗品为白色粉末，熔点为 210～220 ℃(dec)。易溶于吡啶，能溶于 200 倍的甲醇，酸水解得下列两种苷元及糖。糖为葡萄糖、葡萄糖醛酸和葡萄糖醛酸内酯。

(1) 白桦酯醇(Betulin)

无色针晶，熔点为 215～222 ℃，能溶于乙酸、丙酮、乙酸乙酯、甲醇、乙醇、氯仿、苯等；难溶于石油醚和水。化学结构式如下：

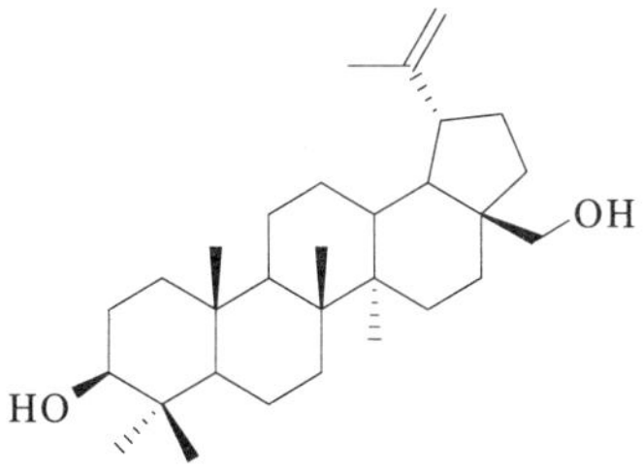

(2) 槐花二醇(Sophoradiol)

无色针晶，熔点为 219～220 ℃或 224 ℃，溶于石油醚、苯、丙酮、甲醇，难溶于水。

三、实验步骤

1. 芦丁的提取和精制

方法一：热碱提取酸沉淀法

(1) 在 500 mL 烧杯中加水 250 mL，硼砂 1 g 加热至沸腾时，投入槐花米，直到煮沸2～3 min，在搅拌下小心加入石灰乳，调至 pH 为 8.5～9 保持微沸 30 min，趁热用尼龙布挤过滤。

(2) 在 60～70 ℃下用浓盐酸调 pH 至 4。静置 6 h 以上析出沉淀。抽滤，用蒸馏水洗沉淀 1～2 次至中性。

(3) 粗称重后按芦丁在热水中 1∶200 的溶解度加蒸馏水进行重结晶。将沉淀悬浮于蒸馏水中，加热煮沸 15 min，趁热过滤。

(4) 充分静置，过滤，60～70 ℃干燥，称重。

方法二：热水提冷析出法

(1) 芦丁的提取

取 20 g 槐米于烧杯中用水漂洗干净，捞取上浮的花蕾，弃去下沉的杂质，将洗净的花蕾置于 1 000 mL 烧杯中，加沸水 500 mL 煮沸 45 min，不断补充蒸发掉的水，趁热过滤(可用棉布)，再用 200 mL 水提取 30 min，合并两次滤液，浓缩至 1/2 体积放置过夜，析出芦丁，抽滤、沉淀用少量冷水洗三次，抽干，60 ℃以下干燥，称重，计算得率。

(2) 重结晶

将粗制芦丁研细,加 95%乙醇回流溶解(每 2 g 芦丁需加 70 mL 左右乙醇)趁热过滤,取 1/2 滤液浓缩至原体积的 1/3~1/4,放置,析出结晶,抽滤,干燥称重,得精制芦丁,计算得率。

实验流程示意见图 3-4。

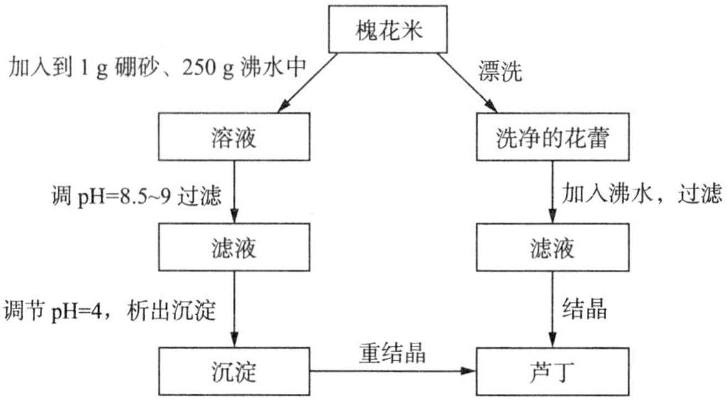

图 3-4 实验流程示意

2. 鉴定

(1) 盐酸-镁粉反应　取芦丁少量,加乙醇数滴溶解,加浓盐酸 5 滴,再加少量镁粉,观察颜色变化。

(2) 醋酸铅沉淀反应　取芦丁少许溶于热水,加醋酸铅试剂数滴,观察结果。

(3) Molish 反应　分别取芦丁和槲皮素少量,置 2 支试管中加乙醇数滴,加 α-萘酚几滴振摇使溶,倾斜试管,沿管壁滴加浓硫酸 5 滴,静置,观察两层溶液界面处颜色变化,并比较芦丁和槲皮素的区别。

3. 色谱鉴定

芦丁和槲皮素的薄层层析鉴定有两种方法。

(1) 硅胶板鉴定

吸附剂:硅胶 G 薄层板。

展开剂:① $CHCl_3$-MeOH-HCOOH(15∶5∶1);

② $CHCl_3$-丁酮-HCOOH(5∶3∶1)。

显色剂:1% $FeCl_3$ 和 1% $K_3[Fe(CN)_6]$水溶液,用时等体积混合。

(2) 聚酰胺板鉴定

固定相:聚酰胺薄层板。

样品:a 精制芦丁,b 芦丁标准品,c 精制槲皮素。

展开剂:氯仿-甲醇-丁酮-乙酰丙酮(16∶10∶5∶1)。

显色:a 可见光下观察色斑,再于紫外灯下观察荧光斑点;b 喷洒 $AlCl_3$ 乙醇液后观察。

4. 芦丁的酸水解

称取精制芦丁约 2 g,研细,加 H_2SO_4 150 mL,投入 500 mL 锥形瓶中,放沸石,直火沸腾后,保持 2 h,放冷后抽滤,滤液保留作糖分的鉴定。水洗沉淀后,粗品用 95%乙醇 20 mL 回流溶解,趁热过滤,放置,加水至 50%浓度,得黄色针晶。

5. 糖的鉴定

纸层析鉴定:取水解母液 20 mL,于水浴上加热,同时于搅拌下加 $BaCO_3$ 细粉中和至中性，滤 $BaCO_3$ 后，滤液在水浴上浓缩至 2～3 mL，得样品液，以葡萄糖和鼠李糖标准品作对照。

展开剂：正丁醇-醋酸-水(BAW)(4∶1∶5)上层，上行展开。

显色剂：苯胺-邻苯甲酸试液，喷后 105 ℃烘 10 min，显棕红色斑点。

6. 糖脎的制备及鉴定

水解母液小心用 45% NaOH 溶液中和，滤除棕红色沉淀物，水浴上加热浓缩至约 30 mL，滤后加 1 g 盐酸苯肼和 2 g NaAc，沸水浴上加热 30～40 min，析出黄色混合糖脎，停止加热冷却，取结晶少许，于显微镜下观察，鼠李糖脎为簇状针晶，葡萄糖脎为扫帚状聚针晶，滤取糖结晶，水洗，干燥后，溶于丙酮，滤除不溶物。滤液加水使成 30%丙酮液，即析出葡萄糖脎。抽滤后以少量丙酮重结晶 1 次，熔点为 209 ℃，母液加水稀释，析出鼠李糖脎，稀乙醇重结晶，熔点为 135 ℃。

四、注意事项

1. 本实验直接用沸水提取芦丁，得率稳定，且操作简便。

2. 硼砂因能与芦丁结合，起保护邻二酚羟基，不被氧化破坏的作用。实验证明，提取时加入硼砂，产品质量要好些。

3. 加石灰乳既能达到碱溶解提取芦丁的目的，还可以除去槐花米中大量的黏液质和酸性树脂(形成钙盐沉淀)，但 pH 不能过高和长时间煮沸，因为会导致芦丁的降解。

4. pH 过低会使芦丁形成烊盐而降低得率。

五、思考题

1. 根据芦丁的性质还可以采用何种方法提取？简要说明理由。

2. 苷类水解的方法有哪些？

3. 怎样确定芦丁分子中只含有一分子葡萄糖及一分子鼠李糖？

实验 3.3　大黄中的蒽醌类化合物的提取

大黄为蓼科植物掌叶大黄 *Rheum palmatum* L.、唐古特大黄 *Rheum tanguticum* Maxim. ex Balf. 或药用大黄 *Rheum officinale* Baill. 的干燥根及根茎。秋末茎叶枯萎或次春发芽前采挖，除去细根，刮去外皮，切瓣或段，绳穿成串干燥或直接干燥。泻热通肠，凉血解毒，逐淤通经。图 3-5 为大黄及大黄饮片的形态图。

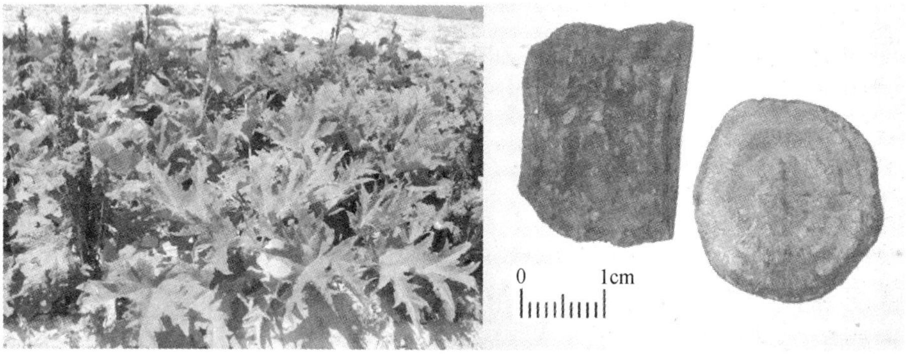

图 3-5　大黄及大黄饮片形态

一、实验目的

1. 掌握梯度 pH 萃取法和提取分离大黄中各种蒽醌苷元的原理及实验方法。
2. 了解蒽醌类化合物的颜色反应及色谱检查方法。

二、实验原理

大黄中含有多种游离的羟基蒽醌类化合物以及它们与糖所形成的苷，已知的主要成分有以下 5 种。

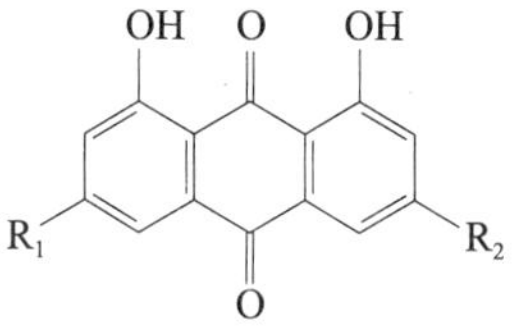

R_1	R_2	名　称	晶　形	熔　点/℃
—H	—COOH	大黄酸(Rhein)	黄色针晶	318～320
$—CH_3$	—OH	大黄素(Emodin)	橙色针晶	256～257
—H	$—CH_2OH$	芦荟大黄素(Aloe-emodin)	橙色细针晶	206～208
$—CH_3$	$—OCH_3$	大黄素甲醚(Physcion)	砖红色针晶	207
—H	$—CH_3$	大黄酚(Chyrsophanol)	金色片状结晶	196

本实验是根据大黄中的蒽醌类苷元成分能溶于氯仿的性质，采用氯仿提取，又利用羟基蒽醌类化合物酸性强弱不同，用 pH 梯度法进行分离。具有羧基或多个 β 位酚羟基的蒽醌可溶于 5%碳酸氢钾溶液；具有一个 β 位酚羟基的蒽醌可溶于 5%碳酸钠溶液，只具有 α 位酚羟基的蒽醌酸性弱，只溶于氢氧化钠或氢氧化钾溶液。

三、实验步骤

1. 大黄中蒽醌苷元的提取分离

(1) 大黄中蒽醌苷元的提取　取大黄粗粉 100 g 置于 1 000 mL 圆底烧瓶中，用体积比为 1∶5 的 15%硫酸与二氯甲烷混合体积 150 mL，连续提取大黄粗粉 3 次，每次 2 h，提取温度 56 ℃。滤出浸液，合并所得浸液，回收氯仿至剩余氯仿约 100 mL，用蒸馏水洗至 pH=6。

(2) 大黄酸的分离　上得氯仿液用 5% $KHCO_3$ 溶液萃取四次(80 mL、60 mL、40 mL、40 mL)，合并 $KHCO_3$ 液，用盐酸中和至不再析出沉淀，析出棕黄色沉淀(若不出现沉淀，水浴上加热)抽滤，水洗，70 ℃烘干，用少量冰醋酸重结晶，析出黄色针晶为大黄酸，抽滤，烘干，称重。

(3) 大黄素的分离　经 $NaHCO_3$ 溶液提取过的氯仿液，继用 5%Na_2CO_3 溶液萃取四次(80 mL、60 mL、40 mL、40 mL)。合并 Na_2CO_3 液，用盐酸中和至不再析出沉淀，析出棕黄色沉淀(若不出现沉淀，水浴上加热)抽滤，水洗，70 ℃烘干，用少量无水乙醇重结晶，析出橙色针晶为大黄素，抽滤，烘干，称重。

(4) 芦荟大黄素　大黄素甲醚和大黄酚混合物的分离：经 Na_2CO_3 提取过的氯仿液，再用 5% NaOH 溶液提取四次(80 mL、60 mL、40 mL、40 mL)，合并 NaOH 液，用盐酸中和至不再析出沉淀，析出黄色沉淀，抽滤，水洗，70 ℃烘干，称重。

(5) 芦荟大黄素的分离　将上一步所得沉淀物溶于少量氯仿(约 30 mL)，用 0.5% KOH 溶液提取三次(20 mL、10 mL、10 mL)，合并提取液用盐酸中和至中性，析出棕黄色沉淀，抽滤，70 ℃烘干，用少量乙酸乙酯重结晶，析出棕黄色针晶为芦荟大黄素，抽滤，烘干，称重。

(6) 大黄素甲醚和大黄酚混合物的分离　经 0.5% KOH 提取过的氯仿液再用 5% KOH 提取三次(20 mL、10 mL、10 mL)，合并提取液，用盐酸中和至中性，析出黄色沉淀，抽滤。水洗，70 ℃烘干，用少量乙酸乙酯重结晶，得大黄素甲醚和大黄酚混合物，抽滤，烘干，称重。

(7) 大黄素甲醚和大黄酚的分离可采用硅胶柱层析的方法，本次实验不作要求。

实验流程见图 3-6。

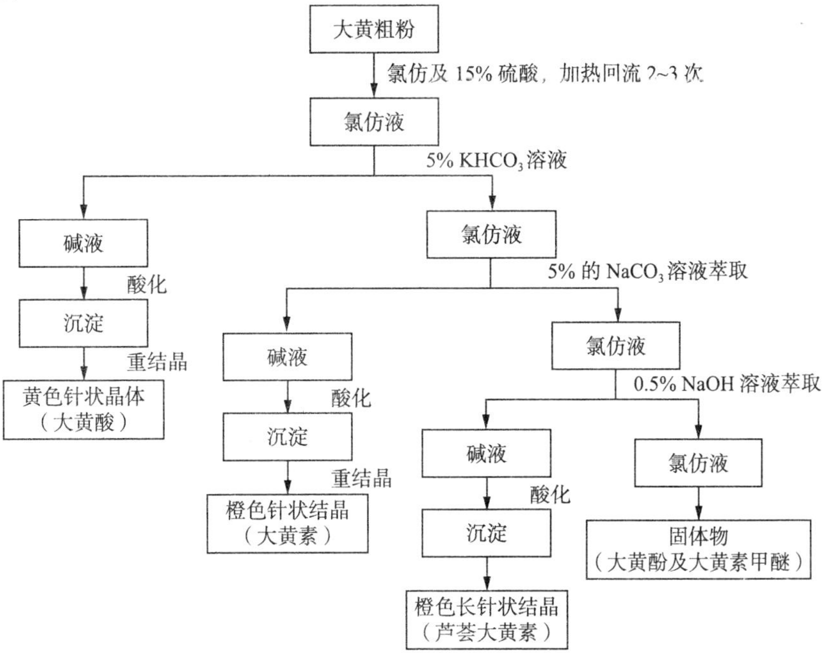

图 3-6　实验流程示意

2. 颜色反应及色谱检查

(1) 取以上各产物少量，分别于试管中加 5%NaOH 溶液数滴，观察颜色变化。

(2) 取以上各产物少量，分别于试管中加浓 H_2SO_4 数滴，观察颜色变化。

(3) 取以上各产物少量，分别于试管中加少量甲醇溶解，再滴加醋酸镁的甲醇溶液数滴，观察颜色变化。

(4) 薄层色谱

吸附剂：硅胶 G 薄层板。

展开剂：氯仿-乙酸乙酯-醋酸(4∶1∶0.2)。

检品：各产物的乙醇液。

显色：可见光下观察色斑，紫外灯下观察荧光斑点。

四、注意事项

1. 大黄中蒽醌的存在形式以结合状态为主，游离状态的仅占小部分，为了提高游离蒽醌的得率，在提取过程中采取酸水解和萃取相结合的方法。

2. 两相萃取时，不可猛力振摇，只能轻轻旋转摇动，时间可长一些，以免造成严重乳化现象而影响分层，氯仿液用水洗时，尤其易乳化，可加入氯化钠盐析，使两层分离。

五、思考题

1. 为何新采集的大黄一般要储存一段时间才可药用？

2. pH 梯度萃取法的原理是什么？适用哪些中草药成分的分离？

3. 大黄中五种蒽醌类成分的酸性和极性应如何安排？为什么？

实验3.4　从穿山龙中提取分离薯蓣皂苷元

薯蓣皂苷元(Diosgenin)俗称薯蓣皂素，是薯蓣皂苷(Dioscin)水解后的苷元部分，广泛存在于薯蓣科(Dioscorea)植物中，含量较高。我国薯蓣科植物资源丰富，有60多种，分布南北各地，大多数含有薯蓣皂苷。提取薯蓣皂苷元的材料常用盾叶薯蓣(*Dioscorea zingiberesis* C. H. Wright)、穿山薯蓣(*D. nipponica* Makino)(俗称穿山龙)等，见图3-7。薯蓣皂苷元是我国近代制药工业中合成甾体激素和甾体避孕药的重要原料。本实验以穿山龙为原料提取薯蓣皂苷元。穿山龙中含有多种甾体皂苷，经水解后除去多糖，得单一薯蓣皂苷元。含量可达1.5%～2.6%。

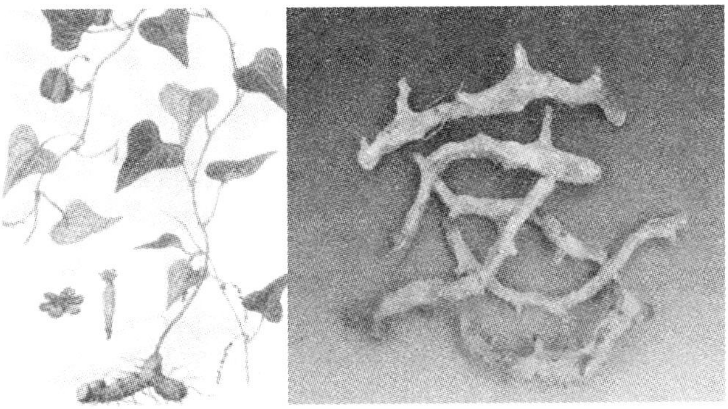

图3-7　薯蓣及穿山龙形态

一、实验目的

1. 掌握甾体皂苷元的结构与性质。
2. 掌握甾体皂苷元的提取分离方法。
3. 掌握甾体皂苷元的检识方法及薄层色谱鉴别。

二、实验原理

薯蓣皂苷为无定形粉末或白色针状结晶，其C_3位羟基与1分子葡萄糖和2分子鼠李糖相连，熔点为275～278 ℃。可溶于甲醇、乙醇，难溶于乙醚等弱极性有机溶剂，不溶于水。薯蓣皂苷元为白色粉末，熔点为204～207 ℃，可溶于有机溶剂乙醚、汽油，不溶于水。

本实验利用薯蓣皂苷经水解(酸水解、酶水解)后生成的薯蓣皂苷元难溶于水，易溶于有机溶剂的性质，用石油醚等有机溶剂将其从水解后的原料中提取出来。化学反应式如下：

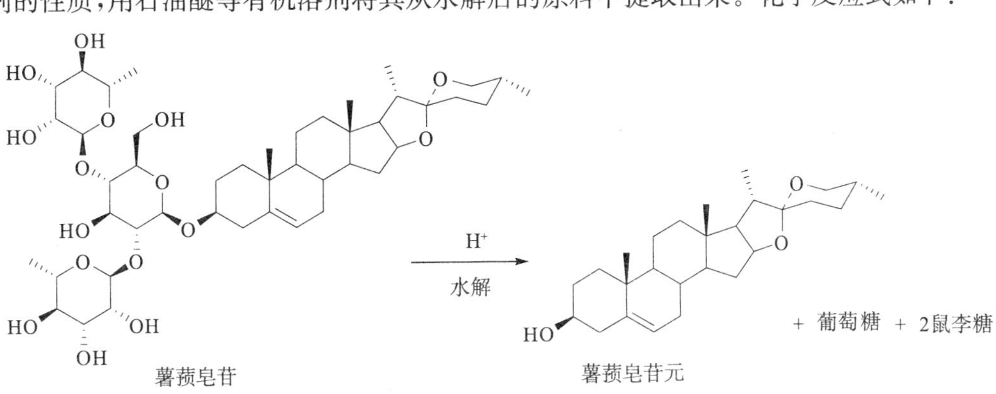

三、实验步骤

1. 薯蓣皂苷元的提取和纯化

取穿山龙粗粉 50 g，置于 500 mL 圆底烧瓶中，加水 250 mL，浓硫酸 20 mL，室温浸泡过夜，再加热回流 4～6 h。冷却后，倾出酸水液，药渣用水漂洗三次，除去夹杂的硫酸后，倒入乳钵中，加 Na_2CO_3 粉末，调 pH 至中性、水洗、过滤。药渣低温(80 ℃)干燥 12 h，置乳钵中研成细粉，置索氏提取器中，以石油醚(60～90 ℃)为溶剂，连续回流提取 4～5 h。回收石油醚至剩 10～15 mL，迅速倾入小锥形瓶中，放置使充分冷却，抽滤，并用少量石油醚洗涤抽滤器上的结晶，干燥，得薯蓣皂苷元粗品。将所得粗品用 95%乙醇 40 mL 加热溶解后，活性炭脱色(1%～2%)趁热抽滤，并用少量乙醇洗涤滤渣，干燥，得薯蓣皂苷元纯品。实验流程见图 3-8。

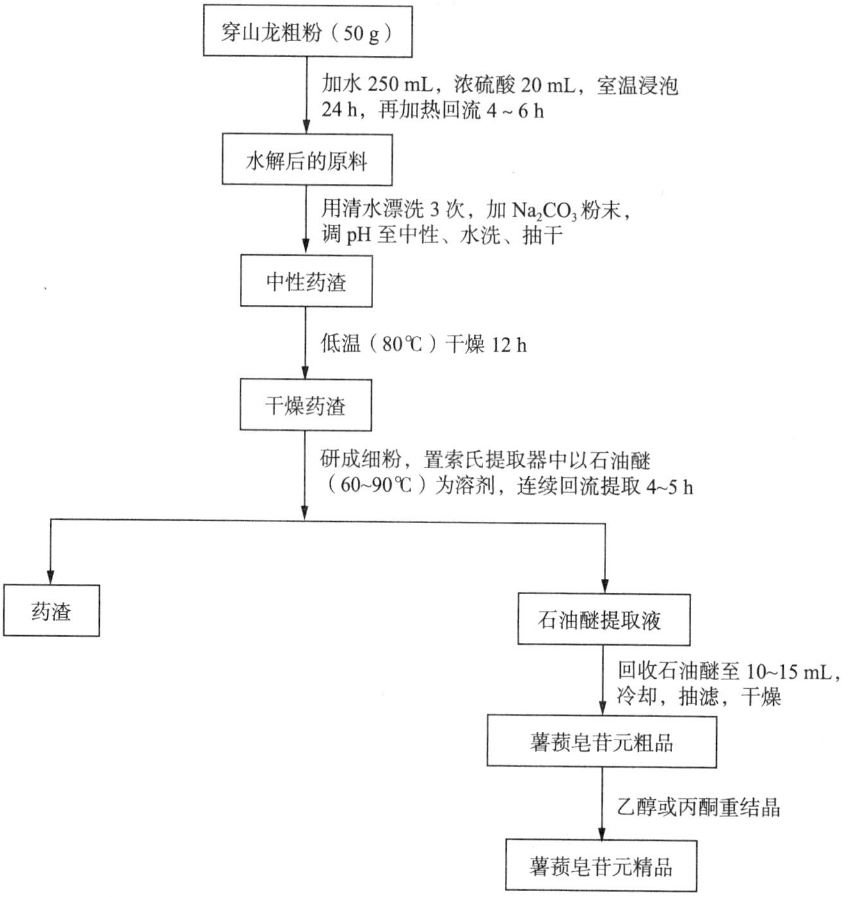

图 3-8　实验流程示意

2. 薯蓣皂苷的理化性质

(1) 泡沫实验　取穿山龙粗粉 1 g，加水 10 g 于 80 ℃水浴上加热 30 min，过滤，取供试液 2 mL 于试管中，紧塞试管口后猛力振摇 1 min，试管内液体则产生大量的持久性的似蜂窝状泡沫(示有皂苷)，放置 10 min，泡沫量无显著变化。

(2) 溶血实验　取 2 支试管，一支加生理盐水 1 mL，另一支加生理盐水 0.5 mL、泡沫试验滤液 0.5 mL，两试管分别加入 2%血球悬浮液 1 mL，混合均匀后放置，观察溶血现象。

3. 薯蓣皂苷元的鉴定

(1) 醋酐-浓硫酸反应(Liebermann-Burchard 反应)　取薯蓣皂苷元结晶适量，加冰醋酸 0.5 mL 使溶解，续加醋酐搅匀，浓硫酸试剂 2～3 滴，观察并记录现象。

(2) 三氯甲烷-浓硫酸反应(Salkowski 反应)　取薯蓣皂苷元适量，加三氯甲烷 1.5 mL 使溶解，沿试管壁加等量的浓硫酸，观察并记录现象。

(3) 冰醋酸-乙酰氯实验　取薯蓣皂苷元适量，加冰醋酸 1 mL 使溶解，加乙酰氯数滴及氯化锌数粒，加热观察并记录现象。

4. 薄层色谱

吸附剂：硅胶 G 薄层板。

样　品：5%自制薯蓣皂苷元的乙醇液。

对照品：5%薯蓣皂苷元标准品的乙醇液。

展开剂：石油醚-乙酸乙酯(7∶3)。

显色剂：5%磷钼酸乙醇溶液，加热至斑点呈蓝色。

四、注意事项

1. 原料经酸水解后应充分洗涤呈中性，以免烘干时炭化。

2. 在干燥水解原料的过程中，应注意压散团块和勤翻动，以缩短干燥时间。

3. 由于石油醚极易挥发损失，故在连续回流提取过程中，水浴温度不宜过高，能使石油醚微沸即可。此外还可适当加快冷凝水的流速，以增加冷凝效果。

4. 回收石油醚的蒸馏操作，无需另换蒸馏装置。只需将索氏提取器中的滤纸筒取出，再照原样装好，继续加热回收烧瓶中的溶剂，待溶剂液面增加至高虹吸管顶部弯曲处 1 cm 处，暂停回收，取下提取器，将其中石油醚移置另外容器中，如此反复操作，直到回收石油醚回收至较少量。

五、思考题

1. 穿山龙水解所得薯蓣皂苷元应如何储存？

2. 使用索氏提取器有什么优点？应注意哪些问题？

3. 使用石油醚作提取溶剂时，操作中应注意哪些事项？

实验 3.5　牛蒡子中牛蒡苷元的提取分离

牛蒡 *Arctium lappa* L. 系菊科牛蒡属植物，为传统药用植物，其果实（牛蒡子）、叶和根均可入药。牛蒡的名称始见于南北朝时的《名医别录》，又因其果壳多刺沟之故，有“恶实”、“鼠黏子”、“蝙蝠刺”、“夜叉头”等别名。牛蒡和牛蒡子形态见图 3-9。

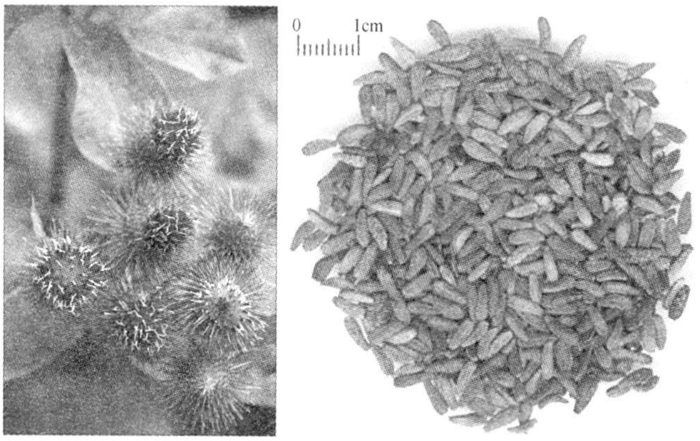

图 3-9　牛蒡及牛蒡子形态

牛蒡子其性味辛苦、寒，具疏散风寒、宣肺透疹、消肿解毒之功效。用于治疗风热感冒、咽喉肿痛等。

牛蒡含多种化学成分，主要有木脂素、挥发油、酚羟基类及硫炔类化合物等，还含有少量生物碱、甾醇和维生素。木脂素成分主要为牛蒡苷(Arctiin)、牛蒡苷元(Arctigenin)、牛蒡苷元乙酸酯(Arctigenin acetate)、牛蒡子-4′-β-龙胆二糖苷(Arctigenin-4′-β-gentiobioside)、牛蒡酚 A-H(Arctigenin A-H)等。其中牛蒡苷、牛蒡苷元以及牛蒡酚具有一定的抗肿瘤生长活性。

一、实验目的

1. 以牛蒡子为例，学习木脂素类化合物的提取方法。
2. 分离出牛蒡苷元，并且了解其性质和鉴定方法。
3. 了解硅胶柱层析的基本操作。

二、实验原理

牛蒡子中的主要成分是占 5%～7%牛蒡苷和 1%～3%的牛蒡苷元。两者都是木脂素类化合物，同时牛蒡苷元是牛蒡苷的水解产物。可以通过 5%稀硫酸水解牛蒡苷得到牛蒡苷元。

牛蒡苷：分子式 $C_{27}H_{34}O_{11}$，相对分子质量 534，黄色胶状，结构式如下：

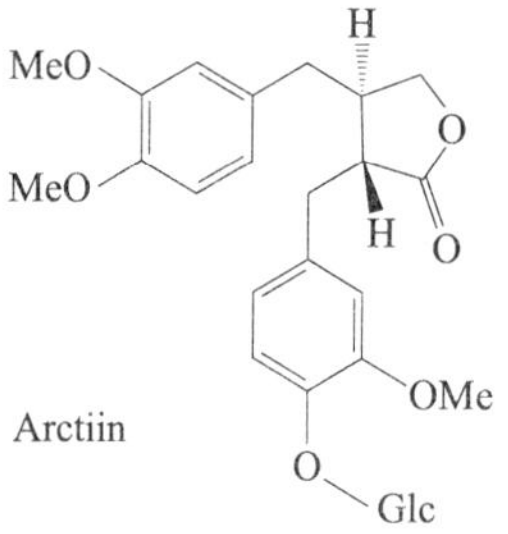

Arctiin

牛蒡苷元：分子式 $C_{21}H_{24}O_6$，相对分子质量 372，黄色胶状，结构式如下：

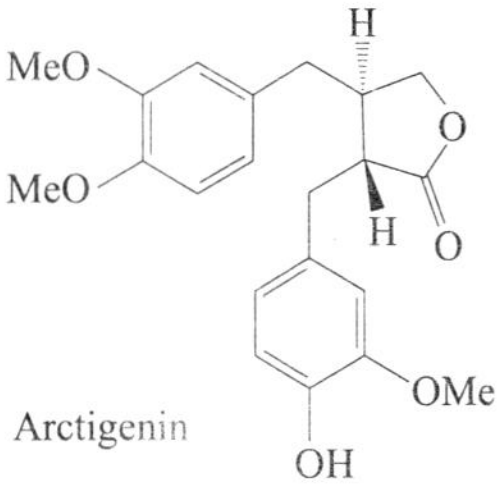

Arctigenin

三、实验步骤

1. 牛蒡苷元的提取和精制

(1) 牛蒡子的提取　取牛蒡子 75 g，置于 1 000 mL 圆底烧瓶中加入 75%乙醇 500 mL，加热回流提取 2 h，倾倒出提取液，药渣再用 75%乙醇回流提取两次。将三次提取液合并，减压浓缩。

(2) 牛蒡苷的水解　将粗提取物置于 500 mL 圆底烧瓶，加入 5%稀硫酸 150 mL。加热回流 5 h 后，冷却至室温，用 CH_2Cl_2 萃取 2～3 次，合并萃取液，饱和食盐水洗涤，减压浓缩蒸干。此时牛蒡子中的牛蒡苷基本水解成牛蒡苷元。

(3) 牛蒡苷元精制　水解后产物黏性较大，会增加分离难度，主要是由于其中所含糖类化合物。这里选择用 5～10 cm 硅胶先进行预纯化，降低提取物黏性。并且牛蒡苷元的极性较小，用 CH_2Cl_2 洗脱基本不会被硅胶吸附，不会影响牛蒡苷元的产率。预纯化后的提取物黏性明显降低，但其中仍有多种化合物，需要用硅胶进行进一步纯化，这里选择湿法上样，石油醚：乙酸乙酯(2：1)体系进行洗脱。收集纯化后的牛蒡苷元，得到黄色胶状固体。

实验流程见图 3-10。

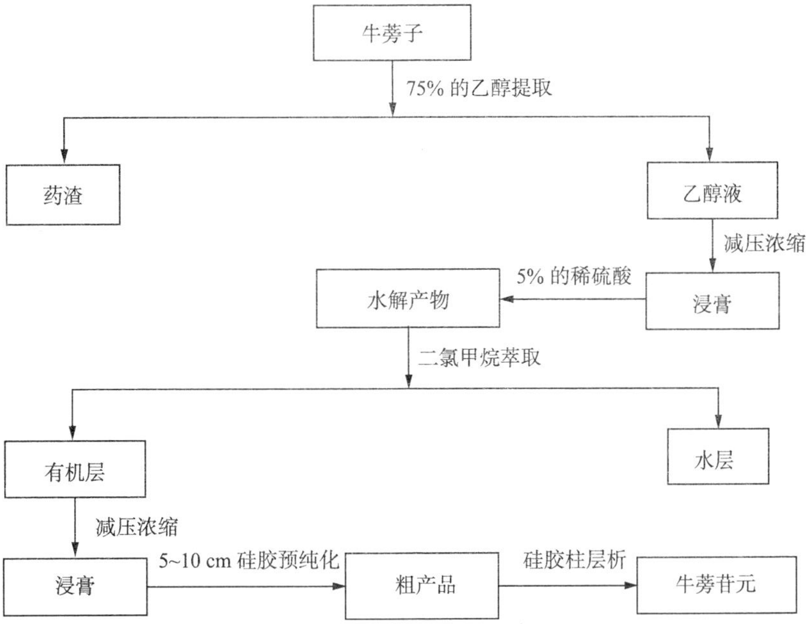

图 3-10　实验流程示意

2. 色谱鉴定

样品：牛蒡苷元及其对照品。

吸附剂：硅胶 G 薄层板。

展开剂：二氯甲烷∶甲醇(20∶1)。

显色剂：茴香醛浓硫酸试剂，110 ℃加热 5 min。

或碘蒸气或紫外灯 254 nm 下观察。

四、注意事项

1. 在配制 5%稀硫酸时需注意浓硫酸的使用。

2. 牛蒡苷的水解过程需要进行 TLC 跟踪检测，判断水解完成程度。同时水解完后的产物易形成胶状固体，需要用超声波或加热溶解。

3. 实验中使用二氯甲烷、乙酸乙酯、石油醚等易挥发有机溶剂应保持室内通风。

五、思考题

1. 为了得到牛蒡子苷元，为什么要先对浸膏进行水解，这样做有什么好处?

2. 对于具有内酯结构的木脂素可利用其溶于碱液的性质，与其他亲脂性成分分离，但为什么对于有旋光活性的木脂素不适用?

第4章　药物分析实验

景秋芳、叶金星
（华东理工大学药学院药物分析教研室）

实验须知

为确保实验教学质量，每位参加实验者应认真做到如下几点。

1. 每次在实验之前，请认真进行预习。明确实验的目的要求，熟悉原理和操作要点、测定结果的计算方法、实验中误差的可能来源，预先安排好实验进程，估计实验中可能发生的问题及处理办法。

2. 严格按实验步骤操作，认真掌握操作技术，细心观察实验现象，积极思考，学会运用所学理论解释实验现象，研究实验中的一些问题。

3. 实验过程中应尊重实验事实，及时做好完整而确切的原始记录。进入实验室要带好实验记录本。要用钢笔或圆珠笔书写，字体端正，直接写在实验记录本上。绝不允许记在纸条上、手上或其他本子上再誊写，也不允许暂记在脑子里等下一个数据一起记录。原始记录是实验报告的一部分。记录本不准被撕页，如记录有误，只能将写错处用双线画去（但要求仍能看清原来写错的数值），在其旁写上正确数据，不得涂改，涂改的原始记录无效。

4. 为防止试剂、药品污染，取用时应仔细观察标签，杜绝错盖瓶盖或不随手加盖的现象发生。当不慎发生试剂污染时，应及时报告任课教师。此外，取出的试剂、药品不能再倒回原瓶。

5. 爱护仪器，小心使用，破损仪器应及时登记、补发。使用精密仪器需经教师同意，用完后登记签名。

6. 实验时确保安全，时刻注意防火、防爆。发现事故苗头及时报告，不懂时不要擅自动手处理。

7. 清洁液一般只限于洗涤滴定管、吸量管、容量瓶等。注意节约蒸馏水，清洗玻璃仪器应遵守少量多次的原则。

8. 爱护公物，节约水电、药品和试剂。可回收利用的废溶剂应回收至指定的容器中，不可任意弃去。腐蚀性残液切勿倒进水槽。

9. 实验完毕应认真清理实验台，仪器洗净后放回原处，锁好柜子，经教师同意后，方可离开。值日生还应负责整理公用试剂，打扫地面卫生、清除垃圾及废液缸中污物，并检查水、电、门窗等安全事宜。

10. 认真总结实验结果，并进行必要的讨论，按指定格式填写实验报告。

4.1 药物分析实验基础

药物分析实验是药物分析课程的一个重要组成部分。要求学生扎实系统地学习中国药典常用分析方法的基本原理和实验技术，通过实验，加深对所学专业知识的理解；熟练掌握各种分析方法和操作技术；全面了解药物分析工作的性质和任务。培养严肃认真、实事求是的科学态度和工作作风。

本实验内容的编写，主要依据中国药典及部分国外药典所收载的内容，从中选出较为典型的药物及方法为实例，包括药物鉴别、杂质检查、含量测定等内容；方法包括典型的容量分析法、紫外-可见分光光度法、荧光分光光度法、气相色谱法和高效液相色谱法等内容。涉及对象包括原料药、片剂、复方制剂等。

4.1.1 容量仪器的校正

在定量分析中应用的容量仪器，都需要很准确的容积，否则在使用时就会影响分析结果的准确性，故必须事先进行校正。

测量体积的基本单位是毫升(mL)，也就是真空中 1 g 纯水在 4 ℃(水在 4 ℃时密度最大)时所占的体积，但 4 ℃并不是我们适宜的工作条件，故一般以 20 ℃作为标准。水的体积在 4 ℃以上时，随温度上升而膨胀(玻璃容器的体积也随温度变化而变化，但玻璃膨胀系数很小，可以忽略不计)。在空气中称重，因空气的浮力，质量也会减少。因此，这些因素应加以校正。我们可以从水的密度表 4－1 中查出相应温度的水在空气中的质量，通过计算可得到较准确的校正结果。

表 4－1 水在真空和空气中的密度

温度/℃	1 mL 水在真空中质量/g	1 mL 水在空气中质量/g
15	0.999 13	0.997 93
16	0.998 97	0.997 80
17	0.998 80	0.997 66
18	0.998 62	0.997 51
19	0.998 43	0.997 35
20	0.998 23	0.997 18
21	0.998 02	0.997 00
22	0.997 80	0.996 80
23	0.997 57	0.996 60
24	0.997 32	0.996 30
25	0.997 07	0.996 17
26	0.996 81	0.995 93
27	0.996 54	0.995 69
28	0.996 26	0.995 44
29	0.995 97	0.995 18
30	0.995 67	0.994 91

1. 容量瓶的校正

将待校正的容量瓶洗净干燥，取烧杯盛放一定量蒸馏水，容量瓶及蒸馏水同时放于天平室中 20 min，使温度与空气的温度一致，记下蒸馏水的温度。先将空的容量瓶连同瓶塞一起称定重量(称准至四位有效数字)，然后加蒸馏水至刻度，注意刻度之上不可留有水珠，否则应用干燥滤纸擦干，塞上瓶塞，再称定重量，减去空瓶重量即得容量瓶中水的重量，用表 4－1 中温度换算后 1 mL 水的重量来除容量瓶容积的毫升数。

如容量瓶无刻度或与原刻度不符时，应该标上刻度或校正原来的刻度。方法是用纸条沿容量瓶中水的凹面成切线贴成一圆圈，然后倒去水，在纸条上涂上石蜡，再沿纸条在石蜡上刻一圆圈，沿圆圈涂上氢氟酸，使氢氟酸与玻璃接触。2 min 后，洗去过量的氢氟酸并除去石蜡，即可见容量瓶上的新刻度。

根据规定，容量瓶允许的误差范围如表 4－2 所示。

表 4－2　容量瓶允许的误差范围

容积/mL	允许误差/mL	
	盛入量	倾出量
10	±0.02	±0.04
25	±0.03	±0.06
50	±0.05	±0.10
100	±0.10	±0.20
200	±0.10	±0.20
250	±0.10	±0.20
500	±0.15	±0.30

2. 移液管的校正

取一干燥锥形瓶，称定重量，然后取内壁已洗净的移液管，按照移液管的使用方法，吸取蒸馏水至刻度，将蒸馏水放入已称定重量的锥形瓶中，称定重量，记下蒸馏水的温度，从表 4－1 中查出水的密度，以此密度除放出的水的重量，即得到移液管的容积。

刻度吸管的校正方法，可以按下面滴定管的校正法进行。

根据规定，移液管允许的误差范围如表 4－3 所示。

表 4－3　移液管允许的误差范围

容积/mL	2	5	10	20	25	50	100
允许误差/mL	±0.006	±0.01	±0.02	±0.03	±0.04	±0.05	±0.08

3. 滴定管的校正

取干燥的 50 mL 锥形瓶，称定重量。然后将待校正的滴定管装入蒸馏水至零刻度处，记下水的温度，从而定量放下一定体积的水至锥形瓶中(根据滴定管大小及管径均匀情况，每次可放 5 mL 或 10 mL)，精密读取滴定管读数至小数点后第二位。称定锥形瓶中水的重量，然后再放一定体积再称重，如此一段一段地校正。然后从表 4－1 中查出水在实验温度时的密度，以此密度除放出水的重量，即得到真实容积。可将各段校正值列表备用。

校正实验每段必须重复两次，每次校正值的误差应小于0.02 mL，校正时必须控制滴定管的流速，使每秒钟流出3～4滴，读数必须准确。根据规定，滴定管误差：50 mL为±0.06 mL，25 mL为±0.05 mL。

4. 注意事项

(1)所用蒸馏水至少在天平室内放置1 h以上。

(2)待校正的仪器，应仔细洗涤至内壁完全不挂水珠。

(3)校正时所用锥形瓶必须干净，瓶外须干燥。

(4)一般每个仪器应校正两次。

4.1.2 药物分析实验误差及数据处理

任何测量都是由测量者取部分物质作为样品，根据被测组分的理化性质，如重量、体积、pH等，使用各种仪器和试剂获得数据。由于受分析方法、测量仪器、试剂和分析工作者主观因素等方面的限制，存在着难以避免的误差，也就是说，任何测量都不能绝对准确。在一定条件下，测量结果只能接近真实值，而不能达到真实值。所以我们在药物分析实验中必须根据对结果准确度的要求，合理安排实验，对实验结果的可靠性作出合理的判断，并能正确表达。

1. 测量误差

测量值和真实值之差称为测量误差，它是衡量测量值不准确性的一个指标，反映结果的准确性。误差越小，准确性越高。测量误差用两种方法表示，即绝对误差和相对误差。

(1) 绝对误差　绝对误差是测量值与真实值之差。若以χ代表测量值，μ代表真实值，则绝对误差δ为：

$$\delta=\chi-\mu$$

绝对误差以测量值的单位为单位，可以是正值，也可以是负值。测量值越接近真实，绝对误差越小。

(2) 相对误差　相对误差以真实值的大小为基础表示误差值所占的比例，以下式表示：

$$\text{相对误差}=\frac{\text{绝对误差}}{\text{真实值}}\times100\%=\frac{\delta}{\mu}\times100\%$$

(3)真实值　真实值是可以接近而不可达到的理论值。在实际工作中，常把纯化学试剂的理论含量作为真实值，而实际上并无绝对纯的试剂，即真实值本身也都有一定的误差。实际上是把用可靠的方法对试样进行多次测定所得的平均值作为真实值。

(4)系统误差　误差可分为系统误差和偶然误差两大类。系统误差也叫可定误差，它是由某种确定的原因引起的，一般有固定的方向(正或负)和大小。重复测定时重复出现。根据系统误差的来源，可将其分为方法误差、试剂误差、仪器误差及操作误差等几种。

① 方法误差。由于分析方法本身不完善或选用不当所造成的误差叫方法误差。如重量分析中的沉淀溶解、共沉淀或沉淀分解等因素造成的误差；容量分析中的反应不完全、干扰离子的影响、指示剂不合适、等当点和滴定终点不相符，以及其他副反应的发生及标准溶液本身的误差等原因造成的误差。为了知道分析方法的误差，可用标准品作对照实验，以求得方法误差的大小。对方法误差较大的分析方法必须寻找新的分析方法加以改正。

② 试剂误差。由于试剂不纯而造成的误差称为试剂误差。可更换试剂加以克服，也可用空白实验来测量误差的大小加以校正。

③ 仪器误差。由于仪器不够准确造成的误差叫仪器误差。例如：天平的灵敏度低，砝码本身质量不准，容量瓶、滴定管、移液管的刻度不准等都能带来误差，因此，可将这些仪器加以校正，并求出其校正值以克服这些误差。

④ 操作误差。由于分析者操作不符合要求造成的误差叫操作误差。对滴定终点颜色改变的判断不当，习惯偏深或偏浅，便会产生这种误差。可通过对照实验或有经验的分析人员校正而减免。

(5) 偶然误差　偶然误差也称不可定误差或随机误差，它是由偶然的因素引起的。例如，实验室的温度、湿度等的变化所造成的误差，其大小和正负都不固定。但如果多次测定就会发现绝对值大的误差出现的概率小，绝对值小的误差出现的概率大，正负偶然误差出现的概率大致相等，因此它们之间常能互相完全或部分抵消。通过增加平行测定的次数，便可减少测定结果中的偶然误差；也可通过统计方法估计偶然误差值，并在测定结果中予以正确表达。

2. 准确度与精密度

(1) 准确度　准确度是指测量值与真实值接近的程度，它表示测量的准确性。测量值与真实值越接近，就越准确。准确度的大小用误差来表示。误差越大，准确度越低。例如，某一物质的真实质量是 1.000 1 g，某人称成 1.000 8 g，另一人称成 1.000 2 g，前者的绝对误差为 0.000 7 g，后者的绝对误差为 0.000 1 g，后者的准确度比前者高。

(2) 精密度　精密度是指一组测量值彼此符合的程度。它们越接近，精密度就越高。由于真实值通常是未知的，故在实际工作中经常用多次分析结果的平均值作为衡量标准，与各次测得的数值进行比较，其间的差称为偏差。偏差表示分析测定的再现性。

① 偏差。偏差是指测量值与平均值之差。偏差越大，精密度越低。若令$\overline{\chi}$代表一组平行测定值的均值，则单次测量值 χ_i 的偏差为：$d=\chi_i-\overline{\chi}$，d 值有正有负。

② 平均偏差。各单个偏差绝对值的平均值称为平均偏差($\overline{d}$)。应当注意，平均偏差都是正值。

③ 相对平均偏差。平均偏差与平均值之比称为相对平均偏差。

④ 标准差。标准差(S)是反映一组供试品测定值离散程度的统计指标。

⑤ 相对标准差。由于测量数值大小不同，只用标准差不足以说明测定的精密情况，可以用相对标准差(RSD)来说明精密度。

(3) 准确度与精密度的关系　一组测量值的精密度高，其平均值的准确度不一定就高，因为每个测量值中都可能包含一种恒定的系统误差，使测量值总是偏高或偏低。精密度低的测量值，其准确度常常较低，即使它的平均值与真实值很接近也是出于偶然，并不可取。只有精密度和准确度都高的测量值才最为可靠，结果才准确。测量值的准确度表示测量的正确性，测量值的精密度表示测量的重现性。精密度是保证准确度的先决条件，只有在消除了系统误差后，才可用精密度同时表达准确度。

3. 提高分析准确度的方法

要想得到准确的分析结果，必须设法避免在分析过程中出现各种误差。

主要方法有以下几种。

(1) 选择合适的分析方法　各种分析方法的准确度和灵敏度是不同的。例如重量分析法和容量分析法，灵敏度虽不算高，但对于高含量组分的测定，能获得比较准确的结果，相对误差一般在千分之几的范围。相反，对于低含量组分的测定，重量分析法和容量分析法的灵敏度一般较低，而仪器分析法的灵敏度较高，相对误差虽然仍较大，但对于低含量组分的测定，因允许有较大的相对误差，这时用仪器分析法是比较合适的。在选择分析方法时，除考虑方法的灵敏度外，还要考虑共存组分或杂质的干扰问题。总之，必须根据分析对象、样品情况及对分析结果的要求来选择合适的分析方法。

(2) 减少测量误差　为了保证分析结果的准确度，必须尽量减少各步骤的测量误差。

在称量步骤中要设法减小称量误差。一般分析天平的称量误差为±0.1 mg，用减重法称量两次，可能引入的最大误差是±0.2 mg。为了使称量的相对误差小于0.1%，取样量就不能小于0.2 g。在滴定过程中要设法减小滴定管读数误差。一般滴定管读数可有±0.01 mL的误差，一次滴定需要读两次数，可能造成的最大误差是0.02 mL。为了使滴定的相对误差小于0.1%，消耗滴定液的量就必须在20 mL以上。对测量准确度的要求要与方法准确度的要求相适应。假如对某比色法测定要求相对误差小于2%，则称取0.5 g样品时，称量的绝对误差不大于0.5 g×2%=0.01 g即可，不一定都要求称准到0.000 1 g。

(3) 增加平行测定次数　在消除系统误差的前提下，增加平行测定次数可以减小偶然误差。

(4) 消除测量过程中的系统误差　包括以下步骤。

① 仪器校正。仪器不准引起的系统误差可以通过仪器校正来克服。如对砝码、移液管和滴定管等进行校正。

② 对照实验。对照实验是检查系统误差的有效方法，把含量已知的标准试样或纯物质当作样品，以所用方法进行定量分析，由分析结果与其已知含量的差值，便可得出分析的误差；用此误差值可对测定结果加以校正。应当指出，用纯物质作样品进行对照实验不如用标准试样好，因为纯物质中不存在样品中的非被测成分，情况和实际不一致。

③ 回收实验。在没有标准试样又不宜用纯物质进行对照时，可以往样品中加入已知量被测物质，用同法进行分析。由分析结果中被测组分的增大值与加入量之差，便能估计分析的误差以评估方法的准确度，必要时应改进方法。

④ 空白实验。在不加样品的情况下，用与样品相同的方法、步骤进行分析，把所得结果作为空白值从样品分析结果中减去，这样可以消除由于试剂不纯或容器不符合要求所产生的误差。

4. 有效数字的处理

(1) 有效数字　任何一种测定，其准确度都有一定的限度。测量值的记录必须与测量的准确度相符。在分析工作中，实际能测量到的数字称之为有效数字。记录有效数字时，规定只允许数的末位欠准，而且只能上下差1。例如，用50 mL量筒量取25 mL溶液，应记成25 mL，取两位有效数字，因为末位上的5已可能有±1 mL的误差。使用25 mL移液管量取25 mL溶液，应记成25.00 mL，取四位有效数字，因为在小数点后第二位上的0才可能有±1，即±0.01 mL的误差。记录测量值时，一般只保留一位可疑值。记录的位数超过恰当的有效数字的位数，不仅不能提高称量值的实际可靠性，反而给运算带来许多麻烦。

从0到9这十个数字中，只有0可以是有效数字，也可以是只作定位用的无效数字。例如，在数据0.060 50中，6后面的两个0都是有效数字，而6前面的两个0则都不是。它们只表明这个质量小于十分之一克，所以0.060 50是四位有效数字。

很小的数，用 0 定位不便，可以用 10 的方次表示。例如，0.060 50 可写成 6.050×10^{-2}，仍然是四位有效数字。习惯上小数点前只留一位整数，很大的数也采用这种表示方法。例如，2 500 L，若有三位有效数字则写成 2.50×10^{3} L。

首位为 8 或 9 的数据，有效数字可多计一位。pH、lg K 等对数数值，其有效数字的位数仅取决于小数部分数字的位数，因为整数部分只代表原值的方次。例如，pH=8.02 的有效数字应为两位。

(2) 数的修约规则　在数据处理过程中，各测量值的有效数字位数可能不同。在运算时，按一定规则舍弃多余的位数，不但可以节省时间，而且可以避免计算误差。按运算法则确定有效位数后，舍弃多余的位数，称为数的修约。其基本原则如下。

① 四舍六入五成双。该规则规定：测量值中被修约的那个数等于或小于 4 时舍弃，等于或大于 6 时进位。等于 5 时(5 后无数)，若进位后测量值的末位数成偶数，则进位；成奇数，则舍弃。若 5 后还有数，说明修约数比 5 大，则进位。

② 只允许对原测量值一次修约至所得位数，不能分次修约。例如，将 4.1349 修约为三位数，只能为 4.13，不能先修约成 4.135，再修约成 4.14。

③ 运算过程中，为了减少舍入误差，可多保留一位有效数字(不修约)，算出结果后，再按运算法则，将结果修约至应有的有效数字位数。特别在运算步骤长，涉及数据多的情况下，尤其需要。

④ 在修约标准偏差值或其他表示不确定度时，修约的结果应使准确度的估计值变得更差一些。例如 $S=0.213$，若取两位有效数字，宜修约为 0.22，取一位为 0.3。

在进行统计检验时，S 值应多留 1～2 位数字参加运算，计算所得的统计量可多保留 1 位数字与临界值比较，以避免因数字修约而造成错误。

(3) 运算法则　在计算分析结果时，每个测量值的误差都要传递到结果中。必须根据误差传递规律，按有效数字运算法则合理取舍，才不致影响结果准确度的表达。

在作数学运算时，有效数字的处理，加减法与乘除法不同。做加减法是各数值绝对误差的传递，所以结果的绝对误差必须与各数中绝对误差最大的那个相当。通常为了便于计算，可按照小数点后位数最少的那个数保留其他各数的位数，然后再相加减，例如

下面三式：

0.536 2	10.005 1	
0.001 4	1.972 4	4.259 8
+0.25	+ 0.000 3	−4.259 5
0.79	11.977 8	0.000 3

在第一式中，三个数的绝对误差不同，结果的有效数字位数只由绝对误差最大的第三个数决定，即两位。第二、第三两式中各数的绝对误差都一样，故确定结果有效数字的位数很简单。不过也要看到，第二式中第三个数只有一位有效数字，而结果有六位。

第三式中的两个数都有五位有效数字，而结果只有一位。以第一式为例，可先把三个数修约成 0.54、0.00 及 0.25，然后再相加；在乘除法中，因为是各数值相对误差的传递，所以结果的相对误差必须与各数中相对误差最大的那个相当。通常为了便于计算，可按照有效数字位数最少的那个数保留其他各数的位数，然后再相乘除。例如，在 $0.12\times9.678\ 234$ 的运算中，可先写成 0.12×9.7，然后相乘。正确的结果是 1.2，不是 1.164。

5. 可疑数据的取舍

在测量中有时会出现过高或过低的测量值，叫做可疑数据或逸出值。例如，测得 4 个数据：22.30、20.25、20.30 和 20.32，显然第一个测量值可疑。我们怀疑它可能是由于测量中发生了什么差错，自然想在计算平均值和标准偏差时把它舍弃。但是舍弃一个测量值要有根据，不能采取"合意者取之，不合意者舍之"的不科学态度。

在准备舍弃某测量值之前，首先应检查该数据是否记错，核对计算有无错误，回想实验过程中是否有不正常现象发生等。如果找到了原因，就有了舍弃这个数据的明确理由。若不能找到确实原因，就要用统计检验的方法确定可疑值是否来源于同一总体，以决定取舍。在测量次数多，能对总体的标准偏差有正确估计的情况下，可以使用 t 检验。由于测量值多，一个逸出值对平均值的影响小，所以问题容易解决。在测量次数少，如 3～5 次的情况，问题就比较困难，因为这时不易把总体的标准偏差估计准确，而且可疑值对于均值的影响也大。

对于舍弃可疑值的问题，曾提出过许多标准，但对于次数少的测量数据，可疑值的取舍问题尚无完善标准。目前用得最多的统计学方法是 G 检验法。

(1) G 检验法　G 检验法又叫 Grubbs 法(格鲁布斯法)，此法的优点是在判断可疑值的过程中，引入了正态分布的两个最重要的样本参数平均值和标准偏差，故方法的准确性较好。缺点是需要计算稍为麻烦。G 检验法的检验步骤如下：① 算出包括可疑值在内的平均值；② 计算可疑值与平均值之差；③ 算出包括可疑值在内的标准偏差；④ 用标准偏差除可疑值与平均值之差，得 G 值；⑤ 查 G 的临界值表，若计算的 G 值大于表中查到的临界值，就可以把可疑值舍弃。

(2) $4\bar{d}$ 法　根据正态分布规律，偏差超过 6 的个别测定值的概率小于 0.3%，故当测定次数不多时，这一测定值通常可以舍去。对于少量实验数据，只能用 S 代替 6，用 d 代替 δ，故可以粗略地认为，偏差大于 $4\bar{d}$ 的个别测定值可以舍去。很明显，这样处理是会存在较大误差的。但是，由于这种方法比较简单，不必查表，故至今仍为人们所采用。但这种方法只能用于处理一些要求不高的实验数据。用 $4d$ 法判断可疑值取舍时，首先求出可疑值除外的其余数据的平均值 x 和平均偏差 $\bar{d}$，然后将可疑值与平均值进行比较，如果绝对差值大于 $4\bar{d}$，则可疑值舍去，否则保留。

4.1.3 定量分析方法

原料药、制剂的含量测定和杂质的限量测定，是评价药品质量优劣的重要手段。中国药典含量测定项下及有关物质的测定中所采用的定量分析方法主要包括容量分析法、光谱分析法和色谱分析法。

1. 滴定分析法(容量分析法)

滴定分析法是化学分析法的一种。将一种已知其准确浓度的试剂溶液（称为标准溶液）滴加到被测物质的溶液中，直到化学反应完全时为止，根据所用试剂溶液的浓度和体积可以求得被测组分的含量，这种方法称为滴定分析法(或称容量分析法)。该方法的特点是：① 加入标准溶液物质的量与被测物质的量恰好是化学计量关系；② 适于组分含量在 1% 以上各种物质的测定；③ 快速、准确、仪器设备简单、操作简便；④ 用途广泛。

滴定分析法对滴定反应的要求包括：① 反应要按一定的化学方程式进行，即有确定的化学计量关系；② 反应必须定量进行，反应接近完全(>99.9%)；③ 反应速度要快，有时可通过加热或加入催化剂等方法来加快反应速度；④ 必须有适当的方法确定滴定终点，简便可靠的方法使能选出合适的指示剂。

滴定分析法的标准溶液是指已知准确浓度的溶液，所用的基准物质是指能直接配成标准溶液的物质。基准物质须具备的条件包括：① 组成恒定，实际组成与化学式符合；② 纯度高，一般纯度应在 99.5%以上；③ 性质稳定，保存或称量过程中不分解、不吸湿、不风化、不易被氧化等；④ 具有较大的摩尔质量，称取量大，称量误差小；⑤ 使用条件下易溶于水（或稀酸、稀碱）。在标准溶液的配制时，标准溶液浓度大小选择的依据包括：① 滴定终点的敏锐程度；② 测量标准溶液体积的相对误差；③ 分析试样的成分和性质；④ 对分析结果准确度的要求。

配制标准溶液的方法包括：① 直接配制（准确称量一定量的基准物质，溶解于适量溶剂后定量转入容量瓶中，定容，然后根据称取基准物质的质量和容量瓶的体积即可算出该标准溶液的准确浓度）；② 间接配制（先配制成近似浓度，然后再用基准物或标准溶液标定，标定一般要求至少进行 3～4 次平行测定，相对偏差在 0.1%～0.2%）。

滴定分析误差（一般要求相对误差± 0.1%）主要包括：① 称量误差（每次称量误差：± 0.000 1 g，一份试样称量误差±0.000 2 g，若相对误差±0.1%，则每一份试样的称量至少为 0.2 g）；② 量器误差（滴定管读数误差：± 0.01 mL，一份试样量取误差± 0.02 mL，若相对误差±0.1%，则每一份试样体积量至少为 20 mL）；③ 方法误差：主要是终点误差（滴定终点与化学计量点不符引起的误差），通常来源于指示剂不能准确地在化学计量点时改变颜色；标准溶液的加入不可能恰好在指示剂变色时结束：接近终点时半滴半滴加入；指示剂本身会消耗少量标准溶液，需要做空白实验；杂质消耗标准溶液等。

滴定方法主要有以下 4 种：① 直接滴定；② 返滴定法（剩余量滴定，俗称回滴）。当反应较慢或反应物是固体时，加入符合计量关系的滴定剂，反应常常不能立即完成。此时可以先加入一定量过量的滴定剂，使反应加速。等反应完成后，再用另一种标准溶液滴定剩余的滴定剂。这种滴定方式称为返滴定法。返滴定法主要用于下列情况：采用直接滴定法时，缺乏符合要求的指示剂，或者被测离子对指示剂有封闭作用；被测离子与 EDTA 的配位速度很慢；被测离子发生水解等副反应，影响测定。③ 置换滴定；④ 间接滴定。

滴定分析法主要包括酸碱滴定法、配位滴定法、氧化还原滴定法、沉淀滴定法及电位滴定法。

（1）酸碱滴定法　酸碱滴定法是利用酸和碱在水中以质子转移反应为基础的一种容量分析方法，也称中和法。可用于测定酸、碱和两性物质。

其基本反应为 $H^+ + OH^- \rightleftharpoons H_2O$

用酸作滴定剂可以测定碱，用碱作滴定剂可以测定酸。最常用的酸标准溶液是盐酸，有时也用硝酸和硫酸。标定它们的基准物质是碳酸钠。

最常用的碱标准溶液是氢氧化钠，有时也用氢氧化钾或氢氧化钡，标定它们的基准物质是邻苯二甲酸氢钾或草酸。

如果酸、碱不太弱，就可以在水溶液中用酸、碱标准溶液滴定。解离常数 K_a 和 K_b 是酸和碱的强度标志。当酸或碱的浓度为 0.1 mol/L，而且 K_a 或 K_b 大于 10^{-7}时，就可以准确地滴定，一般可准确至 0.2%。多元酸或多元碱是分步解离的，如果相邻的解离常数相差较大，即大于 10^4，就可以进行分步滴定，这种情况下准确度不高，误差约为 1%。

盐酸滴定碳酸钠分两步进行，相应的滴定曲线上有两个等当点，因此可用盐酸来测定混合物中碳酸钠和碳酸氢钠的含量，先以酚酞（最好用甲酚红-百里酚蓝混合指示剂）为指示剂，用盐酸滴定碳酸钠至碳酸氢钠，再加入甲基橙指示剂，继续用盐酸滴定碳酸氢钠为二氧化碳，由前后消耗的盐酸的体积差可计算碳酸氢钠的含量。

某些有机酸或有机碱太弱，或者它们在水中的溶解度小，因而无法确定终点时，可选择有机溶剂为介质，情况就大为改善。这就是在非水介质中进行的酸碱滴定（在非水溶剂中进行的滴定分析方法称为非水滴定法），该法可用于酸碱滴定、氧化还原滴定、配位滴定及沉淀滴定等。在药物分析中，以非水酸碱滴定法应用最为广泛，适用于：① 难溶于水的有机物；② 在水中不能直接被滴定的弱酸（$c_aK_a<10^{-8}$）或弱碱（$c_bK_b<10^{-8}$）；③ 在水中不能被分步滴定的强酸或强碱）。

很多药品是很弱的有机碱，可以在冰醋酸介质中用高氯酸滴定。

有的非酸或非碱物质经过适当处理可以转化为酸或碱，然后也可以用酸碱滴定法测定。例如，测定有机物的含氮量时，先用浓硫酸处理有机物，再加浓碱并蒸出 NH_3，经吸收后就可以用酸碱滴定法测定，这就是凯氏定氮法。又如测定海水或废水中总盐量时，将含硝酸钾、氯化钠的水流经阳离子交换柱后变成硝酸和盐酸，就可以用标准碱溶液滴定。

（2）配位滴定法　配位滴定法是以配位反应为基础的一种滴定分析法，可用于对金属离子进行测定。

作为配位滴定的反应必须符合的条件：生成的配合物要有确定的组成，即中心离子与配位剂严格按一定比例结合；生成的配合物要有足够的稳定性；配位反应速度要足够快；有适当的反映理论终点到达的指示剂或其他方法。

在配位滴定中，通常利用一种能与金属离子生成有色配合物的显色剂，指示滴定过程中金属离子浓度的变化。这种显色剂称为金属离子显色剂，又称为金属指示剂。金属指示剂应具备的条件：① 显色配合物与指示剂的颜色显著不同；② 显色反应灵敏、迅速，有良好的变色可逆性；③ 显色配合物的稳定性要适当。常用的金属指示剂有铬黑 T(EBT)、钙指示剂。

（3）氧化还原滴定法　氧化还原滴定法是以溶液中氧化剂和还原剂之间的电子转移为基础的一种滴定分析方法。与酸碱滴定法和配位滴定法相比，氧化还原滴定法应用非常广泛，许多具有氧化性或还原性的有机化合物都可以用此法来测定。

氧化还原滴定法以氧化剂或还原剂为滴定剂，直接滴定一些具有还原性或氧化性的物质；或者间接滴定一些本身并没有氧化还原性，但能与某些氧化剂或还原剂起反应的物质。氧化滴定剂有高锰酸钾、重铬酸钾、硫酸铈、碘、碘酸钾、高碘酸钾、溴酸钾、铁氰化钾、氯胺等；还原滴定剂有亚砷酸钠、亚铁盐、氯化亚锡、抗坏血酸、亚铬盐、亚钛盐、亚铁氰化钾、肼类等。

氧化还原反应的反应机理较复杂，常伴随多种副反应或容易引起诱导反应，而且反应速率较低，有时需要加热或加催化剂来加速。这些干扰都需针对具体情况，采用不同的方法加以克服，否则会影响滴定的定量关系。

氧化还原滴定的等当点可借助仪器来确定，但通常借助指示剂来判断。有些滴定剂溶液或被滴定物质本身有足够深的颜色，如果反应后褪色，则其本身就可起指示剂的作用，例如高锰酸钾。而可溶性淀粉与痕量碘能产生深蓝色，当碘被还原成碘离子时，深蓝色消失，因此在碘量法中，通常用淀粉溶液作指示剂。本身发生氧化还原反应的指示剂，例如二苯胺磺酸钠、次甲基蓝等，在滴定到达等当点附近时，它也发生氧化还原反应，且其氧化态和还原态的颜色有明显差别，从而指示出滴定终点。

在氧化还原滴定中，往往需要在滴定之前，先将被测组分氧化或还原到一定的价态，然后进行滴定。这一步骤称为预先氧化或还原处理。通常要求预处理时所用的氧化剂或还原剂与被测物质的反应进行完全，反应快，过量的试剂容易除去，并要求反应具有一定的选择性。

氧化还原滴定法的指示剂有三类：① 氧化还原指示剂，如二苯胺磺酸钠在酸性溶液中以苯胺磺酸形式存在，无色，在被标准滴定溶液氧化时，生成二苯联苯磺酸，紫色；② 专用指示剂，能和氧化剂还原剂生成特殊色泽，明显提高观测灵敏度，如在碘量法滴定中，可溶性淀粉溶液和碘标准滴定溶液生成深蓝色吸附性化合物，可逆；③ 自身指示剂，如高锰酸钾标准滴定溶液滴定产品草酸时，滴定终点为高锰酸钾标准滴定溶液的紫色。

(4) 沉淀滴定法　沉淀滴定法是以沉淀反应为基础的一种滴定分析方法。

沉淀滴定法必须满足的条件：① 沉淀溶解度必须足够小；② 沉淀反应必须迅速完成，并很快达到平衡；③ 有适当方法指示化学计量点；④ 沉淀反应必须具有确定的化学计量关系，即沉淀剂和被测组分之间有确定的化合比。

生成沉淀的反应很多，但符合容量分析条件的却很少，实际上应用最多的是银量法，即利用 Ag^+ 与卤素离子的反应来测定 Cl^-、Br^-、I^-、SCN^- 和 Ag^+。银量法共分三种，分别以创立者的姓名来命名。

莫尔法　在中性或弱碱性的含 Cl^- 试液中，加入指示剂铬酸钾，用硝酸银标准溶液滴定，氯化银先沉淀，当砖红色的铬酸银沉淀生成时，表明 Cl^- 已被定量沉淀，指示终点已经到达。此法方便、准确，应用很广。

福尔哈德法　① 直接滴定法。在含 Ag^+ 的酸性试液中，加 $NH_4Fe(SO_4)_2$ 为指示剂，以 NH_4SCN 为滴定剂，先生成 AgSCN 白色沉淀，当红色的 $Fe(SCN)^{2+}$ 出现时，表示 Ag^+ 已被定量沉淀，终点已到达。此法主要用于测 Ag^+。② 返滴定法。在含卤素离子的酸性溶液中，先加入一定量的过量的 $AgNO_3$ 标准溶液，再加指示剂 $NH_4Fe(SO_4)_2$，以 NH_4SCN 标准溶液滴定过剩的 Ag^+，直到出现红色为止。两种试剂用量之差即为卤素离子的量。此法的优点是选择性高，不受弱酸根离子的干扰。但用本法测 Cl^- 时，宜加入硝基苯，将沉淀包住，以免部分的 Cl^- 由沉淀转入溶液。

法扬斯法　在中性或弱碱性的含 Cl^- 试液中加入吸附指示剂荧光黄，当用 $AgNO_3$ 滴定时，在等当点以前，溶液中 Cl^- 过剩，AgCl 沉淀的表面吸附 Cl^- 而带负电，指示剂不变色。在等当点后，Ag^+ 过剩，沉淀的表面吸附 Ag^+ 而带正电，它会吸附负电荷的荧光黄离子，使沉淀表面显示粉红色，从而指示终点已到达。此法的优点是方便。

(5) 电位滴定法　电位滴定法是在滴定过程中通过测量电位变化以确定滴定终点的方法。和直接电位法相比，电位滴定法不需要准确的测量电极电位值，因此，温度、液体接界电位的影响并不重要，其准确度优于直接电位法。普通滴定法依靠指示剂颜色变化来指示滴定终点，如果待测溶液有颜色或浑浊时，终点的指示就比较困难，或者根本找不到合适的指示剂。电位滴定法是靠电极电位的突跃来指示滴定终点。在滴定到达终点前后，滴液中的待测离子浓度往往连续变化 n 个数量级，引起电位的突跃，被测成分的含量仍然通过消耗滴定剂的量来计算。

使用不同的指示电极，电位滴定法可以进行酸碱滴定、氧化还原滴定、配位滴定和沉淀滴定。酸碱滴定时使用 pH 玻璃电极为指示电极，在氧化还原滴定中，可以用铂电极作指示电极；在配位滴定中，若用 EDTA 作滴定剂，可以用汞电极作指示电极；在沉淀滴定中，若用硝酸银滴定卤素离子，可以用银电极作指示电极。在滴定过程中，随着滴定剂的不断加入，电极电位 E 不断发生变化，电极电位发生突跃时，说明滴定到达终点。用微分曲线比普通滴定曲线更容易确定滴定终点。

如果使用自动电位滴定仪，在滴定过程中可以自动绘出滴定曲线，自动找出滴定终点，自动给出体积，滴定快捷方便。

进行电位滴定时，被测溶液中插入一个参比电极，一个指示电极组成工作电池。随着滴定剂的加入，由于发生化学反应，被测离子浓度不断变化，指示电极的电位也相应地变化。在等当点附近发生电位的突跃。因此测量工作电池电动势的变化，可确定滴定终点。

电位滴定的基本仪器装置包括滴定管、滴定池、指示电极、参比电极、搅拌器、测电动势的仪器。

电位滴定法是用绘制电位确定曲线的方法确定滴定终点。电位滴定曲线即是随着滴定的进行，电极电位值(电池电动势)E 对标准溶液的加入体积 V 作图形。

特点和应用：电位滴定法比起用指示剂的容量分析法有许多优越的地方，首先可用于有色或混浊溶液的滴定，使用指示剂是不行的；在没有或缺乏指示剂的情况下，用此法解决；还可用于浓度较稀的试液或滴定反应进行不够完全的情况；灵敏度和准确度高，并可实现自动化和连续测定。因此用途十分广泛。

按照滴定反应的类型，电位滴定可用于中和滴定(酸碱滴定)、沉淀滴定、配位滴定、氧化还原滴定。

2. 光谱分析法

当物质吸收辐射能或热能后，物质内部发生能级跃迁。记录由能级跃迁所产生的辐射能随波长的变化所得的图谱称为光谱，利用物质的光谱进行定性、定量和结构分析的方法称为光谱分析法，简称光谱法。通过测定被测物在光谱的特定波长处或一定波长范围内的吸光度或发光强度，对该物质进行定性或定量分析的方法称为分光光度法。中国药典收载的光谱分析法有：紫外-可见分光光度法、荧光分析法、红外分光光度法、原子吸收分光光度法等。

(1) 紫外-可见分光光度法　紫外-可见分光光度法是以紫外或可见单色光照射吸光物质的溶液，用仪器测量入射光被吸收的程度(常用吸光度表示)，记录吸光度随波长的变化的曲线，或波长一定时，用吸光度和吸光物质浓度之间的关系来进行定性或定量分析。是根据物质分子对波长为 200～760 nm 这一范围的电磁波的吸收特性所建立起来的光谱分析方法。

原理：朗伯一比耳定律表示如下：

$A=E\times c\times l$ 式中，A 为吸收度；l 为液层厚度；c 为溶液浓度；E 为吸收系数，即单位浓度、单位液层厚度时的吸收度。

紫外-可见分光光度法的特点：灵敏度高，可达 $10^{-4}\sim10^{-7}$ g/mL；准确度高，相对误差为 2%～5%，采用精密的分光光度计测量，相对误差为 1%～2%，其准确度虽不如滴定分析法高，但已满足微量组分测定的准确度要求，而对微量组分的测定，滴定分析法是难以进行的。分光光度计仪器价格较低廉，操作简单，易于普及(近年来，由于一些灵敏度高、选择性好的显色剂不断出现，常可不经分离直接进行吸光度分析，有效地简化了测量步骤，提高了分析速度)，应用广泛(许多化合物都可直接或间接地用吸光光度法进行测定，应用计算分光光度法可不经分离而直接测定混合物中各组分的含量)。

紫外-可见分光光度法仪器校正和检定：由于温度变化对机械部分的影响，仪器的波长经常会略有变动，需要定期对所用仪器进行全面校正检定。在测定前也要校正测定波长，常用汞灯中的较强谱线或用仪器中氘灯的谱线进行校正。

吸收度的准确度可用重铬酸钾的硫酸溶液检定。

紫外-可见分光光度法对溶剂的要求：测定供试品之前，应先检查所用的溶剂在供试品所用的波长附近是否符合要求，即用1 cm石英吸收池盛溶剂，以空气为空白(即光路中不置任何物质)测定其吸收度，溶剂和吸收池的吸收度规定如下：

220～240 nm：不得超过0.40；241～250 nm：不得超过0.20；

251～300 nm：不得超过0.10；300 nm以上：不得超过0.05。

紫外-可见分光光度法的测定方法：以配制供试品溶液的同批溶剂为空白对照，采用1 cm的石英吸收池，在规定的吸收峰波长±2 nm以内测试几个点的吸收度，以核对供试品的吸收峰波长位置是否正确。吸收峰波长应在该品种项下规定的波长±1 nm以内；否则应考虑试样的真伪、纯度以及仪器波长的准确度，并以吸收度最大的波长作为测定波长。一般供试品溶液的吸收度读数，以在0.3～0.7之间的误差较小。由于吸收池和溶剂本身可能有空白吸收，所以测定供试品溶液的吸收度后应减去空白读数，再计算含量。

① 对照品比较法。分别配制供试品溶液和对照品溶液，对照品溶液中所含被测成分的量应为供试品溶液中被测成分标示量的100±10%，所用溶剂也应完全一致，在规定的波长测定供试品溶液和对照品溶液的吸收度后计算。

$$含量=\frac{c_x \times D}{W}\times 100\% \quad \left(其中\ c_x=\frac{A_x}{A_r}\times c_r\right)$$

式中，c_x为供试品溶液的浓度；A_x为供试品溶液的吸收度；c_r为对照品溶液的浓度；A_r为对照品溶液的吸收度；D为稀释倍数；W为供试品取样量。

② 吸收系数法。配制供试品溶液，在规定的波长处测定其吸收度，再以该品种在规定条件下的吸收系数计算含量。

注意用本法测定时，应注意仪器的校正和检定。

含量%＝供试品的百分吸收系数/对照品或标准品的百分吸收系数×100%。

③ 计算分光光度法。采用计算分光光度法应慎重。方法有多种，使用时均应按各品种项下规定的方法进行。当吸收度处在吸收曲线的陡然上升或下降的部位测定时，影响精度的因素较多，故对照品和供试品测试条件应尽可能一致。若测定时不用对照品，如维生素A测定法，应在测定时对仪器作仔细地校正和检定。

(2) 荧光分析法　某些物质受紫外光或可见光照射激发后能发射出比激发光波长更长的荧光。当激发光停止照射后，荧光随之消失。同一种分子结构的物质，用同一波长的激发光照射，可以发射相同波长的荧光。当激发光强度、波长、所用溶剂及温度等条件固定时，物质在一定浓度范围内，其荧光强度(也叫发射光强度)与溶液中该物质的浓度成正比关系，可以进行定性或定量分析。

荧光分析法的特点：灵敏度高，可达10^{-10}～10^{-12} g/mL；荧光分析法应在低浓度溶液中进行；干扰因素也多，因此必须做空白实验，(对易被光分解的样品，可选择一种激发光和发射光波长与之近似而对光稳定的物质配成适当浓度的溶液作为基准溶液代替对照品溶液校正仪器的灵敏度)；荧光衍生试剂可扩大荧光分析法的应用范围；取样少，方法快速；应用不如紫外-可见分光光度法广泛。

荧光分析法中干扰因素的排除，主要是溶剂、溶液、玻璃仪器和温度。

溶剂：溶剂不纯引入的误差比较大，所以应先做空白检查。必要时，先用玻璃磨口蒸馏器蒸馏后再使用。

溶液：溶液中的悬浮物对光有散射作用。必要时，应先用垂熔玻璃滤器滤过或用离心法除去悬浮物;溶液中溶解的氧有降低荧光作用,必要时可在测定前通入惰性气体除氧;测定时需注意溶液的 pH 和试剂的纯度等对荧光强度的影响。

玻璃仪器：所用的玻璃仪器与测定池等必须保持洁净。

温度：温度对荧光强度有较大的影响,测定时应控制使温度一致。

荧光分析法的应用：① 直接荧光光度法;② 作为 HPLC 的检测器(用得多)。

荧光分析法的含量测定方法:由于不易测定绝对荧光强度,故荧光分析法都是在一定条件下,用对照品溶液测定荧光强度与浓度的线性范围后,再在每次测定前,用一定浓度的对照品溶液校正仪器的灵敏度;然后在相同条件下,读取对照品溶液及其试剂空白的荧光读数与供试品溶液及其试剂空白的荧光读数计算供试品浓度。

荧光分析法的含量测定的计算如下：

$$c_i=\frac{R_i-R_{ib}}{R_r-R_{rb}}\times c_r$$

式中,c_i 为供试品溶液浓度;c_r 为对照品溶液浓度;R_i 为供试品溶液读数;R_{ib}为供试品溶液试剂空白的读数;R_r 为对照品溶液的读数; R_{rb}为对照品溶液试剂空白的读数。

注意因荧光分析法中的浓度与读数的线性较窄,故$(R_i-R_{ib})/(R_r-R_{rb})$应在 0.50～2.0,如有超过,应在调节溶液浓度后再测。

(3)色谱分析法　色谱分析法是一种分离分析方法,它先将各组分从混合物中分离再逐个分析,因此是分析混合物的最有力手段。此法具有高灵敏度(可达 10^{-15}～10^{-12} g/mL)、高选择性、高效能、高速度及应用广泛等特点。根据其分离原理,有吸附色谱、分配色谱、离子交换色谱与排阻色谱等方法。

吸附色谱是利用吸附剂对被分离物质的吸附能力不同,用溶剂或气体洗脱,以使组分分离。常用的吸附剂有氧化铝、硅胶、聚酰胺等有吸附活性的物质。

分配色谱是利用溶液中被分离物质在两相中分配系数不同,以使组分分离。其中一相为液体,涂布或使之键合在固体载体上,称固定相;另一相为液体或气体,称流动相。常用的载体有硅胶、硅藻土、硅镁型吸附剂与纤维素粉等。

离子交换色谱是利用被分离物质在离子交换树脂上的离子交换势不同而使组分分离。常用的有不同强度的阳、阴离子交换树脂,流动相一般为水或含有有机溶剂的缓冲液。

排阻色谱又称凝胶色谱或凝胶渗透色谱,是利用被分离物质相对分子质量大小的不同和在填料上渗透程度的不同,以使组分分离。常用的填料有分子筛、葡聚糖凝胶、微孔聚合物、微孔硅胶或玻璃珠等,可根据载体和试样的性质,选用水或有机溶剂为流动相。

色谱法的分离方法有柱色谱法、纸色谱法、薄层色谱法、气相色谱法、高效液相色谱法等。

分离后各成分的检出,应采用各单体中规定的方法。通常用柱色谱、纸色谱或薄层色谱分离有色物质时,可根据其色带进行区分,对有些无色物质,可在 245～365 nm 的紫外灯下检视。纸色谱或薄层色谱也可喷显色剂使之显色。薄层色谱还可用加有荧光物质的薄层硅胶,采用荧光熄灭法检视。用纸色谱进行定量测定时,可将色谱斑点部分剪下或挖取,用溶剂溶出该成分,再用分光光度法或比色法测定,也可用色谱扫描仪直接在纸或薄层板上测出。柱色谱、气相色谱和高效液相色谱可用接于色谱柱出口处的各种检测器检测。柱色谱还可分部收集流出液后用适宜方法测定。

色谱所用溶剂应与试样不起化学反应,并应用纯度较高的溶剂。

(1) 气相色谱法　气相色谱法(gas chromatography,GC)是色谱法的一种。色谱法中有两个相,流动相和固定相。如果用液体作流动相,就叫液相色谱;用气体作流动相,就叫气相色谱。气相色谱法由于所用的固定相不同,可以分为气-固色谱(GSC)和气-液色谱(GLC),用固体吸附剂作固定相的叫气固色谱,例如活性炭、硅胶等;用涂有固定液的担体作固定相的叫气液色谱,例如在惰性材料硅藻土涂上一层角鲨烷等。按色谱分离原理来分,气相色谱法亦可分为吸附色谱和分配色谱两类,在气固色谱中,固定相为吸附剂,气固色谱属于吸附色谱,气液色谱属于分配色谱。按色谱操作形式来分,气相色谱属于柱色谱,根据所使用的色谱柱粗细不同,可分为一般填充柱和毛细管柱两类。一般填充柱是将固定相装在一根玻璃或金属的管中,管内径为2～6 mm。毛细管柱又可分为空心毛细管柱和填充毛细管柱两种。空心毛细管柱是将固定液直接涂在内径只有0.1～0.5 mm的玻璃或金属毛细管的内壁上,填充毛细管柱是近几年才发展起来的,它是将某些多孔性固体颗粒装入厚壁玻璃管中,然后加热拉制成毛细管,一般内径为0.25～0.5 mm。

在实际工作中,气相色谱法以气液色谱为主。

气相色谱法是用气体作为流动相的色谱法。由于样品在气相中传递速度快,样品组分在流动相和固定相之间可以瞬间达到平衡,因此气相色谱法是一种分析速度快和分离效率高的分离分析方法。近年来采用高灵敏选择性检测器,使得它又具有分析灵敏度高、应用范围广等优点。

气相色谱法的原理:气相色谱的流动相为惰性气体,气-固色谱法中以表面积大且具有一定活性的吸附剂作为固定相。当多组分的混合样品进入色谱柱后,由于吸附剂对每个组分的吸附力不同,经过一定时间后,各组分在色谱柱中的运行速度也就不同。吸附力弱的组分容易被解吸下来,最先离开色谱柱进入检测器,而吸附力最强的组分最不容易被解吸下来,因此最后离开色谱柱。这样各组分能够在色谱柱中彼此分离,气-液色谱属于分配色谱,是利用被分离物质在两相中分配系数不同,在色谱柱内分离后,各种成分先后进入检测器,用记录仪记录色谱图。

注入进样口的供试品被加热汽化,并被载气带入色谱柱,在柱内各成分被分离后,先后进入检测器,色谱信号用记录仪或数据处理器记录。

气相色谱法的一般要求:载气为氮气;色谱柱为填充柱或毛细管柱,填充柱的材质为不锈钢或玻璃;进样口温度应高于柱温30～50 ℃;进样量一般不超过数微升;柱径越细进样量应越少;检测温度一般高于柱温,并不得低于100 ℃,以免水汽凝结,通常为250～350 ℃;一般色谱图约于30 min内记录完毕。

气相色谱仪由以下五大系统组成:气路系统、进样系统、分离系统、温控系统、检测记录系统。

组分能否分开,关键在于色谱柱;分离后组分能否鉴定出来则在于检测器,所以分离系统和检测系统是仪器的核心。

被测组分经色谱柱分离后,是以气态分子与载气分子相混状态从柱后流出的,人肉眼不可能识别。因此,必须要有一个装置或方法,将混合气体中组分的真实浓度(mg/mL)或质量流量(g/s)变成可测量的电信号,且信号的大小与组分的量成正比。此装置称气相色谱检测器,其方法称气相色谱检测法。因此,气相色谱检测器是一种能检测气相色谱流组分及其变化的器件。

检测器通常由两部分组成:传感器和检测电路。

传感器是利用被测物质的各种物理性质、化学性质以及物理化学性质与载气的差异，来感应被测物质的存在及其量的变化。如热导检测器(TCD)就是利用被测物质的热导率和载气热导率的差异；火焰电离检测器(FID)、氮磷检测器(NPD)等都是利用被测组分在一定条件下可被电离，而载气不电离；火焰光度检测器(FPD)就是利用被测物质在一定条件下，可发射不同波长的光，而载气(N_2)不发光等。所以，传感器是将被测物质变换成相应信号的装置。它是检测器的核心。检测器性能的好坏主要取决于传感器。

检测电路是将传感器产生的各种信号转变成电信号的装置。从传感器送来的信号是多种多样的，有电阻、电流、电压、离子流、频率、光波等。检测电路的作用是测定这些参数的变化，并将其变成可测量的电信号。如TCD中热丝阻值的变化，利用惠斯顿电桥变成电信号；各种气相电离产生的电子或离子流，用电场收集、微电流放大器放大后，才显示出它的变化；而各种光度法产生的不同波长光的强度，即是利用光电倍增管或PDA进行光电转换，然后微电流放大得到结果等。

目前常用的检测器有：氢火焰离子化检测器(FID)、热导检测器(TCD)、氮磷检测器(NPD)、火焰光度检测器(FPD)、电子捕获检测器(ECD)等。

① 热导检测器(thermal conductivity detector，TCD)。TCD是利用被测组分和载气的热导率不同而响应的浓度型检测器，有的亦称热丝检测器(hot-wire detector，HWD)或热导计、卡他计(katherometer/catherometer)，它是知名的整体性能检测器，属物理常数检测方法。虽然TCD灵敏度较低，但它对所有物质都有响应。它的结构简单，性能可靠；定量准确、价格低廉，经久耐用；又是非破坏性检测器，可与其他检测器联用等。特别是近二十年来，毛细管柱的发展，要求TCD在流路、形状、池体积、热丝材料、电桥检测电路、温度控制精度、灵敏度、线性范围和采集数据速度等方面，均作了不断的改进和提高。现池体积小至几微升，可与填充柱、毛细管柱直接相连以及作快速GC、微型GC和便携式GC的检测器；不仅适于作常量分析，也可直接作痕量分析。

② 火焰电离检测器(flame ionization detector，FID)。FID是利用氢火焰作电离源，使有机物电离，产生微电流而响应的检测器，又称氢火焰电离检测器。它是众多的气相电离检测器之一，是破坏性的、典型的质量型检测器。FID的突出优点是灵敏度高、线性范围宽，几乎对所有的有机物均有响应，特别是对烃类，其响应与碳原子数成正比，故有碳计数器之称。它对H_2O、CO_2和CS_2等无机物无响应，对气体流速、压力和温度变化不敏感。它性能可靠，结构简单，操作方便。它的死体积几乎为零，通常可与毛细管柱、快速GC和特快速GC毛细管柱直接相连。因此，FID无论在过去的填充柱时期，还是毛细管柱已普及，正向全二维、快速气相色谱发展的今天，均得到普遍的应用。FID的主要缺点是需要三种气源及其流速控制系统。

③ 氮磷检测器(nitrogen-phosphorus detector，NPD)。NPD是气相色谱检测器的后起之秀。它是电离型检测器之一，检测低基流背景下信号电流的增加。NPD对氮磷化合物灵敏度高，专一性好，专用于痕量氮、磷化合物的检测。NPD与早期AFID比较，有以下三个主要区别：用非挥发性的硅酸铷玻璃珠作热电离源，而不是挥发性碱盐；硅酸铷玻璃珠是熔融在一根螺旋铂丝上，用电加热珠，而不是用火焰加热；氢气流仅几毫升/分，为“冷氢焰”，而不是“热氢焰”。由于有了这些改进，NPD使用寿命长、稳定性、重复性好，最小检测极限大大降低，操作方便易控制，使该检测器成为最常用的检测器之一。

氮是有机化学中第二大类杂原子，有机磷化合物也是十分重要的有机物。NPD最适于对复杂样品中痕量氮磷化合物的检测。

④ 电子俘获检测器(electron capture detector,ECD)。ECD是利用放射源或非放射源产生大量低能热电子,亲电子的有机物(如多卤化合物)进入检测器,俘获电子而使基流降低产生信号。它是最早出现的灵敏度极高的选择性检测器,其应用面仅次于TCD和FID。

⑤ 火焰光度检测器(flame photometric detector,FPD)。FPD是利用富氢火焰使含硫、磷杂原子的有机物分解,形成激发态分子,当它们回到基态时,发射出一定波长的光。此光强度与被测组分量成正比,所以它是以物质与光的相互关系为机理的检测手段。因它是分子激发后发射光,故是光度法中的分子发射检测器。FPD是一种高灵敏度和高选择性的检测器,其主要特征是对硫为非线性响应。它是六个最常用的气相色谱检测器之一,主要用于含硫、磷化合物,特别是硫化物的痕量检测。近年来也用于有机金属化合物或其他杂原子化合物的痕量检测。

⑥ 原子发射检测器(atomic emission detector,AED)。AED是近年来飞速发展起来的多元素检测器。它是利用等离子体作激发光源,使进入检测器的被测组分原子化,然后原子被激发至激发态,再跃迁至基态,发射出原子光谱。根据这些线光谱的波长和强度即可进行定性和定量分析。所以,AED属光度学检测法。由于它是原子(或离子)而不是分子激发后发射光,故有原子发射检测器之称。

⑦ 质谱和红外检测器。联用技术:气相色谱法具有极强的分离能力,但它对未知化合物定性能力差。质谱(mass spectrometry,MS)对未知化合物具有独特的鉴定能力,但它要求被测组分是纯化合物或2～3个组分的混合物。将GC与MS联用,彼此扬长避短,无疑是复杂混合物分离和检测的有力工具。GC-MS既可对未知化合物定性,又可对痕量组分定量。它灵敏度高、使用范围广,是应用最早、最多的联用技术。但它也有一些不足之处,主要是对几何异构体辨别能力差,甚至完全无法辨认。

近年来,在生化、药物、农药、环保、天然有机等领域,随着研究工作的深入,越来越多地发现异构体之间的生化差异很大,甚至截然相反。因此对异构体要弄清具体结构与光学性质的要求也越来越高。而红外光谱(infrared spectrometry,IS)对分子化合物具有较强的"指纹"识别能力,因此,GC与IS联用,同样是复杂混合物分离和检测的有力工具,特别是对几何异构体。

气相色谱法的流程:载气由高压钢瓶中流出,经减压阀降压到所需压力后,通过净化干燥管使载气净化,再经稳压阀和转子流量计后,以稳定的压力、恒定的速度流经汽化室与汽化的样品混合,将样品气体带入色谱柱中进行分离。分离后的各组分随着载气先后流入检测器,然后载气放空。检测器将物质的浓度或质量的变化转变为一定的电信号,经放大后在记录仪上记录下来,就得到色谱流出曲线。

根据色谱流出曲线上得到的分析成分的峰的位置,峰的保留时间(从注入试样液到出现成分最高峰的时间),在一定条件下,就能反映出物质所具有的特殊值,可以进行定性分析;根据峰面积或峰高的大小,可以进行定量分析。峰面积可用面积测定仪测定,按半宽度法求得(即以峰1/2处的峰宽×峰高求得)。峰高的测定方法是从峰高的顶点向记录纸横坐标作垂线,找出此垂线与峰的两下端联结线的交点,即以此交点至峰顶点的距离为峰高。

注意事项:在对装置进行调试后,按各单体的规定条件调整柱管、检测器、温度和载气流量。进样口温度一般应高于柱温30～50 ℃。如用火焰电离检测器,其温度应等于或高于柱温,但不得低于100 ℃,以免水汽凝结。

气相色谱法的定量方法可分以下三种。

① 内标法。取标准被测成分，按依次增加或减少的已知阶段量，各自分别加入各单体所规定的定量内标物质中，调制标准溶液。分别取此标准液的一定量注入色谱柱，根据色谱图取标准被测成分的峰面积和峰高和内标物质的峰面积和峰高的比例为纵坐标，取标准被测成分量和内标物质量之比或标准被测成分量为横坐标，制成标准曲线。

按单体中所规定的方法调制试样液。在调制试样液时，预先加入与调制标准液时等量的内标物质，然后按制作标准曲线时的同样条件下得出的色谱，求出被测成分的峰面积或峰高和内标物质的峰面积或峰高之比，再按标准曲线求出被测成分的含量。

所用的内标物质，应采用其峰的位置与被测成分的峰的位置尽可能接近并与被测成分以外的峰位置完全分离的稳定的物质。

② 绝对标准曲线法。取标准被测成分，按依次增加或减少的阶段法，各自调制成标准液，注入一定量后，按色谱图取标准被测成分的峰面积或峰高为纵坐标，而以标准被测成分的含量为横坐标，制成标准曲线。然后按单体中所规定的方法制备试样液。取试样液按制标准曲线时相同的条件作出色谱，求出被测成分的峰面积和峰高，再按标准曲线求出被测成分的含量。

③ 峰面积百分率法。以色谱中所得各种成分的峰面积的总和为 100，按各成分的峰面积总和之比，求出各成分的组成比率。

（2）高效液相色谱法　高效液相色谱法（high performance liquid chromatography，HPLC），以前又称“高压液相色谱”、“高速液相色谱”、“高分离度液相色谱”、“近代柱色谱”等。高效液相色谱是色谱法的一个重要分支，以液体为流动相，采用高压输液系统，将具有不同极性的单一溶剂或不同比例的混合溶剂、缓冲液等流动相泵入装有固定相的色谱柱，在柱内各成分被分离后，进入检测器进行检测，色谱信号由记录仪或积分仪记录，从而实现对试样的分析。

高效液相色谱法有“三高一广一快”的特点。

① 高压。流动相为液体流经色谱柱时，受到的阻力较大，为了能迅速通过色谱柱，必须对载液加高压。

② 高效。分离效能高。可选择固定相和流动相以达到最佳分离效果，比工业精馏塔和气相色谱的分离效能高出许多倍。

③ 高灵敏度。紫外检测器可达 0.01 ng，进样量在 μL 数量级。

④ 应用范围广。百分之七十以上的有机化合物可用高效液相色谱分析，特别对于高沸点、大分子、强极性、热稳定性差化合物的分离分析方面显示出优势。

⑤ 分析速度快、载液流速快。较经典液体色谱法速度快得多，通常分析一个样品在 15～30 min，有些样品甚至在 5 min 内即可完成，一般小于 1 h。

此外，高效液相色谱还有色谱柱可反复使用、样品不被破坏、易回收等优点，但也有缺点，与气相色谱相比各有所长，相互补充。高效液相色谱的缺点是有“柱外效应”。在从进样到检测器之间，除了柱子以外的任何死空间（进样器、柱接头、连接管和检测池等）中，如果流动相的流型有变化，被分离物质的任何扩散和滞留都会显著地导致色谱峰的加宽，柱效率降低。高效液相色谱检测器的灵敏度不及气相色谱。

高效液相色谱仪可分为“高压输液泵”、“色谱柱”、“进样器”、“检测器”、“馏分收集器”以及“数据获取与处理系统”等部分。流程是溶剂贮器中的流动相被泵吸入，经梯度控制器按一斜的梯度进行混合后然后输出，经测其压力和流量，导入进样阀（器）经保护柱、分离柱后到检测器检测，由数据处理设备处理数据或记录仪记录色谱图。

高效液相色谱法的一般要求：进样量一般为数微升。除另有规定外，柱温为室温，检测器为紫外吸收检测器。常以甲醇、水、乙腈、缓冲液、反离子物质等为流动相。一般色谱图约于 20 min 内记录完毕。流动相及供试品溶液应澄清，要求用滤器过滤后使用或进样。如果流动相中有缓冲剂，每日使用后应用不含缓冲剂的流动相将仪器管路、泵、进样阀、色谱柱、检测池等充分冲洗。色谱柱保存时应保持填料在湿润状态，两端密塞，可按说明书要求保存。十八烷基硅烷键合硅胶可在甲醇中保存，硅胶可在己烷中保存。因色谱柱牌号不同，分离效果有较大的差异。色谱柱长度并不能决定分离效果，较好的填料用短柱即可；流动相流速应取决于柱内径及柱效。由于柱效不同以及柱子性能不同，混合流动相各组分比例可根据预实验情况调整。在用十八烷基硅烷键合相色谱柱时，色谱峰如果保留时间太长，可增加甲醇比例，使其前移，反之可使之后移；如果柱效略嫌低，可以适当提高色谱柱柱温，使柱效稍有提高。

高效液相色谱法系统适用性实验：用规定的对照品对仪器进行实验和调整，应达到规定的要求；或规定分析状态下色谱柱的最小理论板数、分离度、重复性和拖尾因子。

① 色谱柱的理论板数(n)。在选定的条件下，注入供试品溶液或各品种项下规定的内标物质溶液，记录色谱图，量出供试品主成分或内标物质峰的保留时间 t_R(以分钟或长度计，下同，但应取相同单位)和半峰高宽($W_{h/2}$)按 $n=5.54(t_R/W_{h/2})^2$ 计算色谱柱的理论板数。如果测得理论板数低于各品种项下规定的最小理论板数，应改变色谱柱的某些条件(如柱长、载体性能、色谱柱充填的优劣等)，使理论板数达到要求。

② 分离度。定量分析时，为便于准确测量，要求定量峰与其他峰或内标峰之间有较好的分离度，分离度(R)的计算公式为：

$$R=\frac{2(t_{R1}-t_{R2})}{W_1+W_2}$$

式中，t_{R2} 为相邻两峰中后一峰的保留时间；t_{R1} 为相邻两峰中前一峰的保留时间；

W_1 及 W_2 为此相邻两峰的峰宽。

* 除另有规定外，分离度应大于 1.5。

③ 重复性。取各品种项下的对照溶液，连续进样 5 次，除另有规定外，其峰面积测量值相对标准偏差应不大于 2.0%。也可按各品种校正因子测定项下，配制相当于 80%、100% 和 120% 的对照品溶液按规定量的内标溶液，配成 3 种不同浓度的溶液，分别进样 3 次，计算平均校正因子，其相对标准偏差也应不大于 2.0%。

④ 拖尾因子。为保证测量精度，特别当采用峰高法测量时，应检查待测峰的拖尾因子(T)是否符合各品种项下的规定，或不同浓度进样的校正因子误差是否符合要求。拖尾因子计算公式为：

$$T=W_{0.05h}/2d_1$$

式中，$W_{0.05h}$ 为 0.05 峰高处的峰宽；d_1 为峰极大至峰前沿之间的距离。

* 除另有规定外，T 应在 0.95～1.05。

高效液相色谱法的测定方法：定量测定时，可根据供试品的具体情况采用峰面积法或峰高法。

测定供试品中主成分含量时，常用下面两种方法。

① 内标法加校正因子。精密称(量)取药物对照品和内标物质，分别配成溶液，精密量取各溶液，配成校正因子测定用的药物对照溶液。取一定量注入仪器，记录色谱图。测量对照品

和内标物质的峰面积或峰高，按下式计算校正因子(f)：

$$f=\frac{A_S/c_S}{A_R/c_R}$$

式中，A_S 为内标物质的峰面积(或峰高)；A_R 为药物对照品的峰面积(或峰高)；c_S 为内标物质的浓度；c_R 为药物对照品的浓度。

再取各品种项下含有内标物质的供试品溶液，注入仪器，记录色谱图，测量供试品中待测成分和内标物质的峰面积或峰高，按下式计算含量：

$$c_X=f\cdot\frac{A_X}{A'_S/c'_S}$$

式中，A_X 为供试品峰面积(或峰高)；c_X 为供试品的浓度；f 为校正因子；A'_S、c'_S 分别为内标物质的峰面积(或峰高)和浓度。

当配制校正因子测定用的对照溶液和含有内标物质的供试品溶液使用同一份内标物质溶液时，配制内标物质溶液不必精密称(量)取。

② 外标法(分为标准曲线法、外标一点法)。以供试品的对照品或标准品作对照物质，相对比较以求得供试品的含量。

标准曲线法：配制一系列已知浓度的标准液，在同一操作条件下，按同量注入色谱仪，测量其峰面积(或峰高)，作出峰面积(或峰高)与浓度的标准曲线。然后在相同的条件下，注入同量供试品，测得待测组分的峰面积(或峰高)，根据标准曲线或它的回归方程，计算供试品中待测组分的浓度。

外标一点法：按各品种项下的规定，精密称(量)取对照品和供试品，分别配制成对照品溶液(c_R)和供试品溶液(c_X)，分别精密取一定量，注入仪器，记录色谱图，测量对照品的峰面积(A_R)和供试品待测成分的峰面积(A_X)(或峰高)，按下式计算含量：

$$c_X=c_R\cdot\frac{A_X}{A_R}$$

测定供试品中各杂质及杂质的总量限度时，常用下面的方法。

① 面积归一化法。测定供试品(或经衍生化处理的供试品)中各杂质及杂质的总量限度采用不加校正因子的峰面积归一法。计算各杂质峰面积及其总和，并求出占总峰面积的百分率。但溶剂峰不计算在内。色谱图的记录时间应根据各品种所含杂质的保留时间决定。除另有规定外，可为该品种项下主成分保留时间的倍数。

② 主成分自身对照法。当杂质峰面积与成分峰面积相差悬殊时，采用主成分自身对照法。在测定前，先按各品种项下规定的杂质限度，将供试品稀释成一定浓度的溶液作为对照溶液，进样，调节检测器的灵敏度或进样量，使对照溶液中的主成分色谱峰面积满足准确测量要求。然后取供试品溶液，进样，记录时间。除另有规定外，应为主成分保留时间的倍数。根据测得的供试品溶液的各杂质峰面积及其总和并和对照溶液主成分的峰面积比较，计算杂质限度。

③ 内标法。测定供试品中杂质的总量限度可采用不加校正因子的峰面积法。取供试品，按各品种项下规定的方法配制不含内标物质的供试品溶液，注入仪器，记录色谱图 1；再配制含有内标物质的供试品溶液，在同样的条件下进样，记录色谱图 2。记录的时间除另有规定

外，应为该品种项下规定的内标峰保留时间的倍数，色谱图上内标峰高应为记录仪满标度的30％以上，否则应调整进样量或检测器灵敏度。

如果色谱图 1 中没有与色谱图 2 上内标峰保留时间相同的杂质峰，则色谱图 2 中各杂质峰面积之和应小于内标物质峰面积（溶剂峰不计在内）。如果色谱图 1 中有与色谱图 2 上内标物质峰保留时间相同的杂质峰，应将色谱图 2 上的内标物质峰面积减去色谱图 1 中此杂质峰面积，即为内标物质峰的校正面积；色谱图 2 中各杂质峰总面积加色谱图 1 中此杂峰面积，即为各杂质峰的校正总面积，各杂质峰的校正总面积应小于内标物质峰的校正面积。

加校正因子测定供试品中某个杂质含量的方法与测定主成分含量的方法相同。当配制校正因子测定用的对照溶液和含有内标物质的供试品溶液使用同一份内标物质溶液时，配制内标物质溶液不必精密称（量）取。

④ 外标法。测定供试品中某个杂质含量的方法与测定主成分含量的方法相同。

由于微量注射器不易精确控制进样量，当采用外标法测定供试品中某杂质或主成分含量时，以定量环进样为好。

4.2　药物分析实验

实验 4.1　葡萄糖的一般杂质检查

一、实验目的

1. 掌握氯化物、硫酸盐、铁盐、重金属、砷盐及炽灼残渣等一般杂质检查原理、操作方法及杂质限量计算。

2. 正确使用纳氏比色管、检砷器、高温炉、比色仪、酸度计、旋光仪。

二、实验原理

葡萄糖分子结构中的五个碳均为手性碳原子，具有旋光性。一定条件下的旋光度是旋光性物质的特性常数，测定葡萄糖的比旋度具有初步鉴别及估测纯度的意义。

葡萄糖分子中具有醛基，可还原碱性酒石酸铜生成红色氧化亚铜沉淀。

本品除了检查氯化物、硫酸盐、铁盐、重金属、砷盐等一般杂质外，还需检查溶液的澄清度与颜色（目的是检查水不溶性物质或有色杂质）、乙醇溶液的澄清度（目的是检查醇不溶性杂质，如蛋白质等）、亚硫酸盐与可溶性淀粉（因为制备时使用的醇可能带有亚硫酸盐，而可溶性淀粉为引入的中间体）。

旋光度与溶液的浓度（c）和偏振光透过溶液的厚度（l）成正比。当偏振光通过厚 10 cm 且每 1 mL 中含有旋光性物质 1 g 的溶液，使用光线波长为钠光谱的 D 线（589.3 nm），稳定温度为 t 时，测得的旋光度称为该物质的比旋度。

三、实验步骤

实验仪器：高温炉、酸度计、旋光仪。

1. 性状

本品为无色结晶或白色结晶性或颗粒性粉末；无臭，味甜。

取本品约 10 g，精密称定，置 100 mL 量瓶中，加水适量与氨试液 0.2 mL，溶解后水稀释至刻度，摇匀，放置 10 min，在 25 ℃时测定比旋度，应为＋52.5°～＋53.0°。

2. 鉴别

取本品约 0.2 g，加水 5 mL 溶解后，缓缓滴入温热的碱性酒石酸铜试液中，即产生氧化亚铜红色沉淀。

3. 检查

（1）酸度　取本品 2.0 g，加新沸过的冷水 20 mL 溶解后，加酚酞指示液 3 滴与氢氧化钠滴定液（0.02 mol/L）0.20 mL，应显粉红色，同时用酸度计测定 pH。

（2）溶液的澄清度与颜色　取本品 5 g，置 25 mL 纳氏比色管中，加热水溶解后，放冷，用水稀释至 10 mL，溶液应澄清无色；如显浑浊，与 I 号浊度标准液比较，不得更浓；如显色，与对照液（取比色用氯化钴溶液 3 mL，比色用重铬酸钾溶液 3 mL 与比色用硫酸铜溶液 6 mL，加水稀释成 50 mL）1.0 mL 加水稀释至 10 mL 的溶液比较，不得更深。

(3) 乙醇溶液的澄清度　取本品1.0 g,加90%乙醇30 mL,置水浴上加热回流约10 min,溶液应澄清。

(4) 亚硫酸盐与可溶性淀粉　取本品1.0 g,加水10 mL溶解后,加碘试液1滴,应即显黄色。

(5) 干燥失重　取本品置于供试品同样条件下干燥至恒重的扁形称量瓶中,将供试品平铺于瓶底,厚度不超过5 mm,加盖,精密称重。将称量瓶放入洁净的培养皿中,瓶盖半开或置瓶旁,放入105 ℃干燥箱中干燥。取出后迅速盖好瓶盖,置干燥器内放冷至室温,迅速精密称重(放置时间与称重顺序与空称量瓶一致)。再于105 ℃干燥箱中干燥至恒重,即得。减失重量不得超过9.5%。

(6) 蛋白质　取本品1.0 g,加水10 mL溶解后,加磺基水杨酸溶液(1→5)3 mL,不得发生沉淀。

(7) 氯化物　取本品0.6 g,置50 mL纳氏比色管中,加水溶解使成约25 mL(溶液如显碱性,可滴加硝酸使调pH试纸显中性),再加稀硝酸10 mL(溶液如不澄清,应滤过),加水使成约40 mL,摇匀,即得供试溶液。另取标准氯化钠溶液(10 μg/mL的Cl^-)6.0 mL,置50 mL纳氏比色管中,加稀硝酸10 mL,加水使成约40 mL,摇匀,即得对照溶液。于供试溶液与对照溶液中,分别加入硝酸银试液1 mL,用水稀释至50 mL,摇匀,在暗处放置5 min,同置黑色背景上,从比色管上方向下观察,比较,供试溶液的浑浊程度不得大于对照溶液(0.01%);否则,氯化物不符合规定。

(8) 硫酸盐　取本品2.0 g,置50 mL纳氏比色管中,加水溶解使成约40 mL(溶液如显碱性,可滴加盐酸使遇pH试纸显中性;溶液如不澄清,应滤过)加稀盐酸2 mL,摇匀,即得供试溶液。另取标准硫酸钾锫液(100 μg/mL)2 mL,置50 mL纳氏比色管中,加水使成约40 mL,加稀盐酸2 mL,摇匀,即得对照溶液。于供试溶液与对照溶液中,分别加入25%氯化钡溶液5 mL,用水稀释至50 mL,充分摇匀,放置10 min,同置黑色背景上,从比色管上方向下观察,比较,供试溶液的浑浊程度不得大于对照溶液(0.01%);否则,硫酸盐不符合规定。

(9) 铁盐　取本品2.0 g,置50 mL纳氏比色管中,加水20 mL溶解后,加硝酸3滴,缓缓煮沸5 min,放冷,加水稀释使成45 mL,加硫氰酸铵溶液(30→100)3 mL,摇匀,如显色,与标准铁溶液(10 μg/mL Fe^{3+})2 mL用同一方法制成的对照液比较,不得更深(0.001%);否则,铁盐不符合规定。

(10) 重金属　取50 mL纳氏比色管两个,甲管中加标准铅液(Pb^{2+}浓度为10 μg/mL)一定量与醋酸盐缓冲液(pH为3.5)2 mL后,加水稀释至25 mL。取本品4.0 g,置于乙管,加水适量溶解后,加醋酸盐缓冲液(pH为3.5)2 mL,用水稀释至25 mL:若供试液带颜色,可在甲管中滴加少量的稀焦糖溶液或其他无干扰的有色溶液,使之与乙管一致;再在甲乙两管中分别加硫代乙酰胺试液各2 mL,摇匀,放置2 min,同置白纸上,自上向下透视,乙管中显出的颜色与甲管比较,不得更深(含重金属不得超过5 mg/L),否则,重金属不符合规定。

(11) 砷盐　检砷装置的准备:取0.1 g醋酸铅棉花撕成疏松状,每次少量,用细玻璃棒轻轻而均匀的装入导气管中,装管高度为60～80 mm。用镊子取出一片溴化汞试纸(不可用手接触生成砷斑部分),置旋塞顶端平面上,盖住孔径,旋紧旋塞。

标准砷斑的制备:精密量取标准砷溶液(1 μg/mL As)2 mL,置另一检砷器中,加盐酸5 mL与水21 mL,照下述方法自“加碘化钾试液5 mL”起,依法操作。即得标准砷斑。

取本品2.0 g置检砷瓶中，加水5 mL溶解后，加稀硫酸5 mL与溴化钾溴试液0.5 mL，置水浴上加热约20 min，使保持稍过量的溴存在，必要时，再补加溴化钾溴试液适量，并随时补充蒸发的水分，放冷，加盐酸5 mL与水适量使成28 mL，加碘化钾试液5 mL与酸性氯化亚锡试液5滴。在室温放置10 min后，加锌粒2 g，迅速将已置有醋酸铅棉花及溴化汞试纸的导气管密塞于瓶口上，并将检砷瓶置25～40 ℃的水浴中反应45 min。取出溴化汞试纸，将生成的砷斑与标准砷溶液一定量制成的标准砷斑比较，颜色不得更深(0.000 1%)，否则，砷盐不符合规定。

(12) 炽灼残渣　瓷坩埚的处理：按不同重量分别编号(用蓝墨水与三氯化铁溶液的混合液涂写)，置电炉上烘烤至字迹牢固地附于坩埚上，洗净擦干，置高温炉中，将盖子斜盖在坩埚上，于800 ℃炽灼至恒重。按编号的顺序放入干燥器内。

取本品1.0 g置于已炽灼至恒重的坩埚中，精密称定，斜置于通风柜内的电炉上，缓缓灼烧至完全炭化(检品全部成黑色，并不冒浓烟)，放冷至室温，加硫酸0.5 mL使恰好湿润，低温加热至硫酸蒸气除尽后，放入高温炉中，盖子斜盖于坩埚上。于700～800 ℃炽灼使完全灰化。待温度降下时取出，放在内铺洁净白瓷板的带盖珐琅盘内或坩埚架上，稍冷后移置干燥器内，放冷至室温，迅速精密称定。

再于700～800 ℃炽灼至恒重，即得。所得炽灼残渣不得超过0.1%；否则，炽灼残渣不符合规定。

四、注意事项

1. 限度检查应遵循平行操作原则。即供试管与对照管的实验条件应尽可能一致，包括实验用具的选择、试剂与试液的量取方法及加入顺序、反应时间的长短等。

2. 比色、比浊前应使比色管内试剂充分混匀。所用比色管刻度高低差异应尽量小，使用过的比色管应及时清洗，注意不能用毛刷刷洗，可用硫酸洗液浸泡。

3. 一般情况下可取1份供试品进行检查，对供试品和对照管各复检2份，方可判定。

4. 砷盐检查

(1) 新的检砷器使用前应检查是否符合要求，可将所有检砷器依法制备标准砷斑，所得砷斑应显色一致，同一套仪器应能辨别出标准砷溶液1.5 mL与2.0 mL所呈砷斑的差异。所使用的检砷器和试药应按本法做空白实验，均不得生成砷斑或生成可辨认的斑痕。

(2) 不能用定性滤纸制备溴化汞滤纸。

(3) 应使用干燥的导气管。

(4) 锌粒的大小以通过1号筛为宜。

(5) 砷斑遇光、热、湿气即变浅或褪色，因此砷斑制成后应立即观察比较。

(6) 反应时温度应保持在25～40 ℃。

5. 炽灼残渣

(1) 炭化时应将坩埚斜置，先滴加少量硫酸，使样品部分湿润，然后小火缓缓炭化，稍冷，再补加数滴硫酸，继续小火炭化至硫酸蒸气完全除尽。切不可直接加热坩埚底部使供试品全部受热起泡，所用的硫酸应做空白实验。

(2) 当取出经高温灼烧的坩埚时，应先将坩埚钳预热。取出的坩埚应稍冷后再置于干燥器的中间，切勿靠壁放置。

五、思考题

1. 葡萄糖的检查项目中哪些属于一般杂质？哪些属于特殊杂质？试述检查的意义。
2. 氯化物检查中的操作注意事项有哪些？
3. 重金属及砷盐检查中的操作注意事项有哪些？
4. 炽灼残渣测定中平行操作的实验条件有哪些？怎样恒重？
5. 为什么应于葡萄糖溶液中加入氨试液并放置 10 min 后才能测定旋光？

实验 4.2　折射法测定葡萄糖的含量

一、实验目的

掌握折射法测定葡萄糖含量的基本原理和操作方法。

二、实验原理

光线自一种透明介质进入另一透明介质的时候，由于两种介质的密度不同，光速发生变化，即发生折射现象。一般折射率系指光线在空气中的速度之比值，用 n_D^t 表示。D 为钠光谱的 D 线(589.3 nm)，t 为测定时的温度，折射率与水溶液中溶质浓度的关系可用下式表示：

$$n_D^t = n_{D_水}^t + F \cdot P$$

$$P = (n_D^t - n_{D_水}^t)/F$$

式中，P 为质量体积百分含量①，即 100 mL 水溶液中含的溶质克数。

n_D^t 为供试液的折射率；$n_{D_水}^t$ 为同温度时水的折射率；

F 为折射因子，即被测溶液浓度每增加 1%时，其折射率的增长数。

20 ℃时，$n_{D_水}^t = 1.333\ 0$，葡萄糖的折射因子 $F = 0.001\ 42$，所以测定折射率可求得其含量。

三、实验步骤

实验仪器：折射仪、电子天平、恒温水槽。

将折射计置于光线充足的台面上，与恒温水浴连接将折射计棱镜的温度调至 20±1 ℃，分开两面棱镜，用擦镜纸清洁镜面，在下面棱镜中央滴蒸馏水 1～2 滴，合闭棱镜，等蒸馏水与棱镜的温度一致后，转动分界调节螺旋，使标尺读数为 1.333 0，再旋转调节补偿棱镜的螺旋，消除虹彩使明暗分界线清晰，然后用小钥匙插入观察镜的筒旁小孔内的螺钉上，轻轻转动，直到明暗线恰好移到十字交叉线的交叉点上，此时折射计的零点调整完毕。再分开两面棱镜，轻轻用擦镜纸清洁镜面，在下面棱镜中央滴供试液 1～2 滴，闭合棱镜，等供试液与棱镜的温度一致后，旋转调节补偿棱镜的螺旋，消除虹彩使明暗分界线清晰，再转动分界调节螺旋，使明暗交界线对准在十字交叉线的交叉点上，根据标尺刻度记录读数，读数应准确至小数点后第四位，重复观察及记录读数三次，读数间的差数不应大于 0.000 3，所得读数的平均值，即为供试品的折射率。

按下式计算 100 mL 供试液中含有的葡萄糖的质量(g)，并计算百分含量。

100 mL 供试液中含有的葡萄糖的质量(g) $= (n_D^t - n_{D_水}^t)/F$

四、注意事项

1. 将折射计与恒温水浴连接，使折射计棱镜的温度调至 20±1 ℃，在整个测定过程中要注意温度的恒定。

2. 测定过程中请不要用玻管或硬物接触折射计的棱镜，以免损伤。

---

① 此单位现已废除，为了遵循行业习惯，此处保留。

3. 测定完毕，旋开棱镜，用滤纸把供试液吸干，再滴加 1～2 滴蒸馏水洗镜面，吸干，反复几次，即可洗净。并且除净金属壳的积水，以免侵蚀仪器。

五、思考题

折射法与其他测定葡萄糖含量的方法相比，有哪些特点？

实验 4.3 复方乙酰水杨酸片中乙酰水杨酸、非那西丁和咖啡因的含量测定(经典容量分析法)

一、实验目的

掌握复方制剂中各成分含量测定的基本原理和操作方法。

二、实验原理

1. 乙酰水杨酸

将残渣溶于中性乙醇，直接用 0.1 mol/L 氢氧化钠滴定游离羧基。处方中加入酒石酸或枸橼酸为稳定剂，测定时消耗氢氧化钠溶液使结果偏高，采用氯仿提取可消除影响。

2. 非那西丁

第一步，将其水解得到芳香伯胺；第二步，重氮化定量反应。

3. 咖啡因

以[B]代表咖啡因的结构，定量反应原理：

$$2[B]+4I_2+2KI+H_2SO_4 \longrightarrow 2([B]\cdot HI\cdot I_4)\downarrow +K_2SO_4$$

过量的碘用硫代硫酸钠滴定：

$$I_2+2Na_2S_2O_3 \longrightarrow 2NaI+ Na_2S_4O_6$$

三、实验步骤

实验仪器：磁力搅拌器，电位滴定仪。

取本品 20 片，精密称定，研细，备用。

1. 乙酰水杨酸

精密称取细粉适量(约相当于乙酰水杨酸 0.4 g)，置分液漏斗中，加水 15 mL，摇匀，用氯仿振摇提取 4 次(20 mL、10 mL、10 mL 和 10 mL)，氯仿液用同一份水 10 mL 洗涤，合并氯仿液，置水浴上蒸干，残渣加中性乙醇(对酚酞指示液显中性)20 mL 溶解后，加酚酞指示液 3 滴，用 0.1 mol/L 氢氧化钠液滴定，即得(每 1 mL 的 0.1 mol/L 氢氧化钠液相当于 18.02 mg 的 $C_9H_8O_4$)。

2. 非那西丁

精密称取细粉适量(约相当于非那西丁 0.3 g)，置锥形瓶中，加稀硫酸 25 mL，缓缓加热回流 40 min，放冷至室温，将析出的水杨酸滤过，滤渣与锥形瓶用盐酸液(1→2)40 mL，分数次洗涤，每次 5 mL，合并滤液和洗液，加溴化钾 3 g 溶解后，将滴定管的尖端插入液面下约 2/3 处，在不低于 20℃的温度下，用 0.1 mol/L 亚硝酸钠液迅速滴定，随滴随搅拌，至近终点时，将滴定管的尖端提出液面，用少量的水将尖端洗涤，洗液并入溶液中，继续缓缓滴定，至用细玻棒蘸取溶液少许，画过涂有指示液的白瓷板上，即显蓝色的条痕，停止滴定。3 min 后，再蘸取少许，画过一次，如仍显蓝色条痕，即为已至终点，即得(每 1 mL 的 0.1 mol/L 亚硝酸钠液相当于 17.92 mg 的 $C_{10}H_{13}O_2N$)。

3. 咖啡因

精密称取细粉适量(约相当于咖啡因 50 mg)，置锥形瓶中，加稀硫酸 5 mL，振摇数分钟，使咖啡因溶解，滤过，滤液置 50 mL 量瓶中，滤器和滤渣用水洗涤 3 次，每次 5 mL，合并滤液与洗液，精密加 0.025 mol/L 碘液 25 mL，用水稀释至刻度，摇匀，在约 25 ℃避光放置 15 min，滤过，弃去初滤液，精密量取续滤液 25 mL，用 0.025 mol/L 硫代硫酸钠液滴定，至近终点时，加淀粉指示液，继续滴定至蓝色消失，并将滴定的结果用空白实验校正，即得(每 1 mL 的 0.025 mol/L 碘液相当于 2.653 mg 的 $C_8H_{10}O_2N_4 \cdot H_2O$)。

根据以上结果计算每片样品中含乙酰水杨酸、非那西丁、咖啡因的量，药典规定每片中含乙酰水杨酸应为 0.209 ～0.231 g；含非那西丁应为 0.143～0.158 g；含咖啡因应为 31.5～38.5 mg。

四、注意事项

1. 阿司匹林在滴定时温度不宜过高(一般控制在 5～15 ℃)，否则发生副反应，多消耗 1 分子氢氧化钠，使结果偏高。滴定要迅速，至终点不宜久置，一般滴至粉红色 30 s 不消退。

2. 非那西丁加热回流水解应在小火上进行，但必须保持沸腾，如水解不完全则测得含量偏低。

附：复方乙酰水杨酸片处方如下

乙酰水杨酸：220 g

非那西丁：　150 g

咖啡因：　　35 g

制成：　　　1 000 片

五、思考题

1. 乙酰水杨酸的测定中可否直接按中和法测定？中性醇应如何配制？

2. 用重氮化法测定非那西丁为什么要加溴化钾？

3. 测定咖啡因为什么要做空白实验？

实验4.4　复方新诺明片中磺胺甲基异噁唑及甲氧苄啶的测定(双波长分光光度法)

一、实验目的

1. 掌握双波长分光光度法的基本原理，复方制剂不经分离直接测定各组分含量的方法。
2. 掌握用单波长型分光光度计进行双波长法测定。

二、实验原理

双波长分光光度法是通过选择两个测定波长 λ_1 与 λ_2 使干扰组分 a 在这个波长处有等吸收，而欲测组分 b 在这两个波长处吸收度有显著的差别。用这样两个波长测定混合物的吸收度之差 ΔA(选 λ_1 作参比波长，λ_2 作测定波长，可直接读出 ΔA)，该差值与待测物浓度成正比，而与干扰物浓度无关。

复方新诺明片是含磺胺甲基异噁唑(SMZ)和甲氧苄啶(TMP)的复方片剂，在 0.1 mol/L 氢氧化钠溶液中，SMZ 和 TMP 的吸收光谱重叠，SMZ 在 257 nm 波长处有最大吸收，TMP 在此波长吸收最小并在 304 nm 波长附近有一等吸收，故选 257 nm 为测定波长，在 304 nm 附近选择供测定的参比波长。TMP 在 239 nm 处有较大吸收，此波长又是 SMZ 的最小吸收峰，且在 295 nm 附近有一等吸收点。故选定 239 nm 为测定波长，在 295 nm 附近选择供测定的参比波长。从而分别求出 SMZ 和 TMP 的含量。

三、实验步骤

实验仪器：紫外分光光度计，电子天平。

1. 磺胺甲噁唑的测定

取本品 10 片，精密称定，研细，精密称取适量(约相当于 SMZ 50 mg 与 TMP 10 mg)，置 100 mL 量瓶中，加乙醇适量，振摇 15 min 使 SMZ 与 TMP 溶解，加乙醇稀释至刻度，摇匀，滤过。取续滤液作为供试品溶液；另精密称取在 105 ℃干燥至恒重的 SMZ 对照品 50 mg 与 TMP 对照品 10 mg，分别置于 100 mL 量瓶中，各加乙醇溶解并稀释至刻度，摇匀，分别作为对照品溶液Ⅰ与对照品溶液Ⅱ。精密量取供试品溶液与对照品溶液Ⅰ、Ⅱ各 2 mL，分置 100 mL 量瓶中，各加 0.4%氢氧化钠溶液稀释至刻度，摇匀，照分光光度法，取对照品溶液Ⅱ的稀释液，以 257 nm 为测定波长(λ_2)，在 304 nm 波长附近(每间隔 0.5 nm)选择等吸收点波长为参比波长(λ_1)，要求 $\Delta A=A_{\lambda 1}-A_{\lambda 2}=0$，再在 λ_2 与 λ_1 波长处分别测定供试品溶液的稀释液与对照品溶液Ⅰ的稀释液的吸收度，求出各自的吸收度差值(ΔA)，计算，即得。

2. 甲氧苄啶的测定

精密量取上述供试品溶液与对照品溶液Ⅰ、Ⅱ各 5 mL，分置 100 mL 量瓶中，各加盐酸-氯化钾溶液(取盐酸液(0.1mol/L)75 mL 与氯化钾 6.9 g，加水至 1 000 mL，摇匀)稀释至刻度，摇匀，照分光光度法，取对照品溶液Ⅰ的稀释液，以 239 nm 为测定波长(λ_2)，在 295 nm 波长附近(每间隔 0.2 nm)选择等吸收点波长为参比波长(λ_1)，要求 $\Delta A=A_{\lambda 2}-A_{\lambda 1}=0$，再在 λ_2 与 λ_1 波长处分别测定供试品溶液的稀释液与对照品溶液Ⅱ的稀释液的吸收度，求出各自的吸收度值(ΔA)，计算，即得。

3. 计算

$$\text{SMZ 标示百分含量}=\frac{\Delta A_{样}\times \text{SMZ 对照品重}\times \text{SMZ 对照品含量}(\%)\times \text{平均片重}}{\Delta A_{样}\times \text{样品重}\times \text{标示量}}\times 100\%$$

$$\text{TMP 标示百分含量}=\frac{\Delta A_{样}\times \text{TMP 对照品重}\times \text{TMP 对照品含量}(\%)\times \text{平均片重}}{\Delta A_{样}\times \text{样品重}\times \text{标示量}}\times 100\%$$

四、注意事项

1. 仪器适应性:狭缝不得大于 1 nm。如使用自动扫描仪,波长重现性不得大于 0.2 nm;如使用手动仪器,波长调节器应同一方向旋转,并用对照液核对等吸收点波长。

2. 为使片粉在乙醇中溶解完全,需振摇 15 min,其中滑石粉等不溶物应滤过,否则影响紫外测定。

3. 弃去初滤液,取续滤液,移液管应用续滤液荡洗 3 次以保持浓度一致。

4. 在 TMP 的测定中,溶剂的 pH 影响 SMZ 的最小吸收波长,故应注意缓冲液(pH 为 2.2)的配制。

5. 参比波长对测定影响较大,故采用对照溶液来确定,此波长可因仪器不同而异。

五、思考题

1. 用双波长分光光度法测定复方新诺明片中 SMZ 和 TMP 的含量,原理是什么?

2. 在选择实验条件时,是否要考虑赋形剂等辅料的影响?

3. 怎样选择适当的测定波长和参比波长?

实验 4.5　复方新诺明片中双组分的含量测定(高效液相色谱法)

一、实验目的

1. 熟悉高效液相色谱法的分离分析原理。
2. 掌握复方制剂不经分离直接测定各组分含量的方法。

二、实验原理

高效液相色谱法是用高压输液泵将具有不同极性的单一溶剂或不同比例的混合溶剂、缓冲液等流动相泵入装有固定相的色谱柱，经进样阀注入供试品，由流动相带入柱内，在柱内依据不同原理分离后，各成分先后进入检测品，色谱信号由记录仪或积分仪记录，从而达到分离分析的目的。

三、实验步骤

实验仪器：高效液相色谱仪，电子天平，超声仪。

1. 色谱系统

使用十八烷基硅烷键合硅胶柱，流动相：取 1 400 mL 水、400 mL 乙腈和 2.0 mL 三乙胺，用氢氧化钠和稀醋酸调节 pH 至 5.9，用水稀释至 2 000 mL，抽滤。流速为 2 mL/min，254 nm 波长处检测。取对照品溶液 20 μL 进样，TMP 和 SMZ 的分离度应大于 5，重复进样的相对标准偏差应不大于 2.0%，TMP 的相对保留值为 1.0，SMZ 的相对保留值为 1.8。

2. 对照品溶液的制备

分别精密称取 TMP 和 SMZ 的对照品适量，加甲醇溶解并定量稀释成母液，精密量取 5 mL，置 50 mL 量瓶中，加流动相稀释至刻度，作为对照溶液。

3. 供试品溶液的制备

取供试品 10 片，精密称定，精密称取片粉适量，置 100 mL 量瓶中，加约 50 mL 甲醇，超声振荡 5 min，用甲醇稀释至刻度，滤过，精密量取续滤液 5 mL，至 50 mL 量瓶中，加流动相稀释至刻度，摇匀，待测。

4. 测定法

分别取供试品溶液和对照品溶液各 20 μL 进样，测定峰面积，计算供试品中 TMP 和 SMZ 的量。

四、注意事项

1. 流动相的组成及流速均可作适当调整，以使系统适应性实验符合要求仪器的适应性。
2. 为使片粉在溶剂中溶解完全，需超声并振摇 15 min，其中润滑剂等不溶物应滤过，否则影响测定。
3. 弃去初滤液，取续滤液，移液管应用续滤液荡洗 3 次以保持浓度一致。
4. 对照品溶液与供试品溶液的进样量应平行操作。
5. 进样完毕应充分冲洗系统。

五、思考题

1. 比较用高效液相色谱法和双波长分光光度法测定复方新诺明片中 SMZ 和 TMP 的含量的优劣，各有何特点？

2. 在选择实验条件时，是否要考虑赋形剂等辅料的影响？

3. 怎样调节流动相使峰形和分离度良好？

实验 4.6 荧光分光光度法测定盐酸苯海拉明片含量

一、实验目的

1. 掌握荧光分光光度计的基本操作方法。
2. 熟悉荧光分光光度法测定药物含量的基本原理。

二、实验原理

某些物质受紫外光或可见光照射激发后能发射出比激发光波长较长的荧光。当激发光停止照射后，荧光随之消失。同一种分子结构的物质，用同一波长的激发光照射，可以发射相同波长的荧光。当激发光强度、波长、所用溶剂及温度等条件固定时，物质在一定浓度范围内，其荧光强度与溶液中该物质的浓度成正比关系，可以用作定量分析。盐酸苯海拉明为抗组胺药，在 0.01 mol/L HCl 溶液中具有荧光。本实验采用荧光分光光度法测定盐酸苯海拉明片的含量。

三、实验步骤

试验仪器：荧光分光光度计、电子天平、离心机、超声仪等。

1. 对照液的制备

(1) 对照液 A　精密称取盐酸苯海拉明对照品适量，用 0.01 mol/L HCl 溶液配制成浓度为 500 μg/mL 的溶液。

(2) 对照液 B　精密量取对照液 A 5.0 mL 于 50 mL 量瓶中。用 0.01 mol/L HCl 溶液定容，其浓度为 50 μg/mL。

2. 激发与发射光谱测定

用 0.01 mol/L HCl 溶液配制一定浓度的对照品溶液，以溶剂为空白，对激发光谱和发射光谱进行扫描。选择激发波长为 260 nm，发射波长为 288 nm。

3. 线性范围

精密量取对照液 B 适量，用 0.01 mol/L HCl 溶液配制系列浓度的溶液，以 0.01 mol/L HCl 溶液为空白，分别测其荧光值 F，以浓度 c 与相应的 F 值进行线性回归，计算线性方程及相关系数。

4. 回收率测定

按处方量称取片剂辅料适量，共 3 份，置于 3 个 100 mL 量瓶中，分别加入对照液 A (500 μg/mL)不同体积，各加入 0.01 mol/L HCl 溶液约 60 mL。超声处理 5 min，再用 0.01 mol/L HCl 溶液定容，摇匀，静置，分别吸取 4.0 mL 置于 20 mL 量瓶中，用 0.01 mol/L HCl 溶液定容。再分别取约 5 mL，离心(2 500 r/min)10 min，取上清液，测定。

5. 供试品溶液的制备与测定

取糖衣片 10 片，去糖衣，精密称定，求得平均片重，研细，称取适量细粉(约含 10 mg)于 100 mL 量瓶中。加入 0.01 mol/L HCl 溶液约 60 mL，超声处理 5 min，用 0.01 mol/L HCl 溶液定容，摇匀，静置。取上清液 1.0 mL 置于 25 mL 量瓶中，用 0.01 mol/L HCl 溶液定容，取约 5 mL 离心(2 500 r/min)10 min，取上清液测荧光。另配制 4.0 μg/mL 对照液同法测定，并读取试剂空白的读数，计算样品含量。

四、注意事项

1. 荧光测定时所用试剂、水及玻璃仪器均应严格处理，如水需要用双蒸水，玻璃仪器也需经过常规洗涤后，用双蒸水冲洗干净，烘干。

2. 由于不易测定绝对荧光强度，故在每次测定之前，用一定浓度的对照溶液校正仪器的灵敏度，然后在相同条件下，读取对照品溶液、供试品溶液及试剂空白的荧光读数。

五、思考题

1. 为什么荧光分析法应在低浓度溶液中进行？

2. 为什么荧光分析法必须做空白实验？

实验 4.7　牛黄解毒片中冰片的含量测定

一、实验目的

1. 掌握气相色谱法测定牛黄解毒片中冰片含量的原理。
2. 熟悉气相色谱一般定量方法及操作。

二、实验原理

气相色谱法的流动相为气体，称为载气。色谱柱分为填充柱和毛细管柱两种。填充柱内装吸附剂、高分子多孔小球或涂渍固定液的载体。毛细管柱内壁或载体经涂渍或交联固定液。注入进样口的供试品被加热汽化，并被载气带入色谱柱，在柱内依据不同原理分离后，各成分先后进入检测器，色谱信号由记录仪或数据处理器记录。牛黄解毒片是由多种药物组成的中成药，冰片是其中一味药。处方中冰片由龙脑、异龙脑组成。根据冰片易汽化与其他共存成分分离的特点，采用气相色谱法进行定量分析。内标定量法的关键是选得合适的内标物，内标物峰需与被测物峰邻近，且能明显分离、峰值之间有比较关系。本实验采用十五烷为内标物，根据两峰峰面积之比及校正因子计算冰片的含量。

三、实验步骤

实验仪器：气相色谱仪。

1. 定量校正因子的测定

精密称取十五烷约 0.3 g 及冰片约 0.3～0.4 g，加乙酸乙酯溶解，准确配成 10 mL。摇匀，按色谱条件测定，计算校正因子：$f_i=\frac{A_S}{A_i}\times\frac{W_i}{W_S}$

式中，f_i 为相对校正因子；A_S 为内标物峰面积；A_i 为被测物峰面积；W_S 为内标物质量；W_i 为被测物质量。

2. 样品测定

取牛黄解毒片 10 片，放于乳钵中研细，转移于 50 mL 带塞三角瓶中，用乙酸乙酯 15 mL 分次清洗乳钵，收集洗液于三角瓶中，加盖，摇匀，放置 8 h 以上，过滤，用 10 mL 乙酸乙酯分三次冲洗药渣，然后在滤液中精密加入内标物约 0.4 g，用溶剂准确配至 25 mL，摇匀，按色谱条件进样，根据龙脑与异龙脑总峰面积与十五烷峰面积，用内标法求出冰片含量。

四、注意事项

1. 仪器及色谱条件为 102 型气相色谱仪；色谱柱：毛细管柱 0.53 mm×15 m；固定相：SE-15；检测器：FID；气体流速：N_2：30 mL/min，H_2：43 mL/min，空气：305 mL/min；温度：柱温起始温度 110 ℃，保温 3 min，升温速度 20 ℃/min，升温至 150 ℃，保温 1 min；检测器温度 200 ℃，汽化温度 200 ℃；进样量：1.0 μL。
2. 爱护微量注射器，进样时动作应轻捷，防止损坏。

五、思考题

1. 气相色谱用于定量可采用哪几种方法？
2. 选用内标法有何优点？
3. 本实验哪些因素对结果会产生影响？

实验4.8　AD胶丸中维生素A的含量测定

一、实验目的

1. 掌握三点校正法测定维生素A含量的基本原理。
2. 学习和掌握胶丸制剂分析的基本操作。

二、实验原理

本品系取维生素A与维生素D_2或维生素D_3，加鱼肝油或精炼食用植物油(0 ℃左右脱去固体脂肪)溶解并调整浓度后制成。

本品除含有全反式维生素A醋酸酯外，尚含有少量对测定有影响的杂质，主要包括维生素A_2、维生素A_3、维生素A的氧化物、无生物活性的聚合物鲸醇、维生素A的异构体及合成时产生的中间体，它们各具不同的光谱特征和生物效价。全反式维生素A醋酸酯在环己烷中最大吸收波长为328 nm，而以上所述杂质的不相关吸收在316～340 nm波长范围内呈一条直线，且随波长的增大吸收度变小。由于物质对光的吸收具有加和性，采用三点校正法可以消除这些杂质的干扰。

三、实验步骤

实验仪器：紫外分光光度计、电子天平。

1. 胶丸内容物平均重量的测定

取胶丸20粒，精密称定，用注射器将内容物抽出，再用刀片切开丸壳，用乙醚逐个洗涤丸壳三次，置50 mL烧杯中，再用乙醚浸洗1～2次，置通风处，使乙醚挥散，精密称定，算出每丸内容物的平均重量。

2. 供试品溶液的制备与测定

取维生素AD胶丸内容物，精密称定，用环己烷溶解并定量稀释制成每1 mL中含9～15单位的溶液。按照分光光度法，测定其吸收峰的波长，并在下列各波长处测定吸收度。计算各吸收度与波长328 nm处吸收度的比值和波长328 nm处的$E_{1cm}^{1\%}$值。

波长/nm	药典规定吸收度比值
300	0.555
316	0.907
328	1.000
340	0.811
360	0.299

如果最大吸收波长在326～329 nm之间，且所测得各波长吸收度比值不超过表中规定的±0.02，可用下式计算含量：

$$标示量\% = \frac{A \times D \times 1\ 900 \times \overline{W}}{W \times 100 \times L \times 标示量} \times 100\%$$

式中，A为328 nm处的吸收度；D为稀释倍数；$\overline{W}$为胶丸内容物平均重量；W为内容物取样量;L 为比色皿厚度(cm)。

如果吸收峰波长在 326～329 nm 之间,但所测得的各波长吸收度比值超过表中规定的±0.02,则按下式求出校正后的吸收度,然后再计算含量:

$$A_{328}(\text{校正})=3.52(2A_{328}-A_{316}-A_{340})$$

如果校正吸收度与未校正吸收度相差不超过±3.0%,则不用校正吸收度,仍以未校正的吸收度计算含量。

如果校正吸收度与未校正吸收度相差在−15%至−3%之间,则以校正吸收度计算含量。

如果校正吸收度超过未校正吸收度的−15%或+3%,或者吸收峰波长不在 326～329 nm 之间,则供试品须按皂化提取法进行。参照中国药典附录维生素 A 测定法第二法。

四、注意事项

1. 维生素 A 遇光易氧化变质,故操作应在半暗室中快速进行。

2. 在应用三点校正法时,除其中一点在最大吸收波长测定外,其余两点均在最大吸收场的两侧上升或下降陡部的波长处进行测定,如果仪器波长不够准确,就会产生较大误差,因此,在测定前应校正仪器波长。

3. 所用注射器及刀片必须清洁干燥,用后应以乙醚洗涤干净不得玷污维生素 A 残留物。

4. 由于本品系用合成维生素 A 醋酸酯加植物油稀释而成,其纯度较高,一般校正后的吸收度与未校正的吸收度之差值不大于±3%。如果发现校正后的吸收度超过未校正的吸收度的−15%或+3%,或吸收峰波长不在 326～329 nm,则不适用本法。

5. 环己烷中可能含有苯等具有紫外吸收的杂质,应按中国药典附录分光光度法项下有关要求检验。含量测定用过的环己烷,蒸馏后仍可使用。

五、思考题

1. 计算式中 1900 的含义是什么?

2. 胶丸剂的含量测定方法与其他剂型有何不同?

实验 4.9　药物的鉴别实验(综合型实验)

一、实验目的

1. 掌握典型药物的特殊鉴别实验。
2. 掌握根据药物结构特征,区别各类药物,并根据各个药物的专属性实验进行鉴别确证。
3. 熟悉药物的其他鉴别实验。

二、实验药品及其化学结构

实验药品:异烟肼片(isoniazid tablets)、注射用硫酸链霉素(streptomycin tablets)、阿司匹林片(aspirin tablets)、维生素 B_1 片(vitamin B_1 tablets)、对乙酰氨基酚片(paracetamol tablets)、苯巴比妥片(phenobarbital tablets)、炔雌醇片(ethinylestradiol tablets)、硫酸奎宁片(quinine sulfate tablets)。

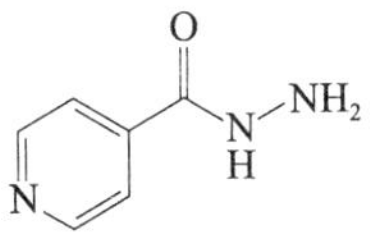

异烟肼 ($C_6H_7N_3O$　137.14)

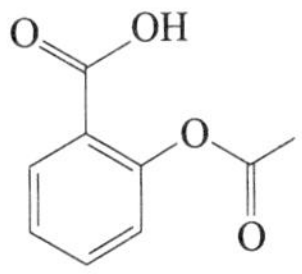

阿司匹林 ($C_9H_8O_4$　180.16)

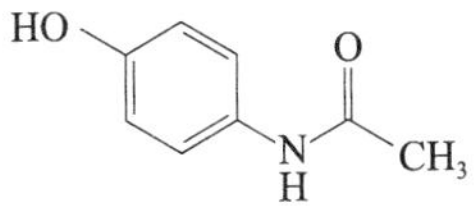

对乙酰氨基酚 ($C_8H_9NO_2$　151.16)

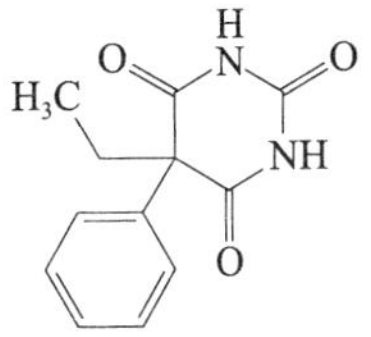

苯巴比妥 ($C_{12}H_{12}N_2O_3$　232.24)

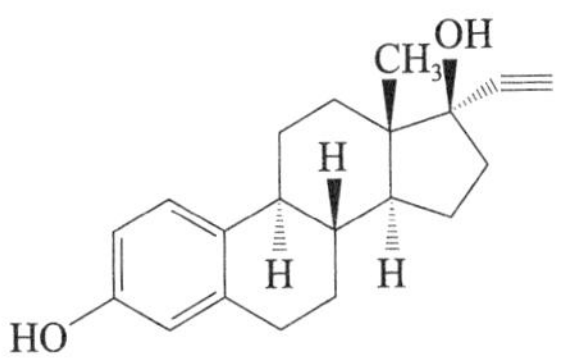

炔雌醇 ($C_{20}H_{24}O_2$　296.41)

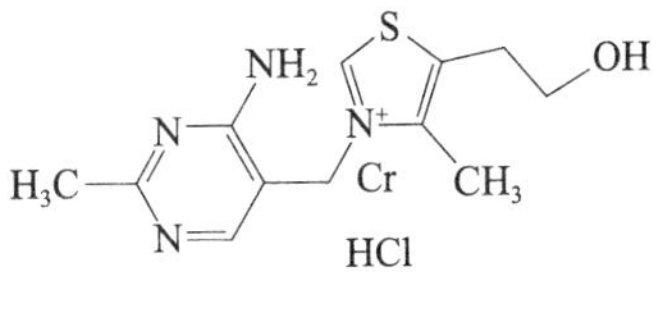

维生素B_1 ($C_{12}H_{17}ClN_4OS \cdot HCl$　337.27)

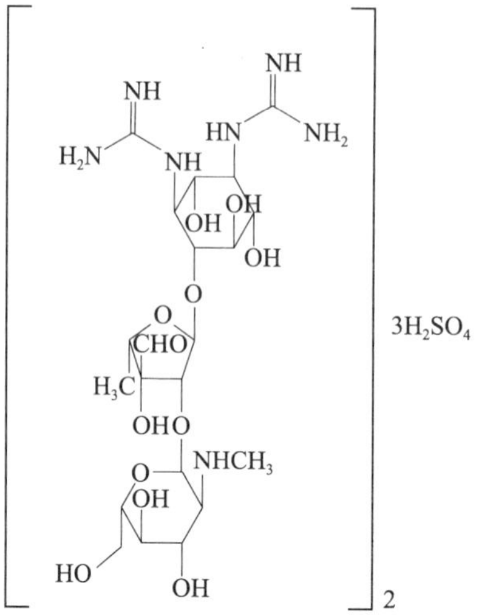

硫酸链霉素 $[(C_{21}H_{39}N_7O_{12})_2 \cdot 3H_2SO_4$ 1457.40]

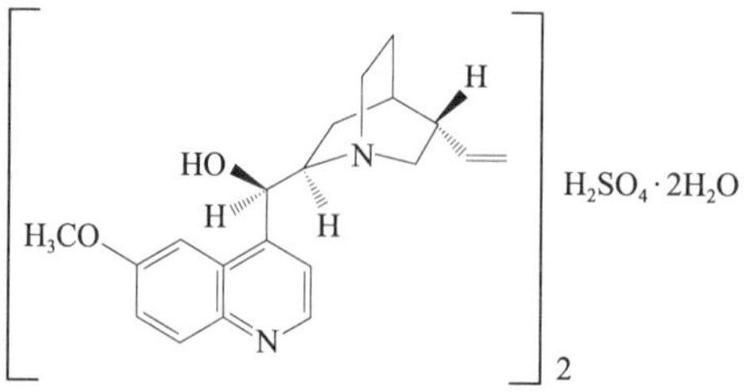

硫酸奎宁 $[(C_{20}H_{24}N_2O_2)_2 \cdot H_2SO_4 \cdot 2H_2O$ 782.96]

三、实验步骤

1. 自行设计区别上述药物的方法，写出实验操作方法、理论依据和反应原理。

2. 根据上述七类药物的结构、理化特性与鉴别方法的关系，结合自己的实验设计进行讨论，然后根据实验室条件和实验时数，选择合适的区别与鉴别实验内容。

3. 进行实际操作。对上述没有标签的药物进行区别、确证。

四、注意事项

1. 设计实验前需充分了解各类药物的结构与理化特性、个性与共性（即一般鉴别实验与特殊鉴别实验）。选择最具某类药物结构特征的鉴别实验来区别不同类型的药物；选择各个药物最具特征的专属反应来确证该药物。

2. 应对被检样品同时进行某一实验，由反应结果得出区别结论，通过几个区别实验，将未知样品进行初步分类，然后再用特殊鉴别实验进行一一确证。

五、思考题

药物鉴别实验的目的是什么？请结合药典中收载的药品标准，进一步理解为什么对于同一个药物需要选择几种鉴别实验方法？

实验 4.10　药物的含量测定(设计型实验)

一、实验目的

1. 掌握各典型药物含量测定的基本原理。
2. 根据各典型药物的化学结构及查阅的文献，选择适当的实验方法，对其进行含量测定。
3. 学会根据实验目的要求查阅相关文献，并撰写综述。
4. 能够根据实验设计进行操作，得出实验结论。
5. 掌握常用药物含量测定方法的基本操作及药物含量的计算方法。
6. 培养独立分析问题、解决问题的能力及实际动手能力。

二、实验药品及其化学结构

实验药品：异戊巴比妥片(amobarbital tablets)、对氨基水杨酸钠肠溶片(sodium aminosalicylate enteric-coated tablets)、盐酸多巴胺注射液(dopamine hydrochloride injection)、盐酸氯丙嗪注射液(promethazine hydrochloride injection)、地西泮片(diazepam tablets)、维生素 C 片(vitamin C tablets)、氢化可的松乳膏(hydrocortisone cream)、青霉素 V 钾胶囊(phenoxymethylpenicillin potassium capsules)。

各药品化学结构式如下：

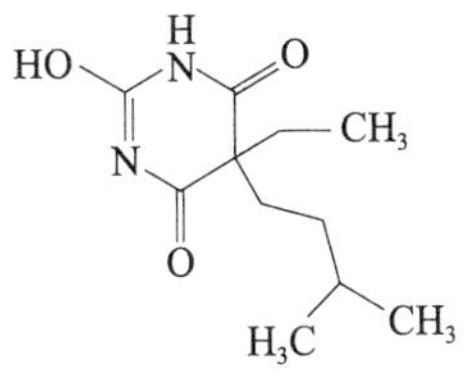

异戊巴比妥

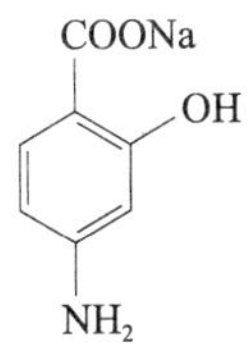

对氨基水杨酸钠

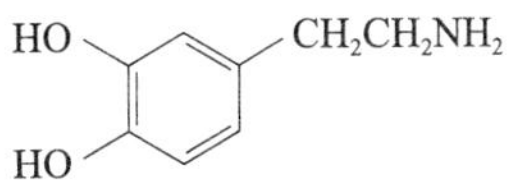

盐酸多巴胺

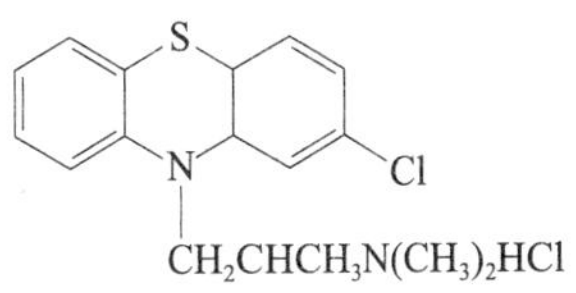

盐酸异丙嗪

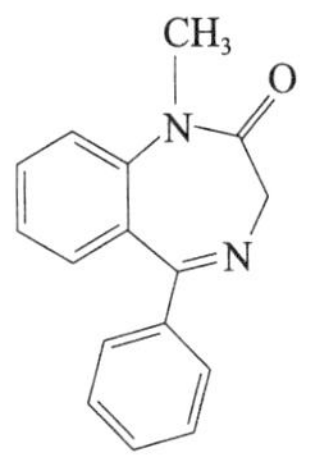

地西泮

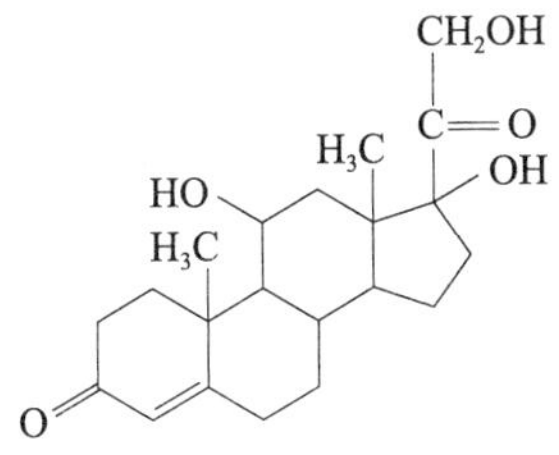

氢化可的松

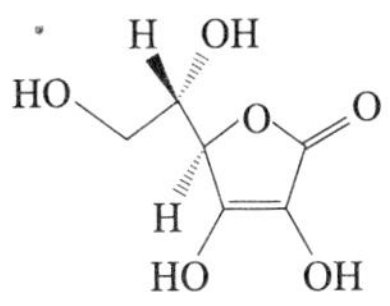

维生素C

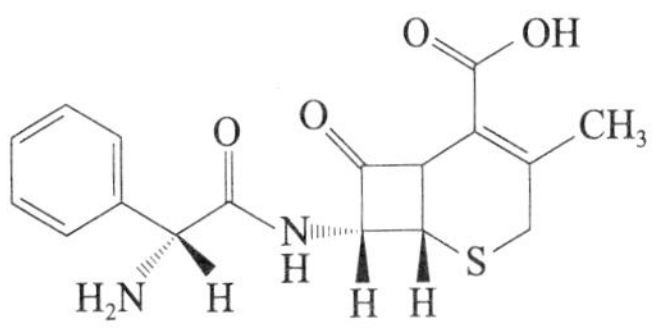

头孢拉啶

三、实验步骤

1. 在上述八个药物中任选一个，根据其化学结构、理化特性及查阅的相关文献，选择适当方法，设计合理实验流程，对其进行含量测定。

2. 实验前应写出实验设计报告，其内容及格式可以参考其他含量测定实验相关内容。

3. 根据实验内容及目的要求，参考其他含量测定实验设计原始记录和检验报告各一份。

4. 按照实验设计准备实验，开展实验，测定的药物含量，做好原始记录，计算该药物含量，得出检验结论，写出检验报告。

5. 实验结束后，根据本实验情况写一份实验总结。

四、注意事项

1. 设计实验前应充分了解所选择药物的理化特性，选择最恰当的方法测定其含量。文献查阅时，对该药物的各种相关分析方法均进行检索，例如不同剂型的分析方法、各种生物样品中的分析方法等。

2. 设计实验时尽量选择最佳方法，以求简便、快速、低耗地得出正确可靠的实验结果。

3. 实验设计报告中的仪器及试剂主要指实验中所要应用的器材、试剂、药品、对照品、标准品等；实验准备主要指实验中所要应用的滴定液、缓冲液、溶液、试液、试纸、指示液等的配制。实验方法主要指实验的操作步骤及方法，应写清楚其实验原理，总的来说应写得明了、清楚，同时尽量简洁；注意事项主要指实验中应格外注意，操作不当易导致实验误差，严重时甚至会引起实验事故的一些问题。

4. 原始记录及检验报告均应设计合理。原始记录：各重要原始数据、实验现象均应有相应的足够的地方记录，切不可疏漏，也应避免繁复；检验报告：相应数据、计算、结果、结论以及必要的图表等均应记录，同样应注意避免疏漏、繁复。

5. 实验总结的书写内容：评价自己的实验设计报告、原始记录及检验报告有何优点，有何不妥之处，在实验中发现了哪些问题，可以怎样改善以及其他你认为值得讨论的问题。

五、思考题

除了最终选择的实验方法外，还有哪些方法可以选择？为何在各种方法中选择该法测定药物含量？其优越性何在？

第5章　药理学实验

刘建文、黄永平、王春丽
（华东理工大学药学院药理学教研室）

实验须知

1. 在实验室内，必须遵守实验室的规章制度和操作规程。

2. 保持室内卫生，严禁喧哗、打闹；不得擅自翻动室内物品。

3. 实验仪器设备及其附件，未经许可不得随意移动。

4. 实验时不可迟到、早退，中途如有特殊情况需要外出，需向指导教师说明并获得准许。

5. 实验前应该预习实验内容，了解实验器械、仪器的性能和使用要点；实验时要按规定操作和使用，如果出现故障或损坏，应该及时报告和登记，并按相关规定处理。

6. 各实验小组的实验器械、仪器、药品等均由各组负责，不得随意与其他组调换或挪用，有问题找指导教师解决。

7. 注意安全：严防电击、动物咬伤抓伤、中毒。

8. 实验结束后，各组应该自觉清洗和整理实验器材；值日生应该做好全室的清洁卫生工作，关好门窗、水电，经指导教师检查许可后方可离开。

5.1 药理学实验基础

5.1.1 药理学实验的目的要求

药理学实验课的目的是使学生了解药理学实验研究的设计思路和实验方法，掌握实验基本知识与操作技术，提高学生的实验技能及综合素质。为今后的工作打下初步的基础。具体要求如下。

(1) 重视预习，要求上实验课前要阅读实验讲义，独立完成预习题，了解实验目的、要求、方法，领会设计原理，做到心中有数。

(2) 加强基本技能训练。实验过程中，通过实验操作、整理分析并讨论实验结果，正确书写实验报告；通过实验验证理论、巩固并加强对理论知识的理解，培养独立操作能力，独立思考问题和解决问题的能力。

(3) 注重科学态度的培养。客观、真实地记录实验结果，认真书写实验报告，培养对科学工作严肃的态度、严密的方法和严格的要求，培养根据客观实际分析问题的能力。

5.1.2 药理学实验基本设计原则

药理学研究课题的开展，在明确实验目的或研究目的的前提下，选择合适的研究课题。课题应具有科学性、创新性、可行性等。通过文献检索了解待研究内容的国内外研究现状，选择合适的实验动物及模型，确定实验方法，即根据实验室条件合理选择可行的实验方法，在整体水平或离体器官、组织水平或细胞、分子水平进行实验。完整的实验设计应包括实验目的、方法、材料、指标、数据收集与分析、统计学处理、预期结果等。

药理学实验设计应遵循的基本原则是：随机、对照、重复。

1. 随机原则

药理学实验的对象是生物活体或组织标本，存在个体间差异，因此，采用随机原则，可把实验对象在机会均等的条件下分配到实验各组，从而有效地消除分组时主观因素或其他客观因素的干扰，排除偏因，减少误差。但应注意随机不等于随意。

(1) 完全随机化法　把实验对象完全随机地分配到各实验组中，此法最简单、常用，一般适用于单因素大样本实验。如随机数字法、抓阄等。

(2) 均衡随机法　先将动物按性别、体重或者其他因素加以均衡，将条件基本相同的动物随机分配于各组中以减少组间的差异。此法效率较高。

2. 对照原则

在药理学实验中，影响实验结果的因素很多，有些因素是可以控制的，有些则难以控制。为了减少多因素及难以控制因素的影响，实验中应同时设立对照组，用对照组和实验组间的比较来消除各种无关因素的影响，使实验结果误差尽可能地缩小，达到正确评价药物效果的目的。没有比较就没有鉴别，对照是比较的基础。没有设立对照组的药理学实验就是缺乏科学性的实验。

根据实验研究内容不同，选用不同的对照形式，常用的有下列5种。

(1) 空白对照　指不加任何处理条件下进行观察的对照。

(2) 阴性对照　除不用被研究的药物外，对照组的动物要经受同样的处理，如给予生理盐水或不含药物的溶剂。

(3) 阳性对照　指已知经典药物在标准条件下与实验药物进行的对照。它既可验证实验方法是否可靠,又便于受试药与经典药比较,评价药物的效价强度等。

(4) 组间对照　实验中设立若干个平行组,进行组间比较。如受试药分成若干剂量,分别给予分组,进行组间比组,以便说明量效关系(或剂量依赖性)。一般至少设 3 个剂量组。

(5) 自身对照　指对照与实验在同一受试对象上进行,观察同一受试者给药前后变化即为自身对照,这一对照可以较好地减少个体差异的影响,省时省力。

实验设计中,无论采用何种对照形式,其前提必须要符合“齐同对比”(同时、同地、同环境、同种、同重或同体表面积、同批号)的要求,对照才有意义。

3. 重复原则

其目的是排除实验结果的偶然性,肯定其客观规律性。由于生物个体差异和实验误差,仅根据一次实验或一个样本所得结果就草率下结论,是不科学的,因而往往也是错误的。重复是指在类似的条件下,把实验结果重复(复制、重现)出来,稳定的重复性是评价实验结果可靠性的重要依据,在具体应用重复原则指导实验设计时,它主要有两方面的作用。

(1) 确定样本大小　一般情况下,小动物每组 10～30 例,计量资料组间对比时,每组应不少于 10 例,计数资料则每组不少于 50 例。中等动物每组 8～12 例,大动物每组 5～15 例。

按照统计学原理,每组样本数相同时,实验效率最高;量反应比质反应指标效率高;自体实验比分组实验效率高。

(2) 控制干扰因素　可从动物方面、测定仪器方面、药物方面减少不确定因素的影响。如药物结构或药物主要成分含量能否明确和控制对实验能否重复至关重要,尤其是中药研究。

5.1.3　药理实验相关知识与技能

药理学的实验方法按机体水平不同可分为动物整体实验和离体实验,还可进一步具体地分为分子、亚细胞、细胞、组织、器官等水平实验。常用的药理实验方法如下。

(1) 动物整体实验　这是研究人类疾病的发生、发展和转归规律及防治方法和药物作用机制的重要手段之一,此方法是动物实验最基本的方法。包括正常动物和病理模型。后者指采用人工的方法使动物在一定致病因素(机械、化学、生物和物理等)作用下,造成动物的组织、器官或全身的一定损伤,产生特定的功能和代谢改变,复制成与人类疾病相似的动物疾病模型。现在应用较多的病理模型有实验性心肌缺血模型、高血压模型、糖尿病模型、消化性溃疡模型等。

(2) 细胞、组织实验　指离体或体外培养的组织或细胞等,如脑组织、肝组织、血细胞、心肌细胞、脑细胞、胶原细胞、干细胞等,试管或培养基内的细菌、病毒等病原体或癌细胞的实验等。体外实验可以按照要求严格控制实验条件,有重复性好、用药量少、节省动物、结果易于分析等优点。但不能代替在体实验。

(3) 在体或离体器官实验　整体或在体器官实验是在麻醉情况下对分离暴露的器官或组织进行观察和研究,如观察其正常状态下的功能变化并分析其机制,或观察动物在疾病状态下、药物作用状态下,所观察的动物整体或局部器官组织的功能和代谢改变,从而分析疾病的发生机制和药物的作用机制。离体实验则是利用动物的离体组织、器官,给予一些在体情况下无法实施的手段(如离体灌流、神经干电生理等),观察该组织、器官的各种生理、病理指标的变化或药物对其的影响。

(4) 仪器检测和体液生化测定法　用电生理记录仪对动物各种生物电进行观察和记录，如心电、肌电、脑电等，或对动物体液(血液、尿液等)中各种生物活性物质进行测定，如各种酶、激素、电解质和血液凝固性等。

(5) 免疫学观察法　注入抗原使动物致敏，制备多种抗血清，或采用免疫荧光技术、酶标记免疫技术、放射免疫测定技术、免疫电镜技术等对动物免疫后各种免疫变化进行检查。

这里着重介绍细胞培养的相关知识与技能。其他有关模型复制、统计学处理等药理学实验常用手段，请参阅参考文献。

1. 细胞培养实验室

组织细胞培养操作与其他一般实验室工作的主要区别在于要求保持无菌状态，避免微生物污染及其他有害因素的影响。近年来，超净工作台的使用大大方便了组织细胞培养工作，并使一些常规实验室有可能用于细胞培养。

细胞培养室应设在无菌操作区域，最好为密闭式，能与外界隔离，不受穿行或其他干扰；理想的应划分为更衣间、缓冲间及操作间三部分。目的是为了保证操作间的无菌环境，避免污染培养细胞，同时可放置恒温培养箱及某些必需的小型仪器。培养室一般采用紫外灯灭菌。有些实验室使用无臭氧紫外线消毒器或电子消毒灭菌器。

2. 细胞培养相关设备

主要有净化工作台、培养箱、显微镜、细胞冷冻储存器、离心机、冰箱等。

(1) 净化工作台　目前多数从事培养工作的实验室都已装备了超净(净化)工作台。这种工作台操作简单，安装方便，占用空间小且净化效果很好，为培养工作提供了良好的无菌操作环境。即使在不装备单独的无菌操作间的情况下，只要安装了超净工作台，也能基本上满足简单的细胞培养工作的需要。其基本原理是将室内空气经粗过滤器初滤，由离心风机压入静压箱再经高效空气过滤器过滤。由此送出的洁净气流从一定的均匀的断面风速通过无菌区，从而形成无尘无菌的高洁净度工作环境。根据气流方向特点可分为侧流式(或称为垂直式)、外流式(或称为水平层流式)超净台。

一般使用净化工作台需注意以下几点：① 净化工作台安装在清洁无尘的房间内，最好为无菌隔离间内，以免尘土过多易使滤器阻塞，降低净化效果，缩短使用寿命；② 新安装的或长期未使用的工作台，工作前必须对工作台和周围环境用真空吸尘器或不产生纤维的工具进行清洁工作，再采用药物灭菌法或紫外线灭菌法进行灭菌处理；③ 每次使用工作台时，应先用75%酒精擦洗台面，并提前以 30～50 min 紫外线灭菌灯处理净化工作区内积累的微生物，在关闭灭菌灯后应启动送风机使之运转两分钟后再进行培养操作；④ 净化工作区内不应存放不必要的物品，以保持洁净气流流型不受干扰；⑤ 必须经常注意工作区上方微压表的指示。当指针从绿色区进入红色区时，说明高效空气过滤的容尘量趋于饱和；一旦感到气流变弱，如酒精灯火焰不动，加大电机电压也不见情况改变，则说明滤器已被阻塞，应及时更换。一般情况下，高效过滤器三年更换一次。更换高效滤器应请专业人员操作，以保持密封良好。要定期将粗过滤器中的过滤布(无纺布)拆下清洗，时间应根据环境洁净程度而定，通常间隔 3～6 个月进行一次；⑥ 每次使用净化台要及时清除工作台面上的物品，并用酒精擦洗台面使之始终保持洁净。

(2) 培养箱　体外培养的细胞需要在恒定的温度下才能生存，多数哺乳类细胞的最适温度是 37 ℃，温差变化一般不应超过±0.5 ℃。细胞在温度升高 2 ℃时，持续数小时即不能耐受，40 ℃以上将很快死亡。因此一般选用自控恒温的 CO_2 培养箱，具有较高的灵敏度，能恒定提供一定量的 CO_2（常用为 5% CO_2），使培养液的 pH 保持稳定，适用于开放或半开放培养。培养细胞的器皿可用培养皿、培养板或培养瓶；当使用培养瓶时，可将瓶盖旋松半圈，使培养瓶内与外界保持通气状态。由于这种培养方法培养器皿内部与外界相通，因此培养箱内空气必须保持清洁，定期清洗并以酒精等擦拭灭菌。同时尚需保持箱内的相对湿度为 100%，防止培养液蒸发，箱内要放置内为无菌蒸馏水的水槽。

（3）显微镜　一台简单的倒置显微镜为组织细胞培养所必需，可以用来进行细胞计数，观察有无污染和掌握细胞的生长情况，以及组织细胞的形态学分析等。若能配置带有照相系统的高质量相差显微镜，以便随时摄影、记录细胞的情况，将有助于开展科研工作。

（4）细胞冷冻储存器　细胞培养工作中常需储存细胞株，常用的是液氮容器。液氮温度很低，达 −196 ℃，使用时要戴手套防止冻伤。由于液氮不断挥发，应注意观察存留液氮情况，及时定期补充液氮，避免挥发过多而致细胞受损。

液氮容器有不同的类型及多种规格。根据实验室具体情况，考虑容积大小、取放方便以及液氮挥发量（经济）等因素考虑选用。液氮容器的大小为 25～500 L，可储存 1 mL 的冻存管 250～15 000 个左右。总的来说可分为窄颈罐及宽颈罐两大类，前者属液氮运输容器，液氮挥发较慢；后者样本取放方便，但挥发率上升。

（5）离心机　进行细胞培养时，常需要制备细胞悬液，调整细胞密度，洗涤，收集细胞等，因此要使用离心机。一般细胞沉降使用 80～100 g 的离心力即可，太大有时可能引起细胞的损伤，因此配置 4 000 r/min 的国产台式离心机，离心速度 1 000 r/min 即可。

（6）冰箱　细胞培养室必须配备普通冰箱或冷藏箱，最好有一台低温冰箱（−20 ℃）。前者用于储存培养液、Hanks 液等培养用的试剂及短期保存组织标本。−20 ℃低温冰箱则用于储存那些需要冷冻保持生物活性及较长时期存放的制剂，如酶、血清等。细胞培养室的冰箱应属专用，不得存放挥发、易燃等对细胞有害的物质，且应保持清洁。

其他相关设备如天平、pH 仪、高压蒸气灭菌锅、水纯化装置、干燥箱等的使用将在实验操作过程中介绍，这里不一一赘述。

3. 细胞培养常用培养器皿

培养器皿是供细胞接种、培养生长等用的容器，可由透明度好、无毒的中性硬质玻璃或透明光滑的特制塑料制成。目前国内实验室仍多用玻璃培养器皿，其优点是宜于多数细胞生长，易于清洗灭菌，可反复使用，并且透明而便于观察；缺点是易碎。国外则多用塑料制培养器皿，一次性使用。优点是厂家已消毒灭菌密封包装，打开包装即可用于培养操作，非常方便，但费用较高。

常用的培养器皿有培养瓶，培养皿、多孔培养板等。

培养瓶：由玻璃或塑料制成，主要用于培养、繁殖悬浮细胞。进行培养时培养瓶瓶口以螺旋盖覆盖。国产培养瓶的规格常以容量（mL）表示，如 250 mL、100 mL、25 mL 等。

培养皿：由玻璃或塑料制成，主要用于培养繁殖黏附细胞，供盛取、处理分离组织或做细胞毒性、集落形成等实验使用。常用的培养皿规格有直径 10 cm、9 cm、6 cm 、5 cm 等。

多孔培养板：为塑料制品，可供细胞克隆及细胞毒性等各种检测实验使用。其优点是节约样本及试剂，可同时测试大量样本。每块培养板有多个培养孔，常用的规格有：96 孔、24 孔、12 孔、6 孔、4 孔等。

其他相关器具有移液器、加样器和各种规格的刻度移液管、离心管和吸头等用于储存、转移培养液或样本。

细胞培养工作中需要反复使用的器皿必须进行清洗和灭菌才能再次使用，细胞对任何有害物质都十分敏感，因此用过的培养器皿都要严格清洗后再灭菌处理。其主要目的是除去器皿上对细胞生长有影响的物质及各种微生物，这里需要强调的是清洗过程中使用的清洁剂也对细胞有害，需要漂洗干净。

(1) 培养器皿的清洗　不同种类的器皿有不同的理化特性，所以清洗方法和程序也有不同，需要分别处理。

① 玻璃器皿。清洗玻璃器皿不仅要求干净透明、无油迹，且不能残留任何毒性物质。为了保证清洗的质量，一般玻璃器皿的清洗分为四个步骤。下面以玻璃培养瓶或培养皿为例，加以说明。

a. 浸泡：新的玻璃器皿在生产过程中常使玻璃表面呈碱性，并带有一些如铅和砷等对细胞有毒的物质，同时常有许多灰尘干涸在上面，使用前必须彻底清洗。先用自来水初步刷洗，在5%稀盐酸溶液中浸泡过夜，以中和其碱性物质。使用后的玻璃器皿应立即浸入清水中，避免器皿内蛋白质干涸后黏附于玻璃上以致难于清洗。浸泡时要将器皿完全浸入水中，使水进入器皿内而无气泡空隙遗留。

b. 刷洗：经浸泡后的玻璃器皿尚需刷洗，一般多用毛刷和洗涤剂进行，以去除器皿内外表面的杂质。刷洗时有两点需注意：一是防止损坏器皿内表面光洁度以免影响细胞生长，所以应选择软毛毛刷和优质的洗涤剂，刷洗时用力不要过猛；二是不能留有死角，要特别注意瓶角等部位。刷洗后要将洗涤剂冲净，晾干。

c. 清洁液浸泡：清洁液由浓硫酸、重铬酸钾及蒸馏水配制而成，具有很强的氧化作用，去污能力很强，对玻璃器皿无腐蚀作用。经清洁液浸泡后，玻璃器皿残留的未刷洗掉的微量杂质可被完全清除。新配制的清洁液为棕红色，经多次使用、水分增多或遇有机溶剂时成为绿色，这时表示清洁液已失效，应废弃而重新配制。清洁液本身具有强腐蚀作用(玻璃除外)，因此在配制及使用时需小心，注意安全。

配制时注意保护身体裸露部分及面部，要戴耐酸手套、围以耐酸围裙，防止损伤皮肤及烧坏衣服。配制过程中，要先将重铬酸钾完全溶解于水中(必要时可加热帮助溶解)，然后缓慢加入浓硫酸。由于加入浓硫酸时将产生热量，因此配制的容器宜用陶瓷或塑料器皿，加入浓硫酸时要缓慢而不能过急，以免热量产生太多，导致容器破裂，发生危险。浸泡器皿时，同样要注意防止烧伤，轻轻将器皿浸入，使之内部完全充满清洁液，不留气泡，一般最好浸泡过夜，至少为6 h以上。

d. 冲洗：玻璃器皿经浸泡后必须用流水冲洗，每个器皿用流水灌满、倒掉，必须重复多次，以保证清洁液全部被冲净，不留任何残迹。再用蒸馏水漂洗2～3次，晾干或烤箱内烘干备用。

② 塑料器皿。细胞培养使用的塑料器皿主要有培养板和培养皿等。这些产品多数为一次性使用，需要重复使用时，须经过清洗和灭菌。我们通常的清洗方法是：用后立即以流水冲净或浸入清水中，防止干涸。在超声波清洗机上加入少量洗涤剂清洗，用流水冲洗干净，浸泡在清洁液中过夜，用流水冲洗干净，蒸馏水漂洗2～3次，晾干备用。亦可采用下述步骤：器皿经冲洗干净后，晾干，2% NaOH浸泡过夜，自来水冲洗，5%盐酸浸泡30 min，流水冲洗，蒸馏水漂净。

③ 胶塞、盖子等杂物。组织培养中使用的胶塞、培养瓶盖子、针头都不能以清洁液浸泡。清洗过程中，新的胶塞因带有滑石粉，应先用自来水冲洗干净，再进行常规清洗；用后的胶塞、

盖子应及时浸泡在清水中，用洗涤剂刷洗。针头需用自来水冲洗干净，然后置入 2% NaOH 中煮沸 10～20 min，冲洗干净；再以 1%稀盐酸浸泡 30 min，冲洗；用蒸馏水漂洗 2～3 次，最后三蒸水漂洗 1 次，晾干备用。

(2) 培养器皿的灭菌　造成组织细胞培养失败主要原因之一是发生微生物污染，培养中所使用的各种培养基，既适合细胞生长，也适合微生物的繁殖。由于微生物可比培养细胞生长迅速，可产生毒素影响细胞的生长并导致死亡。因此，在细胞培养中，务必保证细胞在无微生物的条件下生长。防止培养物污染可通过灭菌(将已存在的微生物去除)和无菌操作技术(防止已经灭菌的用品被污染)来完成。

根据材料的要求可采用不同灭菌方法，总的来说有物理方法和化学方法两大类。物理方法包括湿热(高压蒸汽)、干热、紫外线、放射线、过滤等杀灭或去除微生物；化学方法是使用化学消毒剂、抗菌素等杀灭微生物。

① 干热灭菌。一般在烤箱中进行，主要用于玻璃器皿。干热灭菌后的器皿干燥，易于保存。缺点是干热传导慢，可能有冷空气存留于烤箱内，因此要用较高的温度和较长的时间才能达到灭菌目的，需加温到 160 ℃，保持 90～120 min 方能杀死芽孢。消毒完毕后不可马上将烤箱门打开，以免冷空气突然进入，影响消毒效果和损坏玻璃器皿或发生意外事故。

② 湿热灭菌。湿热灭菌是一种很有效的方法，一般使用高压蒸汽灭菌锅进行。为了保证灭菌效果，物品不应装得太满，以便锅内气体流通；导气管要伸至罐底并防止堵塞，在加热升压之前，可打开排气阀门，使加热后消毒器内的残留冷空气排出。冷空气排完后，关闭排气阀门，开始升压，待达到所需要的压力时，开始计时，并控制压力恒定。高压消毒可在 5 b、10 b、15 b、20 b① 的压力下进行，持续时间可为 10 min、15 min、20 min、30 min。根据不同的物品选择不同压力和时间，一般物品(如布类、金属器械、玻璃器皿等)消毒的要求是 15 b 20 min，有些常规使用液体要消毒 15 b 15 min，橡胶用品为 10 b 10 min。一般认为在这种情况下，于 1 min 内几乎可杀死所有微生物，但由于在消毒物品的包装内可能仍有冷空气未全部排出或蒸汽尚未能达到消毒器内的各部分，所以要延长消毒时间。消毒完毕后一定要先打开阀门放气，再打开消毒器的盖，以免发生意外。煮沸消毒可用于注射器及某些用具的快速消毒，缺点是湿度太大。

③ 紫外线灭菌。紫外线直接照射灭菌是目前各实验室常用的方法之一，主要用于实验室房间里的空气、操作台表面及桌椅等的消毒。但在房间内安装不能高于 2.5 m，要使各处能有 0.06 $\mu W/cm^2$ 的能量照射，否则影响消毒效果。也可以用紫外线消毒一些塑料培养器皿(如塑料培养皿、塑料培养板等)。缺点是有臭氧产生，污染空气，影响身体健康。近年来，已有电子灭菌灯可代替紫外线灯进行实验室的空气消毒。

④ 过滤除菌。很多细胞培养使用的液体不能采用高压消毒的方法进行灭菌处理，如血清、合成培养液、酶及含有蛋白质具有生物活性的液体等，可采用过滤方法以去除细菌等微生物。

⑤ 消毒剂及抗生素。细胞培养工作中也可用消毒剂进行灭菌处理，消毒剂主要有 75%酒精、过氧乙酸、乳酸、来苏儿等化学制剂，可分别用于操作人员的皮肤、实验台、器械、器皿的操作表面，实验室的椅、桌、墙壁、地面及空气等的灭菌处理。如：75%酒精最为常用，用途也最广

---

① 1b=0.454 kg。

泛；0.1%新洁尔灭可以对器械、皮肤、操作表面进行擦拭和浸泡清毒；乳酸可用于空气消毒；来苏儿对皮肤有刺激性，可用于地面的消毒；过氧乙酸是一种新的消毒剂，灭菌能力很强，在0.5%浓度下，10 min 可将芽孢杀死。

抗生素也常在细胞培养中使用，但多数是为了预防。常用的抗生素为青霉素及链霉素，加在细胞培养液中。

4. 常用细胞培养基、平衡液及其配制

组织细胞培养中除必须有培养基(液)外. 还要使用大量液体。这些液体都有一定的要求，包括水、盐溶液、消化液、缓冲液、维生素液及用于检测的各种染液等。

(1) 培养用水　水为细胞培养所必需，细胞所需的化学成分、营养物质等都必须用水溶解。同时这种水配制的溶液对维持细胞形态、调节渗透压及平衡 pH 有一定的作用。在组织细胞培养中用水必须非常纯，因为细胞在体外培养时对水的质量非常敏感，普通自来水含有大量离子及其他杂质，会对细胞生长产生不良影响，所以配制培养液时必须用经过纯化的水。实验室用的纯化水一般有两种：蒸馏水和离子交换水。

(2) 平衡盐溶液　平衡盐溶液(BSS)是组织细胞培养中常用的基本液体，可以维持渗透压、调节 pH 以及供给细胞生存所需的能量和无机离子成分，主要作为合成培养基(液)的基础液及用于洗涤组织、细胞等。平衡盐的种类很多、常用的几种见表 5-1。下面介绍一种常用的配制方法。

表 5-1　常用的平衡盐溶液

	Ringer (1895 年)	PBS	Eagle (1948 年)	Hanks (1949 年)	Dulbecco (1954 年)	D-Hanks
NaCl	9.00	8.00	6.80	8.00	8.00	8.00
KCl	0.42	0.20	0.40	0.40	0.20	0.40
$CaCl_2$	0.25		0.20	0.14	0.10	
$MgCl_2 \cdot 6H_2O$					0.10	
$MgSO_4 \cdot 7H_2O$			0.20	0.20		
$Na_2HPO_4 \cdot H_2O$		1.56		0.06		0.06
$Na_2HPO_4 \cdot 2H_2O$			1.14		1.42	
KH_2PO_4		0.20		0.06	0.20	0.06
$NaHCO_3$			2.20	0.35		0.35
葡萄糖			1.00	1.00		
酚红			0.02	0.02	0.02	0.02

平衡盐溶液主要以无机盐及葡萄糖配制而成。主要不同点在于氯化钠的浓度、离子的浓度及缓冲系统不同，可根据需要选用适当的平衡盐溶液。例如：Hanks 液与 Eagle 液不同是因为采用不同的缓冲系统，在 Hanks 液中 $NaHCO_3$ 含量较低，为 350 mg/L，利用空气平衡，其缓冲能力较弱；Eagle 液则由于含有高浓度的 $NaHCO_3$，为 2.2 g/L，其缓冲能力较强，需用 5% CO_2 平衡。D-Hanks 液不含钙、镁离子，Dulbecco 液含钙、镁离子的浓度较低，在配制一些特殊要求的消化液或其他用液时可考虑选用。平衡盐溶液中，有时还可加有少量的酚红作为溶液酸碱度的指示剂，便于观察培养液 pH 的变化。溶液中性时为桃红色，变酸时呈黄色，碱性

时变为紫红色。

实验用品有天平、烧杯、量筒；NaCl、KCl、$CaCl_2$、$MgSO_4$、Na_2HPO_4、KH_2PO_4、$NaHCO_3$、葡萄糖、酚红、三蒸水。

在配制 BSS 时应避免形成钙盐、镁盐及磷酸盐的沉淀，现以 Hanks 液为例介绍具体配制方法：按表 5－1 中 Hanks 液各成分的含量准确称量，应注意化合物含水分子的多少进行换算后再称量；先将 $CaCl_2$ 溶解于 100 mL 水中；依次将其他成分逐个溶解于 800 mL 水中，溶解时必须待一种试剂完全溶解之后，再加入下一种试剂，直至所有试剂溶解后混匀；酚红用数滴 5.6% $NaHCO_3$ 溶解；缓慢将 100 mL $CaCl_2$ 液倒入混匀后的溶液中，搅动，以防止沉淀；将酚红液加入上述溶液中；补加水至 1 000 mL 混匀；将混匀的 Hanks 液分装盐水瓶内，8 b① 10～20 min 高压蒸汽消毒灭菌，4 ℃冰箱内保存备用；用水配制 7.4% $NaHCO_3$ 溶液，过滤除菌，分装备用；用无菌 $NaHCO_3$ 溶液调节 Hanks 液 pH 至 7.2～7.4。

(3) 消化液　在原代培养过程中需分散组织、细胞，在传代中要使细胞脱离黏附壁时均常需使用消化液。组织细胞培养中常用的消化液为胰蛋白酶，可单独或与二乙烯四乙酸二纳(EDTA)混合使用。

胰蛋白酶是一种白色粉末，其功能主要使细胞间的蛋白质水解，细胞分散。常用的胰蛋白酶有 1∶125 和 1∶250 两种，也就是说，1 份胰蛋白酶能解离 125 份和 250 份酪蛋白。胰蛋白酶消化细胞与细胞种类及细胞的特性有关，对不同的细胞消化的时间也不一样。一般来讲，浓度大、温度高、新配制的胰蛋白酶对细胞分离作用快。常用胰蛋白酶的浓度为 0.25%，pH 为 7.2 左右。配制时应用不含 Ca^{2+}，Mg^{2+} 和含血清的液体，因为 Ca^{2+}，Mg^{2+}、血清的存在会降低胰蛋白酶的活力，影响消化效果。一旦细胞分散后可加入一些含血清的培养液来终止消化。

配制方法：称取所需胰蛋白酶；加入无 Ca^{2+}，Mg^{2+} 液体(如 D-Hanks)；磁力搅拌混匀，使其完全溶解；过滤除菌、分装、备用。

EDTA 是一种化学螯合剂，主要作用在于能吸取 Ca^{2+}，Mg^{2+} 离子，而对细胞的毒性小。常用浓度为 0.02%，用无 Ca^{2+}，Mg^{2+} 平衡盐液溶解，高压灭菌后即可使用。

胰蛋白酶和 EDTA 联合使用可提高消化效率、但需注意 EDTA 不能被血清中和，消化后要彻底清洗，否则细胞易脱壁。

(4) 培养基(液)　培养基(液)是维持体外细胞生存和生长的基本溶液，是组织细胞培养最重要的条件。可分为天然培养基及合成培养基两大类。

最初完成的体外细胞培养采用的就是天然培养基。天然培养基主要是取自动物体液或从动物组织分离提取，其优点是营养成分丰富，培养效果良好；缺点是成分复杂，来源受限。实际工作中，往往将天然培养基与人工合成培养基结合使用。天然培养基(液)种类很多，包括：生物性液体(如血清、血浆)，组织浸液等。

细胞培养中最常用的天然培养基是血清，因为血清中含有丰富的营养物质，包括大分子的蛋白质和核酸等，对促进细胞生长繁殖、黏附及中和某些毒性物质的毒性起着一定作用。其来源主要是动物，有小牛血清、胎牛血清、马血清、兔血清以及人血清等，最广泛使用的是小牛血清和胎牛血清，血清可以自行制备。目前国内已有很多单位生产并出售小牛血清和胎牛血清，使用方便，但产品质量差别很大，购买时要注意选择。一般外购的血清只作过灭菌，在用前常

① 1 b=0.454 kg。

进行灭活处理(加温到 56 ℃,30 min),以消除补体活性,未灭活血清应保存于−20 ℃冰箱。

不论是外购还是自己制备的血清,应该对每批血清进行严格检测,因为动物血清个体差异很大,每批的质量也有一定差异,同时必须进行无菌实验。

优质的血清外观应为透明、无溶血、淡黄色、无沉淀物,灭活后颜色稍深一些,必须保证无细菌、支原体及病毒等的污染。血清总蛋白为3.5~4.5 g/100 mL,球蛋白不高于2 g/100 mL。球蛋白在补体或其他物质作用下,可产生细胞毒性对细胞有损害,因而血清中球蛋白含量低者,其质量较好。

细胞体外培养已有近百年历史,在长期的实践中选择优化形成了多种固定配方,便于标准化规模生产,如 RPMI1640、DMEM 等。尽管现代的合成培养基成分和含量已经较为复杂,但仍然不能完全满足体外培养细胞生长的需要,在使用时需要加入一定比例的天然培养基,常用小牛血清,比例从百分之几到百分之几十不等。

合成培养基的种类虽多,但一般都含有氨基酸、维生素、糖类、无机离子和一些其他辅助性成分。

① 氨基酸。是合成培养基的主要内容,合成培养基中以必需氨基酸为主。不同种类的细胞对氨基酸的需要略有不同,一般细胞仅能利用氨基酸的 L 型同分异构体,因而在配制培养基时要避免使用 D 型氨基酸。需要特别指出的是,谷氨酰胺细胞对之有较高要求,而谷氨酰胺在溶液中很不稳定。配制好的培养液如果在 4 ℃冰箱内放置两周后,谷氨酰胺大部分已被破坏,当缺少谷氨酰胺时,细胞生长不良而逐渐死亡。因而配制好的超过两周的培养基都需重新补加与原来含量相同的谷氨酰胺的量。

② 维生素。细胞生长代谢中大多数的酶、辅酶是依靠维生素来形成的。维生素分为两大类,一种为水溶性。另一种为脂溶性,配制时应注意。

③ 糖类。培养基中的碳水化合物包括葡萄糖、核糖、脱氧核糖、丙酮酸钠等,主要提供细胞生长的能量,也参与蛋白质和核酸的合成。

④ 无机离子。培养基含有平衡盐液中的钾、钠等无机盐,有些培养基还含有微量元素,如 Fe^{2+},Zn^{2+},Ca^{2+}等。

⑤ 其他成分。有时可在少数合成培养基中加入一些代谢的中间产物如三磷酸腺苷、辅酶 A 等。

目前合成培养基种类较多,每种合成培养基最初都是为了培养某种细胞而设计的。但应用后发现,其他细胞也可以生长或经改良适合其他细胞的生长,大多数培养基都是为适应某种组织细胞的生长而在某种合成培养基的基础上改良的。目前较为常用的合成培养液成分及配制可见附录 3。

关于动物实验的相关知识与技能请见附录 4。

5.2　药理学实验

实验 5.1　细胞的传代培养

1. 原代培养的首次传代

原代培养后，由于细胞游出数量增加和细胞的增殖，单层培养细胞相互汇合，整个瓶底逐渐被细胞覆盖。这时需要进行分离培养，否则细胞会因生存空间不足或密度过大，营养障碍，影响细胞生长。细胞由原培养瓶内分离稀释后传到新的培养瓶的过程称之为传代；进行一次分离再培养称之为传一代。初代培养的首次传代很重要，是建立细胞系的关键。在首次传代时一般要特别注意以下几点。

(1) 细胞没有生长到足以覆盖瓶底壁的大部分表面以前，不要急于传代。

(2) 原代培养时细胞多为混杂生长，上皮样细胞和成纤维样细胞并存的情况很多见。传代时，不同的细胞有不同的消化时间，因而要根据需要注意观察及时进行处理，并可根据不同细胞对胰蛋白酶的不同耐受时间而分离和纯化所需要的细胞。另外，早期传代的培养细胞较已经建系的培养消化时间相对较长。吹打细胞时，动作要轻巧，尽可能减少对细胞的损伤。

(3) 首次传代时细胞接种数量要多一些，使细胞能尽快适应新环境而利于细胞生存和增殖。随消化分离而脱落的组织块也可一并传入新的培养瓶。

2. 细胞传代方法

培养细胞传代根据不同细胞采取不同的方法。贴壁生长的细胞用消化法传代；部分贴壁生长的细胞用直接吹打即可传代；悬浮生长的细胞可以采用直接收打或离心分离后传代，或用自然沉降法吸除上清后，再吹打传代。

一、实验仪器

(1) 0.25%胰蛋白酶或其他消化液，培养液，Hanks 液，PBS。

(2) 滴管，离心管，培养瓶(皿)，培养瓶盖，注射器，计数板，橡皮乳头。

二、实验步骤

(1) 贴壁细胞的消化法传代的实验步骤如下。

① 吸除或倒掉瓶内旧培养液。PBS 洗两遍。

② 加消化液以 25 mL 培养瓶为例，向瓶内加入 1 mL 消化液(胰蛋白酶或与 EDTA 混合液)，轻轻摇动培养瓶，使消化液流遍所有细胞表面，然后吸掉或倒掉消化液后再加 1～2 mL 新的消化液，轻轻摇动后再倒掉大部分消化液，仅留少许进行消化。也可不采用上述步骤，直接加消化液进行消化。

③ 消化最好在 37 ℃或室温 25 ℃以上环境下进行。消化 2～5 min 后把培养瓶放置显微镜下进行观察，发现胞质回缩、细胞间隙增大后，应立即终止消化。

④ 吸除或倒掉消化液，如用 EDTA 消化，需加 Hanks 液数毫升，轻轻转动培养瓶把残留消化液冲掉，然后再加培养液。如仅用胰蛋白酶可直接加少许含血清的培养液，终止消化。

⑤ 用弯头吸管吸取瓶内培养液，反复攻打瓶壁细胞，吹打过程要顺序进行，从培养瓶底部

一边开始到另一边结束，以确保所有底部都被吹到。吹打时动作要轻柔不要用力过猛，同时尽可能不要出现泡沫，这些都对细胞有损伤。细胞脱离瓶壁后形成细胞悬液。

⑥ 计数，分别接种在新的培养瓶内。

(2) 悬浮细胞的传代的实验步骤如下。

因悬浮生长细胞不贴壁，故传代时不必采用酶消化方法，而可直接传代或离心收集细胞后传代。

直接传代即让悬浮细胞慢慢沉淀在瓶底后，将上清吸掉 1/2～2/3，然后用吸管吹打形成细胞悬液后，再传代。

悬浮细胞多采用离心方法传代，即将细胞连同培养液一并转移到离心管内，离心 800～1 000 r/min，5 min，然后去除上清液，加新的培养液到离心管内，用吸管吹打使之形成细胞悬液，然后传代接种。

部分贴壁生长细胞，不经消化处理直接吹打也可使细胞从壁上脱落下来，而进行传代。但这种方法仅限于部分贴壁不牢的细胞，如 Hela 细胞等。直接吹打对细胞损伤较大，细胞常也有较大数量丢失，因而绝大部分贴壁生长的细胞均需消化后才能吹打传代。

3. 细胞存活的测定方法(台盼蓝排斥实验)

细胞损伤或死亡时，某些染料可穿透变性的细胞膜，与解体的 DNA 结合，使其着色；而活细胞能阻止这类染料进入细胞内，借此可以鉴别死细胞与活细胞。常用的染料有台盼蓝、伊红 Y 和苯胺黑等，台盼蓝排斥实验方法简单常用。

三、实验仪器

(1) 4%台盼蓝母液：称取 4g 台盼蓝，加少量蒸馏水研磨，加双蒸水至 100 mL。用滤纸过滤，4 ℃保存。使用时，用 PBS 稀释至 0.4%。

(2) 吸管、血细胞计数板、显微镜。

四、实验步骤

(1) 制备单个细胞悬液，并作适当稀释(10^6 细胞/mL)。

(2) 染色，取 9 滴细胞悬液移入小试管中，加 1 滴 0.4%台盼蓝溶液，混匀。

(3) 计数：在 3 min 内用血球计数板分别计数活细胞和死细胞。

(4) 镜下观察，死细胞被染成淡蓝色，而活细胞拒染。根据下式求细胞活力：

$$\text{活细胞率}(\%)=\frac{\text{活细胞总数}}{\text{活细胞总数}+\text{死细胞总数}}\times 100\%$$

五、注意事项

用台盼蓝染细胞时，时间不宜过长。否则，部分活细胞也会着色。

实验 5.2　细胞计数生长曲线的绘制

一、实验目的

学习并了解细胞的生长特性，通过实验初步掌握用血球计数板计数并绘制细胞生长曲线的方法。

二、实验原理

一般情况下，培养细胞不断生长分裂，一分为二，二分为四，形成指数生长形式。

培养细胞都可在接种以后的不同培养时间里，计数培养物的细胞数量（一般以细胞密度表示，个/mL），取细胞密度的对数与培养时间作图可得到一条细胞的生长曲线（图 5－1）。不同种类细胞的生长曲线各有其特点，可反映细胞的生物学特征，一般分为滞留期、对数生长期和稳定期。

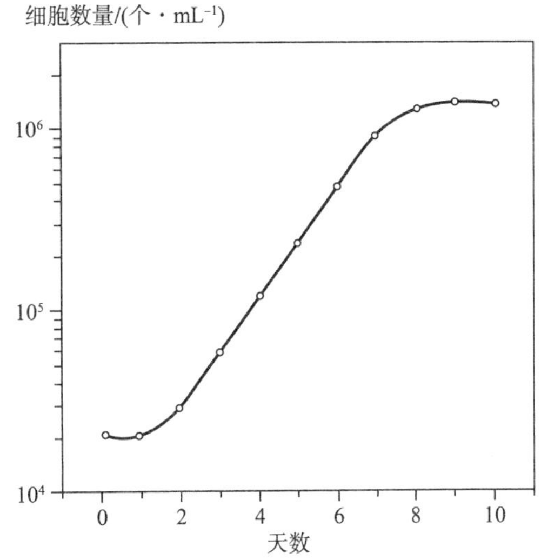

图 5－1　细胞生长曲线

滞留期（lag phase）也称细胞传代后的恢复期、适应期，主要因为细胞表面上与其他细胞及其支持物黏附与连接的分子被破坏，细胞受到损伤需要时间修复，此时细胞增殖缓慢。滞留期的长短与细胞种类、接种的细胞密度、培养条件等因素有关：接种的细胞越分散、密度低、数量过少，细胞适应性相对变差，潜伏期可能延长。

适当条件下，细胞在培养液中呈指数生长，细胞生长曲线上线性的倾斜向上的部分就称为对数生长期（log phase）或指数生长期（exponential phase），此时是细胞分裂增生最活跃、细胞活力最旺盛的阶段，适于细胞冻存保种。

随着细胞密度的不断提高接近饱和，细胞生长逐渐减慢以致停滞，生长曲线也逐渐趋于水平，此时则称为高坪期（plateau phase）或稳定期（stationary phase）。稳定期内细胞达饱和密度（密度抑制），可存活，仍有代谢活动，但基本不分裂，细胞数量维持在某一水平上。细胞停止生长的原因有：细胞数量多、生长地区占满、营养耗竭、培养液中代谢废物积聚过多等。

一般培养细胞应在稳定期之前进行传代。

仪器与试剂

（1）仪器设备：超净工作台，1 mL、100 μL 加样器，电动移液器，CO_2 培养箱，倒置显微镜，血球计数板，24 孔板。

（2）试剂药品：RPMI1640 培养基，PBS，胰酶。

三、实验步骤

1. 细胞计数法

（1）用 75％酒精棉球擦拭血球计数板及盖玻片，然后置于超净台上待吹干，吹干后将盖玻片盖没计数板的半边。

(2) 取 24 孔板,采用常规的细胞传代方法进行消化,按一定比例稀释制备细胞悬液,以保证血球计数板上的细胞数目较合适,一般以 4×4 小格的视野里 10～20 个细胞为宜。

(3) 打匀细胞悬液,用移液枪取少量,于血球计数板上盖玻片的一侧加入微量细胞悬液,以全部润湿盖玻片而不溢出为宜,不要带入气泡。

(4) 在倒置显微镜下,用 40×物镜观察血球计数板上 4×4 小格视野里的细胞数,共 4 个这样的大格分别计数,计算细胞数目总和。

(5) 以上步骤重复 3 次,计算平均值,得出细胞密度(细胞数/培养液体积):个/mL=(4 个大格的细胞数之和/4)×稀释倍数×10^4。

细胞计数板与计算示意见图 5-2。

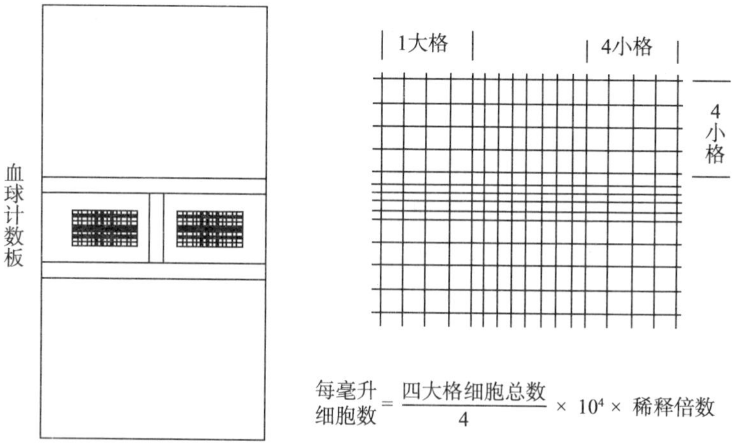

图 5-2　细胞计数板与计算示意

2. 绘制生长曲线

(1) 取生长状态良好的细胞一瓶,采用常规的细胞传代方法进行消化,制备细胞悬液(约 1×10^4 个/mL)。

(2) 计数后,将细胞均匀接种于 24 孔板,1 mL/孔,保证每孔的细胞密度一致。

每天进行 3 孔的细胞计数,计算平均值,分别计数 1d、2d、3d、4d、5d、6d、7d 的细胞数目。

(3) 培养的第 3 天和第 6 天,将未计数的细胞进行常规换液。

(4) 以培养时间为横坐标,细胞密度的对数为纵坐标,绘制生长曲线。

四、注意事项

1. 细胞必须充分消化,制成单个细胞的悬液。

2. 取样计数前,必须充分混匀细胞悬液。

3. 细胞压线时,只计数左侧和上方而不计右侧和下方的压线细胞。

4. 2 个或以上细胞成团时,应按单个细胞计;若细胞团占 10%以上,说明消化或打匀不够充分或稀释倍数不恰当,应重新消化、混匀及稀释。

实验 5.3　唑盐(MTT)比色实验

一、实验目的

了解普通测试化学物质细胞毒性以及抗肿瘤药物抑制肿瘤细胞生长活性方法，通过实验掌握 MTT 法。

二、实验原理

四唑盐比色实验是一种检测细胞存活和生长的方法。实验用的显色剂四唑盐是一种能接受氢原子的染料，化学名为 3-(4,5-二甲基噻唑-2)-2,5-二苯基四氮唑溴盐，商品名是噻唑蓝，简称为 MTT。活细胞线粒体中的琥珀酸脱氢酶能使外源性的 MTT 还原为难溶性的蓝紫色结晶物(Formazan)并沉积在细胞中，而死细胞无此功能。二甲基亚砜(DMSO)能溶解细胞中的紫色结晶物，用酶联免疫检测仪测定其光吸收值，可间接反映活细胞数量。在一定细胞数范围内，MTT 结晶物形成的量与细胞数成正比，该方法已广泛用于一些生物活性因子的活性检测，大规模的抗肿瘤药物筛选，细胞毒性试验以及肿瘤放射敏感性测定等。它的特点是灵敏度高，重复性好，操作简便、经济、快速、无放射性污染。与其他检测细胞活力的方法有良好的相关性。

三、实验步骤

1. 试剂与器材

(1) MTT 溶液：称取 250 mg MTT，放入小烧杯中，加 50 mL PBS，在电磁力搅拌机上搅拌 30 min，用 0.22 μm 的微孔滤器除菌，分装，4 ℃保存，两周内有效。

(2) 含 10%胎牛血清 RPMI 1640 培养液、0.25%胰蛋白酶溶液、二甲基亚砜 (DMSO)(使用分析纯产品)。

(3) 96 孔培养板(单层生长的细胞选用平底型培养板，悬浮生长的细胞选用圆底型培养板)，可调移液器、吸管、离心管、计数板等。

(4) CO_2 培养箱、显微镜、振荡混合仪、酶联免疫检测仪等。

2. 实验方法

(1) 接种细胞　用 0.25%胰蛋白酶消化分离细胞，用含 10%胎牛血清 RPMI 1640 培养液配成单个细胞悬液，以每孔 10^3～10^4 个细胞接种于 96 孔培养板中，每孔体积 100～200 μL。

(2) 培养细胞　将培养板移入 CO_2 培养箱中，在 37 ℃、5% CO_2 及饱和湿度条件下培养(培养时间取决于实验目的)。并根据实验要求，在培养液中加入被测化合物，如抗癌药等。

(3) 呈色　培养一定时间后(一般为 48 小时)，每孔加入 MTT 溶液(5 mg/mL) 10～20 μL(每孔细胞液体积的 10%)，37 ℃继续培养 4 h，终止培养，小心吸去孔内培养上清液。对于悬浮生长的细胞，需离心(1 000 r/min，5 min)后吸去孔内培养液。每孔加入 150 uL DMSO，使结晶物充分溶解(10 min)。

(4) 比色　以 550 nm 为实验波长，655 nm 为参照波长测定其吸收度，记录结果。

(5) 计算　细胞存活率=(测试组 OD 平均值－空白组 OD 平均值)/(对照组 OD 平均值－空白组 OD 平均值)×100%。

MTT 测定的结果见图 5-3。

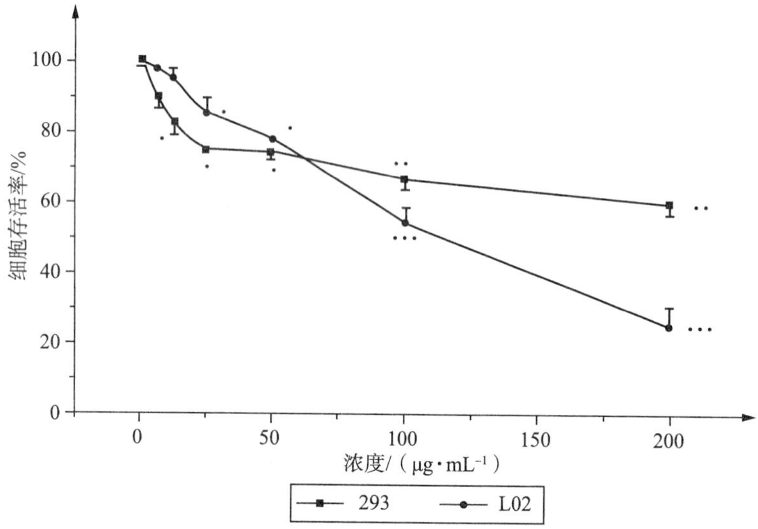

图 5-3　MTT 实验测定不同浓度药物对肿瘤细胞增殖的抑制作用

四、注意事项

1. 避免血清干扰：用含 15%胎牛血清培养液培养细胞时，高浓度的血清物质会影响实验孔的光吸收值。由于样品本底增加，会降低实验敏感性。因此，一般选小于 10%胎牛血清的培养液进行实验。在呈色后，尽量吸净培养孔内残余培养液。

2. 设空白对照：与实验孔平行，设不加细胞只加培养液的空白对照孔。

实验 5.4　基因报告实验

一、实验目的

了解该实验的原理与应用，观察某些药物与蛋白分子对细胞内基因表达的调控作用，掌握实验方法。

二、实验原理

该实验一般用于检测某个基因启动子的活性并鉴定转录调节因子的作用，可进一步分析细胞信号通路的转录调节作用以及分析化合物与生物分子对基因转录的影响。常用的报告基因有虫荧光素酶、氯霉素乙酰转移酶和 beta -半乳糖苷酶等。把目的基因 5′上游领域的启动子 DNA 片断插入质粒的报告基因之前，将这些酶的编码基因即报告基因接到启动子之后，构成基因报告质粒载体，转染导入细胞，培养一段时间后，测定这些酶的相对活性，以此反映启动子的转录功能。一般常用萤火虫荧光素酶(firefly luciferase)，它使虫荧光素与 ATP 反应，产生氧化虫荧光素和 AMP，并发出波长为 565 nm 的光，用化学发光检出器测出其强度，反映启动子的转录活性。可以用来分析药物和其他分子对标的基因的转录调控及其途径(图 5 - 4)。

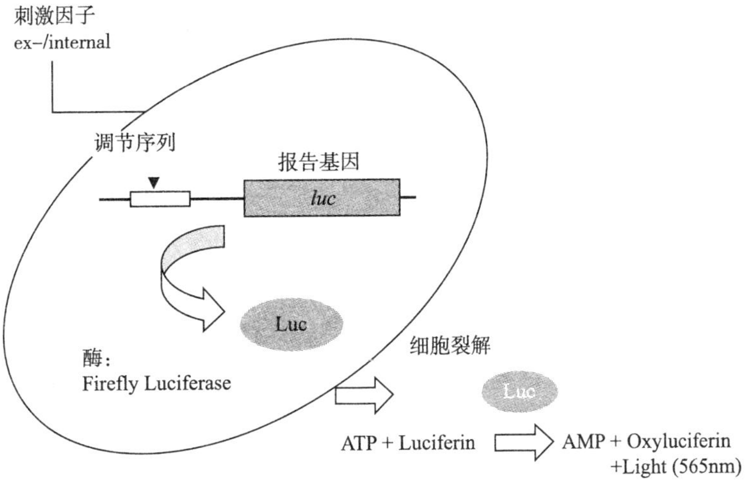

图 5 - 4　基因报告实验原理

三、实验步骤

1. 实验材料

器具：化学发光检出器，CO_2 培养箱，6 孔培养板等。

试剂：LipofectAMINE (Invitrogen)，DMEM 与 10%FCS DMEM 培养液，PBS(−)。

裂解缓冲液：100 mmol/L Tris -醋酸，10 nmol/L 醋酸镁，1 mmol/L EDTA，1% Triton X - 100，1 mmol/L DTT 。

基质液：66 μmol/L luciferin，2 mmol/L ATP。

细胞：HEK293 或 NIH3T3

质粒：含有 NF－κB 因子的 pGL3－promoter。

2. 实验方法

(1) 细胞内转染(脂质体法)　HEK293 细胞每孔 4×10^5/2 mL，种入培养板。

翌日，以无血清培养液洗两遍。

每孔质粒 DNA 2 μg 融入无血清培养液 100 μL，加 8 μL PLUS 试剂，室温 15 min 静置。

每孔 LipofectAMINE 4 μL 融入 100 μL 无血清培养液，加入上述溶液中，室温 15 min 静置。

每孔加入 800 μL 无血清培养液。

加入质粒 DNA 混合液。

37 ℃，CO_2 培养箱培质粒养 3 h。

去除无血清培养液，加 10%FCS DMEM 培养液 2 mL，培养 1～3 天。

(2) 细胞抽出液调制　细胞用 PBS 洗 3 遍，加裂解缓冲液 100 μL，4 ℃，15 000 r/min 离心 10 min。取上清液为抽出液。

(3) 虫荧光素酶活性测定　抽出液 35 μL 加基质 275 μL，发光检出器测定相对值。

实验 5.5　糖皮质激素的抗炎作用

一、实验目的

了解炎症模型与抗炎药评价常用的实验方法，观察糖皮质激素对二甲苯致小鼠耳郭水肿和毛细血管通透性的影响。

二、实验原理

炎症是临床常见的症状，很多刺激物质如微生物感染、抗原-抗体反应（过敏）、化学、机械损伤等因素都能诱发炎症。实验室用鼠、兔等动物制作炎症模型，进行药物筛选或药理学分析。模型的种类与制作方法较多，根据致炎性质的不同，一般可分为非特异性炎症模型和免疫性炎症模型等。前者常用的致炎因子有异性蛋白（如鸡蛋清）、颗粒性异物（如角叉菜胶、酵母等）以及某些化学物质（二甲苯、甲醛、松节油等）。

本次实验选用二甲苯刺激的小鼠耳郭肿胀炎症模型，制作方法简便，见效快，重复性好。

三、实验步骤

1. 实验材料

器材：打孔器、电子天平、微量加样器、注射器、紫外-可见分光光度计、剪刀、镊子等。

试剂：二甲苯、地塞米松注射液、生理盐水伊文氏蓝（Even's Blue）、丙酮等。

实验动物：昆明种小鼠，雄性，重 25 g 左右。

2. 实验方法

（1）动物分组

将动物分成两组，即模型组与模型治疗组，每组 10 只。

（2）造模

在每只小鼠右耳正反两面以微量加样器滴加 10 μL 二甲苯致炎，左耳为对照；并尾静脉注射 0.2% Even's Bluc 200 μL。

（3）治疗

治疗组小鼠致炎后立即尾静脉注射 0.5%地塞米松 30 μL。

（4）观察

① 肿胀观察：4 h 后，麻醉处死动物，沿耳郭根部剪下双耳，用 9 mm 直径打孔器分别在左右耳的同一部位打下圆耳片，电子天平称重。

② 将各鼠右耳片浸泡于 4 mL 35%的丙酮水溶液中，48 h 后取浸出液，离心后在 590 nm 波长处比色，读取 OD 值。

（5）评价

① 每鼠右耳片重量减去左耳片重即为肿胀度，比较治疗组与对照组的肿胀度差异，统计学分析其显著性。也可按下式计算耳增重百分比：

$$\text{耳增重百分比}=\frac{\text{耳肿胀度}}{\text{左耳重}}\times 100\%$$

② 比较治疗组与对照组 OD 值的差异性，按下式计算治疗组耳郭染料渗出抑制率：

$$\text{抑制率}=\frac{\text{对照组 OD 值}-\text{治疗组 OD 值}}{\text{对照组 OD 值}}$$

实验 5.6 药理学实验基本技能

一、实验目的

掌握和熟悉小鼠的固定、捉拿、给药和标本采集方法。

二、实验原理

药理学实验方法包括在体实验和离体实验法，其中所涉及的动物操作手法和技能是实验正常进行和结果可靠的保证。常用实验动物包括小白鼠、大白鼠、兔等，基本实验手法包括实验动物的捉拿、固定、去毛、麻醉、给药、采血、处死、解剖、标本采集等多种，并要准确计算动物的各种途径、各种用途的给药剂量(可参考附录 4)。

通过本实验，掌握常用实验动物小鼠的捉拿、麻醉、常用给药方法(灌胃、肌内注射、皮下注射、腹腔注射)、各给药途径的常用给药容量、小鼠与人之间的剂量换算方法。掌握小鼠常用采血途径和方法，以及脑、心、肺、肝、肾等器官标本的采集、认知、处理等方法。

三、实验步骤

实验材料

器材：一次性注射器、鼠固定器、灌胃针、镊子、药棉、针头、天平、剪刀、毛细吸管、鼠笼等。

实验动物：昆明种小鼠，若干只(清洁级)，雌雄各半。

药品与试剂：抗凝剂、生理盐水、麻醉药等。

实验步骤请见附录 4。

实验 5.7　伸筋草提取液抗炎、镇痛实验

一、实验目的

通过观察伸筋草煎剂的抗炎、镇痛作用，了解考察中药抗炎镇痛作用的常用方法。

二、实验原理

炎症模型通常有一般性炎症和免疫性炎症之分。前者又常分为早期(血管反应期)、中期(细胞反应期)、晚期(肉芽组织增生期)三阶段。其中小鼠二甲苯耳肿胀法是炎症早期常用模型，是急性炎症模型之一。二甲苯涂擦小鼠耳郭有明显的致炎作用，可使小鼠耳郭肿胀。

镇痛实验经典方法包括热板法、扭体法和电刺激法。通过物理、化学方法刺激导致小鼠产生疼痛反应，进而观察药物的干涉作用。本实验主要采用热板法、扭体法验证药物的镇痛作用，热板法将传统法与仪器法(智能热板仪)结合。

抗炎、镇痛实验常作为验证祛风湿药、解表药、清热药、活血药等中药药理作用的主要或辅助实验方法，亦可为现代化学合成药物、先导化合物、生物合成药物等的筛选方法。

伸筋草具有祛风散寒、除湿消肿、舒筋活络之效，为治疗风湿症的良药。现代药理研究表明，伸筋草水提部分具有良好的抗炎、镇痛作用。

三、实验步骤

实验材料

器材：中药提取浓缩装置、恒温水浴锅、电子天平、一次性注射器、打孔器、微量进样器、剪刀、JD－B 智能热板仪、鼠笼、计时器等。

实验动物：昆明种小鼠，若干只(清洁级)，雌雄各半，体重(15±2) g。

试剂：生理盐水、苦味酸、冰醋酸、扶他林、伸筋草煎剂(生药 2 g/mL)等。

1. 抗炎实验

小鼠耳肿胀法：小鼠若干只，雄性，称重、标记，随机分为生理盐水组、中药治疗组(伸筋草组)、西药对照组(扶他林组)，各组分别按等体积(0.3 mL/10 g)灌胃给予生理盐水、伸筋草煎剂及扶他林，给药 30 min 后，用微量进样器将二甲苯涂于小鼠右耳前后两面，每鼠 20 μL，左耳作对照，涂擦二甲苯 1h 后脱颈法处死动物，剪下双耳，用 9 mm 直径打孔器分别在同一部位打下圆耳片，用电子天平称重，根据公式计算小鼠耳郭肿胀率(公式见实验 5.5)。统计学处理，比较药物的抗炎作用。

2. 镇痛实验

(1) 扭体法　雄性小鼠若干只，称重、标记、随机分组，给药组灌服伸筋草煎剂 0.3 mL/10 g，对照组灌服等体积生理盐水，给药、给水后 30 min，各鼠腹腔注射 0.6%～0.8% 冰醋酸 0.2 mL/只，观察并记录 15～30 min 内小鼠扭体次数及开始出现扭体反应(腹部收缩内凹、伸展后肢、臀部抬高、蠕行)的平均时间，即潜伏期。并按照下列公式计算药物的镇痛百分率。

$$镇痛率=\frac{对照组平均扭体次数-治疗组平均扭体次数}{对照组平均扭体次数}\times 100\%$$

(2) 热板法

① 传统法。调节恒温水浴,水温恒定(55±0.5)℃,将500 mL烧杯放入其中,使烧杯底部接触水面。每次取小鼠一只,放入烧杯内。记录自放入烧杯至出现舔后足所需时间(s),作为该鼠的痛阈值。筛选出痛阈值在5~30 s小鼠若干只,随机分为2组,每组若干只,编号,再重测痛阈1次,将两次痛阈的平均值作为该鼠给药前痛阈值。一组按照0.3 mL/10 g灌胃给予伸筋草煎剂,另一组给予同体积生理盐水,给药后30 min、45 min、60 min、90 min分别测定痛阈值。60 s仍无痛觉反应者,取出,按60 s计。统计给药前后痛阈提高百分率。

$$\text{痛阈提高率}=\frac{\text{给药(水)后平均痛阈值}-\text{给药(水)前平均痛阈值}}{\text{给药(水)前平均痛阈值}}\times 100\%$$

根据每组不同时间的痛阈提高百分率进行表格记录及作图(曲线图或直方图),验证伸筋草煎剂的镇痛作用,分析其作用起效时间和维持时间。

② 仪器法。按照智能热板仪使用说明进行操作。仪器具有自动显示温度、时间等功能。分组及给药方法同传统热板法。将热板表面温度控制在55 ℃±0.2 ℃,每次取小鼠一只,放入热板表面,记录自放入至钻入预设钻孔所需时间(s),作为该鼠的痛阈值。其他同传统法。

四、注意事项

1. 关于传统热板法注意事项

(1) 室温以15~20 ℃为宜,过低则小鼠反应迟钝,过高则小鼠反应过于敏感而引起跳跃,影响结果的准确性。

(2) 热板法实验不选用雄性,因雄性鼠阴囊可触及烧杯底部,易呈现敏感反应,影响结果。

(3) 正常小鼠一般放入烧杯后10~15 s内出现不安,举前肢,舔后足,踢后肢,跳跃等不同反应,只有舔后足才作为疼痛的指标。

2. 关于仪器热板法注意事项

(1) 室温以15~20 ℃为宜。

(2) 避免长时间或大强度的野蛮操作。

(3) 仪器不得用有机溶剂清洗。

(4) 不要将仪器侧置或砸压。

3. 关于扭体法注意事项

(1) 冰醋酸溶液必须临用前配制。

(2) 小鼠对疼痛刺激的反应差异甚大,据药理学惯例,镇痛百分率须大于50%才认为有镇痛作用。

(3) 可用0.01%酒石酸锑钾溶液0.2 mL/只替代冰醋酸做扭体实验。

实验 5.8　人参皂苷提取液抗疲劳、耐缺氧实验

一、实验目的

通过观察人参皂苷提取液抗疲劳、耐缺氧的作用，了解考察补益药为代表的中药抗应激作用的实验方法及游泳实验的要点。

二、实验原理

疲劳、缺氧、高温、寒冷等是机体常见的应激状态。

其中疲劳实验是采用强制运动负荷时机体的对抗是疲劳抑制的生理机制起作用，负荷终止后是疲劳恢复的生理机制作用的原理。补益药具有肯定的抗应激反应的作用，人参是补益药的代表。人参皂苷是中药人参的重要化学成分，其水解产物包括人参二醇、人参三醇、齐墩果酸等多种皂苷元，可促进机体对糖原和 ATP 等能源物质的合成利用等，减轻体力劳动时的疲劳。本实验将传统法与仪器法结合。

缺氧对机体是一种劣性刺激，影响机体各种代谢，特别是影响机体的氧化供能，最终会导致机体的心、脑等中药器官供氧不足而死亡。人参可提高机体的血氧利用率，并扩张心、脑血管，改善微循环，增加供血供氧量，从而改善缺氧状态。

抗应激实验为考察补益类中药药理作用的主要方法之一，也可为具有镇静药物的筛选提供参考。

三、实验步骤

实验仪器

器材：游泳设备（一定容量且深度为 25 cm 的玻璃缸或盆）、温度计、计时器、砝码、天平、广口瓶、JD－A 型转棒式疲劳仪、1 mL 注射器等。

实验动物：昆明种小鼠，若干只（清洁级），雌雄各半，体重(18±2) g。

药品与试剂：钠石灰、人参提取液 0.1 g/mL、生理盐水、凡士林等。

1. 抗疲劳实验

(1) 游泳法　玻璃缸或盆内加水，水深 20 cm，水温恒定在(20±0.5) ℃。取若干只小鼠雌雄各半，分别称重、标记，随机分为两组。给药组小鼠灌胃给服人参水煎液 0.3 mL/10 g，对照组小鼠灌胃给服等体积生理盐水。连续 20～30 日，末次给药、给水后立即计时，并在其尾部系上自身体重 10%的砝码或其他重物。给药、给水 30 min 后，将其分别投入 20 ℃±2 ℃的水中，并重新计时，令游动。待小鼠沉入水底 10 s 并不再挣扎时刻，按死亡计，记录小鼠在水中的存活时间，即以竭力游泳时间为指标测定小鼠运动耐力。与对照组比较，进行统计学处理。

(2) 仪器法　按照转棒式疲劳仪使用说明进行操作。仪器具有自动显示转速、时间等功能。分组及给药方法同游泳法。每次取小鼠 1 只，放到转棒上，记录自放入至跌落所需时间(s)，作为该鼠的耐疲劳时间。与对照组比较，进行统计学处理。

2. 耐缺氧实验

取小鼠 20 只分别称重、编号，按照体重、性别随机分为两组。给药组小鼠灌胃给服人参水煎液 0.3 mL/10 g，对照组小鼠灌胃给服等体积生理盐水。至少连续 20 日，末次给药后 30 min，取体积 200～250 mL 的广口瓶，每瓶加入钠石灰 5～10 g，将小鼠放入瓶中，每瓶放入

1 只，用凡士林涂抹瓶口，加盖子或辅以其他方法使密闭，并立即计时。观察小鼠在瓶中的表现，待动物最终抽搐死亡，记录小鼠的存活时间，即为耐缺氧时间。与对照组比较，进行统计学处理。

四、注意事项

抗疲劳、耐缺氧实验一般需连续给服受试药物 20 日以上，才可通过实验检测出药物的效果。教学中可灵活处理给药次数，使学生掌握实验方法即可。

1. 关于游泳法抗疲劳实验

(1) 最好单只小鼠进行游泳，如果 2 只以上同时游泳，防止动物互相靠近影响结果统计。

(2) 水温升高或负重物偏轻，会使小鼠游泳时间明显延长，注意保持水温和负重物重量的一致性。

2. 关于转棒式疲劳仪

(1) 避免长时间或大强度的野蛮操作。

(2) 仪器不得用有机溶剂清洗。

(3) 不要将仪器侧置或砸压。

3. 关于耐缺氧实验

(1) 每瓶只放 1 只小鼠，以防止动物之间互相扰动，影响实验结果。

(2) 瓶盖一定封严，防止漏气。

(3) 广口瓶的容积及钠石灰的用量可调。

(4) 钠石灰可用等量氢氧化钠和碳酸钙代替。

实验 5.9　酸枣仁改善记忆作用的综合评价

一、实验目的

通过观察酸枣仁对多种模型小鼠学习记忆能力的影响，了解不同记忆损伤模型的制作方法和模型动物的表现，考察安神药或补益药改善记忆的常用实验方法，从而了解新药主要药效学评价的内容和方法。

二、实验原理

考察药物改善记忆作用的实验方法通常采用正常动物或记忆损伤模型，并以记忆损伤模型为佳。学习记忆是一个极其复杂的生理生化过程，其影响因素很多。中枢神经系统的基本功能——兴奋与抑制是影响学习和记忆的一个重要因素。中枢过度抑制会使学习记忆能力下降。

记忆损伤模型又分记忆获得障碍、记忆巩固障碍、记忆再现缺失等三大类。其中，训练前给予抗胆碱药物（东莨菪碱、樟柳碱）、利血平、戊巴比妥钠等可制作记忆获得障碍模型。训练后给予电休克、缺氧、$NaNO_2$、蛋白质合成抑制剂（环己酰亚胺）等可制作记忆巩固障碍模型。重测验前给予乙醇可制作记忆再现缺失模型。具体方法有跳台法、避暗法、迷宫法（Y 型、水）等，均可用于益智药物的筛选。

跳台法所用跳台记录仪底面可以通电，底面上放置 1 个绝缘的跳台。当小鼠受到电击时，跳上跳台可逃避电击，从而获得记忆。记忆障碍组模型动物在训练前注射抗胆碱药物东莨菪碱或樟柳碱造成记忆获得障碍，在一定时间内学习记忆能力下降，跳下潜伏期缩短，跳下次数增加。通过中药的干预，可考察其有无改善记忆的作用及作用强度。

Y 型迷宫法分 I/O 接口卡、刺激器控制箱和迷宫三部分，利用计算机进行实验过程的自动控制、实验数据的自动采集。

三、实验步骤

实验仪器

器材：迷宫装置、JD—C 型跳台记录仪、计时器等。

实验动物：昆明种小鼠，若干只（清洁级），雄性，体重（15±2）g。

药品与试剂：酸枣仁水煎液、脑复康、樟柳碱或东莨菪碱、20%～40%乙醇等。

1. 跳台法

方法一：用小鼠若干只，雄性，随机分成 3 组。治疗组给予酸枣仁水煎液 300 mg/10 g，阳性对照组给予等体积脑复康，模型对照组给予等体积生理盐水，连续给药给水 8 d，于第 7 d 开始训练。训练前 20 min，模型组和给药组分别腹腔注射东莨菪碱 2 mg/kg 或樟柳碱 10 mg/kg，对照组小鼠腹腔注射等体积生理盐水。训练 5 min，24 h 后测试小鼠第 1 次跳下时间（触电潜伏期）及 5 min 跳下次数（错误次数）。与对照组比较，进行统计学处理。

方法二：分组同上，给药 7 d 后开始训练，待小鼠获得记忆后，模型组和给药组灌胃 30 乙醇 0.1 mL/10 g，对照组灌胃等量生理盐水。30 min 后测试小鼠第 1 次跳下时间（触电潜伏期）及 5 min 内跳下次数（错误次数）。

2. 避暗法

按照迷宫装置使用说明进行操作。分组同上，给药 7 d 后开始训练，模型组和给药组东莨菪碱 2 mg/kg 或 0.1 mL/10 g，对照组灌胃等量生理盐水。将动物放入明箱，统计动物逃避电击至安全区(暗箱)的时间。系统自动记录其潜伏期及 5 min 内的错误次数。与对照组比较，进行统计学处理。

四、注意事项

1. 实验室应保持安静，光线不宜过强。
2. 室温控制在 20～25 ℃，实验前小鼠适应环境饲养 3～5 天。
3. 实验时各组动物应交叉进行，以减少时辰的影响。
4. 保持跳台仪及迷宫装置的清洁、卫生，以免影响触电效果。

实验 5.10　中药抗氧化作用评价实验

一、实验目的

通过观察金银花、马齿苋等对 DPPH、ABTS、OH 等多种体外抗氧化模型的影响，了解不同自由基模型的实验原理，掌握清热解毒、补益类为主中药的抗氧化实验方法。

二、实验原理

随着自由基医学和自由基生物学的发展，人们认识到，它可对机体产生毒害，破坏生物大分子，影响细胞活性，主要损害细胞膜包括血管内皮细胞膜及亚微结构，并引起一系列有害的生化反应。自由基是带有未成对电子的分子或离子，具有很高的反应活性。现已明确自由基与许多病理生理现象都有密切的关系，如衰老、肿瘤、炎症、突变、心脑缺血、动脉粥样硬化、帕金森病等。

抗氧化剂也称自由基清除剂，指其浓度比可被氧化的底物浓度低，而又能显著地抑制或阻止这种底物被氧化的任何物质。机体内可被氧化的物质包括：脂类、糖类、蛋白质和 DNA。抗氧化剂的抗氧化作用可以通过抑制自由基的产生，或直接清除自由基，甚至可以通过提高内源性抗氧化物质的水平来实现。天然抗氧化剂是一类重要的生物活性物质，由于它可以清除人体代谢过程产生的自由基而具有延缓机体衰老的功效，各种天然抗氧化剂已在世界范围内得到开发和应用。

目前对自由基清除剂的研究方法主要有两类：一是体外模型，包括 DPPH 模型、ABTS、OH、不饱和脂肪酸氧化模型，脂质体氧化模型，LP－TBA 模型，线粒体和细胞模型等；二是体内模型，用整体动物来筛选，比较灵敏，但繁琐、周期较长、费用高，不适于大量样品的测定。大量样品的抗氧化活性筛选需采用体外试验法。

DPPH 是一种商业化广泛应用，可用来检测抗氧化活性的人工合成有机自由基。DPPH 是一种比较稳定的脂性自由基，其 N 上有一个 游离电子，其乙醇溶液呈紫色，在 517 nm 处有最大的吸收峰。加入抗氧化剂以后，DPPH 捕捉一个电子与游离电子配对，紫色褪去，变为无色物质，在 517 nm 处的吸收消失，其褪色程度与其接受的电子数成定量关系。可检定试样提供氢原子，清除自由基抗氧化的能力。

ABTS 法最先由 Miller 等开创，用于测定生物样品的抗氧化能力。该方法作为一种用于体外测定物质总抗氧化能力的新方法，在国内报道甚少。ABTS 即 2,2'-联氮-双-(3－乙基苯并噻唑啉－6－磺酸)，是一种水溶性的自由基。分子式为 $C_{18}H_{24}N_6O_6S_4$，相对分子质量为 548.70。ABTS 经活性氧氧化后生成稳定的蓝绿色阳离子自由基 $ABTS^+$，向其中加入被测物质，如果该物质中存在抗氧化成分，则该物质会与 $ABTS^+$ 发生反应而使反应体系褪色。在肌红蛋－H_2O_2 体系下，ABTS 与过氧化氢形成 $ABTS^+$ 阳离子自由基，它与 FERRYL－肌红蛋白形成的混合物在 734 nm 处有最大吸收。当有抗氧化剂存在时，自由基混合物的吸光度值会下降。下降程度与抗氧化剂的抗氧化能力和浓度有关。吸光度越小，其自由基清除剂的清除能力越强，借此可评价抗氧化活性的大小。

对羟自由基清除作用的测定是体外常用的抗氧化方法之一。本实验采用了水杨酸捕获法。先利用 Fenton 体系产生羟自由基，随后加入水杨酸来捕获，能在 510nm 产生强吸收的有色物质，通过测定其吸光度来判定。

三、实验步骤

1. 实验材料

器材：中药提取装置、紫外分光光度计等。

药品与试剂：金银花提取液、马齿苋提取液、DPPH、ABTS、硫酸亚铁、过氧化氢、水杨酸、无水乙醇等。

2. 实验方法

(1) DPPH 法　取 0.001 2 g DPPH 溶于 50 mL 无水乙醇中，得 DPPH 溶液。试管 1(A_i)中加去离子水 4 mL、DPPH 溶液 4 mL；试管 2 (A_j)中加样品 4 mL、DPPH 溶液 4 mL；A_j试管 3(A_o)中加样品 2 mL、去离子水 2 mL。静置 30 min 后，分别在 517 nm 处测得吸光值为 A_i、A_j、A_o。实验平行 3 次。根据 $SA=\{[A_i-(A_j-A_o)]/A_i\}\times100\%$，求得消除率。

(2) ABTS 法　用蒸馏水配制 7 mmol/L 的 ABTS 溶液，用蒸馏水配制 140 mmol/L 的过硫酸钾溶液，分别取 20 mL ABTS 溶液和 2 mL 过硫酸钾溶液混合，静置过夜。用无水乙醇将混合液稀释至在 734 nm 处的吸光值为 0.700+0.05，备用。在试管中加入 1 mL 的样品提取液，再加入 4 mL 的 ABTS 工作液，混合，静置 6 min，在 405 nm 处测定吸光度 $A_{样品}$，实验平行测 3 次。根据 $I(\%)=[1-(A_{样品}-A_{样品空白})/(A_{阳性对照}-A_{阴性对照})]\times100\%$，求得消除率。

式中

$A_{阳性对照}$—1 体积溶剂与 4 体积 ABTS 自由基工作液的吸光度；

$A_{阴性对照}$—4 体积溶剂的吸光度；

$A_{样品}$—1 体积样品与 4 体积 ABTS 自由基工作液的吸光度；

$A_{样品空白}$—1 体积样品与 4 体积溶剂的吸光度。

(3) OH 清除实验　取 2 mmol/L 的硫酸亚铁溶液 1 mL，6 mmol/L 过氧化氢 1 mL，6 mmol/L 水杨酸 1 mL，加入样品 1 mL，放置 30 min，以蒸馏水为参比，在 510 nm 处测定吸光度，计算羟自由基 OH^- 的清除率。实验平行测 3 次。根据 $I(\%)=[A_0-(A_x-A_y)/A_0]\times100\%$，求得消除率。

式中，A_0 为以溶剂代替药液的试剂空白管的吸光度；A_x 为加了药液的吸光度；A_y 为不加显色剂的药液的本底光密度，是为了减去药液本身颜色对于实验的影响。

四、注意事项

1. DPPH 需临用前配制。
2. ABTS 自由基储备液在室温、避光的条件下静置过夜。

实验 5.11　创新探索性实验

一、实验目的

通过设计性实验，运用药理学实验设计的基本方法，培养学生自主获取知识，发现问题和解决问题，培养学生独立思考、独立工作、科学思维、实验设计与统计及团结合作的能力，培养学生初步从事科研工作的能力。

二、实验内容

1. 教师将药理学实验设计的基本方法及药理学研究热点等知识介绍给学生。
2. 学生根据兴趣，自主查阅文献，确定有意义的实验课题，撰写科学的实验计划与方案，论证可行性。
3. 预实验，熟悉实验操作，调整、修改实验方案，完成实验计划。
4. 实验结果的处理、分析，得出适当的结论。
5. 撰写正式的实验报告。

附　录

附录1　常用有机溶(试)剂的纯化

1. 无水乙醚

物理性质：沸点 34.5 ℃，折射率 1.352 6，相对密度 0.713 8。

普通乙醚常含有乙醇和水，久藏的乙醚常含有少量过氧化物。过氧化物的检验：取数毫升乙醚，加入等量的 2%碘化钾溶液及几滴稀盐酸后振摇，加入几滴淀粉溶液，出现蓝色或紫色则表示有过氧化物存在。除去过氧化物可用新配制的亚铁盐溶液洗涤乙醚数次，再用饱和食盐水洗涤，用无水氯化钙干燥，蒸馏。

制备无水乙醚，可在 250 mL 圆底烧瓶中放入 100 mL 乙醚，装上回流冷凝管，从冷凝管上口的分液漏斗中缓缓加 10 mL 浓硫酸。由于浓酸脱水作用放热导致乙醚沸腾回流。待乙醚停止沸腾后，将装置改为蒸馏装置，并加入几粒沸石，在乙醚的接受瓶支管上连一氯化钙干燥管，防止乙醚受潮。用水浴加热蒸馏，蒸馏速度宜慢，以保证乙醚蒸气的充分冷凝。收集的乙醚中压入钠丝，用带有氯化钙干燥管的软木塞塞住，放置至无气泡发生即可。

2. 绝对乙醇

物理性质：沸点 78.5 ℃，折射率 1.361 1，相对密度 0.789 3。

乙醇中含水，若要制备 99.95%的乙醇(绝对乙醇)，可采用以下方法。

(1) 用金属镁制备　在 250 mL 圆底烧瓶中放置 0.6 g 干燥镁屑和 10 mL 99.5%的乙醇，瓶口装回流冷凝管，并在冷凝管上端接一氯化钙干燥管。沸水浴中加热至微沸后移去热源，立刻加入数粒碘(注意不要振荡!)，迅即碘粒周围发生反应并渐至剧烈的程度。有时作用较慢，可适当加热或补加碘粒。待镁条作用完全后，加入 100 mL 99.5%乙醇及几粒沸石，回流 1 h 后将乙醇蒸出即可。

(2) 用金属钠制备　装置和操作同(1)，在 250 mL 烧瓶中放置 2 g 钠和 100 mL 99.5%的乙醇，加入几粒沸石。加热回流半小时后，加入 4 g 邻苯二甲酸二乙酯，再回流 10 min。改成蒸馏装置，收集在带有磨口塞或橡皮塞的容器中。

3. 无水甲醇

物理性质：沸点 64.96 ℃，折射率 1.328 8，相对密度 0.791 4。

市售甲醇的主要杂质是水、丙酮、甲醛、乙醇等。将这种甲醇流经 4Å 分子筛，或用氯化钙、硫酸钙干燥，然后蒸馏，可以得到无水甲醇。另一常用方法是用镁去水(与制备绝对乙醇相同)。甲醇有毒，处理时应防止吸入其蒸气。

4. 丙酮

物理性质：沸点 56.2 ℃，折射率 1.358 8，相对密度 0.789 9。

普通丙酮常含有少量的水及甲醇、乙醛等还原性杂质。其常用纯化方法是：在丙酮中加入少量高锰酸钾回流，其用量和回流时间以紫色不再消失为准。然后将丙酮蒸出，用无水碳酸钾或无水硫酸钙脱水后重蒸馏，收集 55～56.5 ℃的馏分。

5. 四氢呋喃(THF)

物理性质：沸点 67 ℃，折射率 1.405 0，相对密度 0.889 2。

四氢呋喃常含有少量水分及过氧化物。过氧化物的检验见“无水乙醚”中的方法，如有过氧化物存在，可加入 0.3%碘化亚铜，回流 30 min 后蒸馏除去。要制得无水四氢呋喃，可用分子筛、氢氧化钠以及金属钠预干燥。进一步处理可将其与钠丝和二苯甲酮回流至深蓝色，然后在氮气保护下蒸馏，收集 66 ℃的馏分。

6. 吡啶

物理性质：沸点 115.5 ℃，折射率 1.509 5，相对密度 0.981 9。

分析纯的吡啶含有少量水分。除去吡啶中的水，可将其与粒状氢氧化钾或氢氧化钠一同回流，然后隔绝潮气蒸出。干燥的吡啶吸水性很强，保存时应将容器口用石蜡封好或用惰气保护。

7. 三乙胺(TEA)

物理性质：沸点 89.4 ℃，折射率 1.400 5，相对密度 0.728 0。

纯化三乙胺可用硫酸钙、氢化铝锂、4Å 分子筛、氢化钙、氢氧化钾或碳酸钾干燥后蒸馏，也可以用氧化钡、钠丝作干燥剂。除去三乙胺中所含的伯、仲胺，可以与乙酸酐、苯甲酸酐、邻苯二甲酐或对甲苯磺酰氯一起回流，然后蒸馏出不参与反应的三乙胺。

8. 氯仿

物理性质：沸点 61.7 ℃，折射率 1.445 9，相对密度 1.483 2。

普通氯仿多用 1%酒精作稳定剂。除去乙醇可将氯仿用其二分之一体积的水充分洗涤，然后分出下层的氯仿，用碳酸钾或氯化钙干燥数小时后蒸馏。另一常用方法是将氯仿与几份少量的浓硫酸一起振荡，用水洗至中性，然后用氯化钙或碳酸钾干燥、过滤、蒸馏。除去乙醇后的无水氯仿应保存在棕色瓶中并避光存放，以免光化作用产生光气。

9. 二甲亚砜(DMSO)

物理性质：沸点 189 ℃，熔点 18.5 ℃，折射率 1.478 3，相对密度 1.101 4。

试剂级二甲亚砜含水量约为 0.5%，可用分子筛长期放置加以干燥。然后减压蒸馏，收集 76 ℃/1.6 kPa(12 mmHg)馏分。蒸馏时，温度不可高于 90 ℃，否则会发生歧化反应生成二甲砜和二甲硫醚。还可用氧化钙、氢化钙、氧化钡或无水硫酸钡来干燥，然后减压蒸馏。

二甲基亚砜与某些物质混合时可能发生爆炸，例如氢化钠、高碘酸或高氯酸镁等，应予注意。

10. 石油醚

石油醚为轻质石油产品，是低相对分子质量烷烃类的混合物。其中杂质大部分为芳香烃和不饱和烃。精制方法通常是将石油醚用其体积十分之一的浓硫酸洗涤 2～3 次，分去酸层，再用高锰酸钾溶于 10%硫酸配成的饱和溶液洗涤，直至水层中的紫色不再消失为止。然后再用水洗，经无水氯化钙干燥后蒸馏。若需绝对干燥的石油醚，可加入钠丝(与纯化无水乙醚相同)。

11. 乙酸乙酯

物理性质：沸点 77.06 ℃，折射率 1.372 3，相对密度 0.900 3。

乙酸乙酯一般含量为 95%～98%，含有少量水、乙醇和乙酸。可用以下方法纯化：于 100

mL 乙酸乙酯中加入 10 mL 乙酸酐，1 滴浓硫酸，加热回流 4 h，除去乙醇和水等杂质，然后进行分馏。馏液用 2～3 g 无水碳酸钾干燥，再蒸馏。产物沸点为 77 ℃，纯度可达 99%以上。

12. *N*,*N*-二甲基甲酰胺(DMF)

物理性质：沸点 149～156 ℃，折射率 1.430 5，相对密度 0.948 7。

N,*N*-二甲基甲酰胺在正常沸点时有轻微分解，产生二甲胺和一氧化碳。酸性或碱性物质的存在会使分解加快。因此，不能用类似氢氧化钾、氢氧化钠或氢化钙的化合物作为脱水剂与 DMF 一起回流。常用方法是，用硫酸钙、硫酸镁、氧化钡、硅胶或 4Å 分子筛干燥，然后减压蒸馏，收集 76 ℃/4.8 kPa(36 mmHg)的馏分。当含水量较大时，可以与其十分之一体积的苯进行恒沸蒸馏，水和苯在常压及 80 ℃以下蒸出，然后再用无水硫酸镁或氧化钡干燥，最后进行减压蒸馏。纯化后的 *N*,*N*-二甲基甲酰胺要避光储存。

附录 2　常见实验参数

1. 常见的共沸混合物

<table>
<tr><th colspan="2" rowspan="2">组成(沸点/ ℃)</th><th colspan="2">共沸混合物</th></tr>
<tr><th>沸点/ ℃</th><th>各组分含量/%</th></tr>
<tr><td rowspan="5">二元共沸混合物</td><td>水(100)
乙醇(78.5)</td><td>78.2</td><td>4.4
95.6</td></tr>
<tr><td>水(100)
苯(80.1)</td><td>69.4</td><td>8.9
91.1</td></tr>
<tr><td>乙醇(78.5)
苯(80.1)</td><td>67.8</td><td>32.4
67.6</td></tr>
<tr><td>水(100)
氯化氢(−83.7)</td><td>108.6</td><td>79.8
20.2</td></tr>
<tr><td>丙酮(56.2)
氯仿(61.2)</td><td>64.7</td><td>20.0
80.0</td></tr>
<tr><td rowspan="2">三元共沸混合物</td><td>水(100)
乙醇(78.5)
苯(80.1)</td><td>64.6</td><td>7.4
18.5
74.1</td></tr>
<tr><td>水(100)
丁醇(117.7)
乙酸乙酯(126.5)</td><td>90.7</td><td>29.0
8.0
63.0</td></tr>
</table>

2. 常用元素相对原子质量表

元素名称		相对原子质量	元素名称		相对原子质量
银	Ag	107.87	锂	Li	6.941
铝	Al	26.98	镁	Mg	24.31
硼	B	10.81	钼	Mo	95.94
钡	Ba	137.34	氮	N	14.007
溴	Br	79.904	钠	Na	22.99
碳	C	12.00	镍	Ni	58.71
钙	Ca	40.08	氧	O	15.999
氯	Cl	35.45	磷	P	30.97
铬	Cr	51.996	铅	Pb	207.19
铜	Cu	63.54	钯	Pd	106.4
氟	F	18.998	铂	Pt	195.09
铁	Fe	55.847	硫	S	32.064
氢	H	1.008	硅	Si	28.086
汞	Hg	200.59	锡	Sn	118.69
碘	I	126.904	锌	Zn	65.37
钾	K	39.10	锰	Mn	54.938

3. 常用有机溶剂沸点、密度、溶解性、毒性

名称	沸点/℃	密度 d_4^{20}/(g·cm^{-3})	溶解性	毒性
水	100	0.998 2		
甲醇	64.51	0.791 3	能与水、乙醚、醇、酯、氯代烃、酮、苯等混溶	属中等毒类；主要作用于神经系统，具有麻醉作用；吸入甲醇蒸气会刺激眼、鼻和咽喉
乙醇	78.32	0.789 3	能与水、乙醚、氯仿、酯、烃类衍生物等有机溶剂混溶	属微毒类；为麻醉剂，对眼黏膜有轻微刺激作用
乙醚	34.51	0.714 3	微溶于水，能与醇、醚、石油醚、苯、氯仿等大多数有机溶剂混溶	乙醚对人有麻醉性
丙酮	56.12	0.790 55	能与水、乙醇、多元醇、酯、醚、酮、烃、卤代烃等极性和非极性溶剂相混溶	属低毒类；近似于乙醇，主要对中枢神经系统有麻醉作用，吸入蒸气能引起头痛、眼花、呕吐等症状
乙酸	117.9	1.049 2	能与水及乙醇、乙醚、四氯化碳等有机溶剂混溶	属低毒类；乙酸浓溶液毒性强，能引起严重炎症，有腐蚀性

续 表

名称	沸点/℃	密度 d_4^{20}/(g·cm^{-3})	溶解性	毒性
乙酐	140.00	1.082 0	能与乙醇、乙醚、丙酮、氯仿、乙酸乙酯、苯等混溶	属低毒类；对皮肤、眼睛、呼吸道黏膜都有伤害，有催泪作用
乙酸乙酯	77.114	0.900 63	能与醇、醚、氯仿、丙酮、苯等大多数有机溶剂混溶	属于低毒类；有麻醉作用，其蒸气刺激眼、皮肤和黏膜
二氧六环	101.1	1.033 7	与水及甲醇、乙醚、氯仿等多种有机溶剂混溶	微毒、强于乙醚2～3倍
苯	80.1	0.878 65	难溶于水，除甘油、乙二醇、二甘醇、1,4－丁二醇等多元醇外、能与大多数有机溶剂相混溶	苯的蒸气对人有强烈的毒性、急性中毒时出现酒醉状态、慢性中毒时能使造血功能发生障碍
甲苯	110.6	0.866 9	与苯相似，不溶于水、能于甲醇、乙醇、氯仿、乙醚、丙酮和冰乙酸、苯等多种有机溶剂混溶	属低毒类；具有麻醉作用，对皮肤的刺激作用比苯强，吸入甲苯蒸气时，对中枢神经的作用也比较强烈
二甲苯(*o*-,*m*-,*p*-)	140		不溶于水、能与乙醇、乙醚、苯和烃类等多种有机溶剂混溶	属低毒类；对人体的毒性比苯、甲苯小，但对皮肤和黏膜的刺激比苯的蒸气强
氯仿	61.152	1.489 0	能与乙醇、乙醚、石油醚、卤代烃、四氯化碳、二硫化碳等多种有机溶剂混合	属中等毒类；有很强的麻醉作用，主要作用于中枢神经系统
四氯化碳	76.75	1.594 72	能与醇、醚、石油醚、石脑油、冰乙酸、二硫化碳、氯代烃等大多数有机溶剂混溶	有轻度麻醉作用、对心脏、肝、肾有严重的损害
二硫化碳	46.225	1.263 2	微溶于水，但能与多种有机溶剂混溶	本品是一种气体麻醉剂、其蒸气对皮肤、眼睛有强烈的刺激作用、容易引起皮炎和烧伤
硝基苯	210.9	1.203 7	几乎不溶于水，能与醇、醚、苯等有机溶剂相混溶；对有机物溶解能力强，并能溶解三氯化铝	剧毒物质，极易被皮肤吸收、能引起呕吐、眩晕、持续的头痛等；吸入其蒸气可引起急性中毒
正丁醇	117.25	0.809 7	20 ℃时在水中溶解7.8%；能与醇、醚、苯等有机溶剂混溶；能溶解生物碱、樟脑、染料等	低毒类；麻醉作用比丙醇强，与皮肤多次接触可导致出血和坏死；蒸气刺眼、喉、鼻等
粗汽油	90～150		不溶于水、溶于无水乙醇、乙醚、氯仿、苯等	蒸气能引起头痛、眩晕、恶心、心动过速等现象；严重的会引起中枢神经障碍

4. ^1H NMR 数据[8]

	proton	mult	$CDCl_3$	$(CD_3)_2CO$	$(CD_3)_2SO$	C_6D_6	CD_3CN	CD_3OD	D_2O
solvent residual peak			7.26	2.05	2.50	7.16	1.94	3.31	4.79
H_2O		s	1.56	2.84[a]	3.33[a]	0.40	2.13	4.87	
Acetic acid	CH_3	s	2.10	1.96	1.91	1.55	1.96	1.99	2.08
acetone	CH_3	s	2.17	2.09	2.09	1.55	2.08	2.15	2.22
acetonitrile	CH_3	s	2.10	2.05	2.07	1.55	1.96	2.03	2.06
benzene	CH	s	7.36	7.36	7.37	7.15	7.37	7.33	
tert-butyl alcohol	CH_3	s	1.28	1.18	1.11	1.05	1.16	1.40	1.24
	OH[c]	s			4.19	1.55	2.18		
tert-butyl methyl ether	CCH_3	s	1.19	1.13	1.11	1.07	1.14	1.15	1.21
	OCH_3	s	3.22	3.13	3.08	3.04	3.13	3.20	3.22
BHT[b]	ArH	s	6.98	6.96	6.87	7.05	6.97	6.92	
	OH[c]	s	5.01		6.65	4.79	5.20		
	$ArCH_3$	s	2.27	2.22	2.18	2.24	2.22	2.21	
	$ArC(CH_3)_3$	s	1.43	1.41	1.36	1.38	1.39	1.40	
chloroform	CH	s	7.26	8.02	8.32	6.15	7.58	7.90	
cyclohexane	CH_2	s	1.43	1.43	1.40	1.40	1.44	1.45	
1,2-dichloroethane	CH_2	s	3.73	3.87	3.90	2.90	3.81	3.78	
dichloromethane	CH_2	s	5.30	5.63	5.76	4.27	5.44	5.49	
diethyl ether	CH_3	t, 7	1.21	1.11	1.09	1.11	1.12	1.18	1.17
	CH_2	q, 7	3.48	3.41	3.38	3.26	3.42	3.49	3.56
diglyme	CH_2	m	3.65	3.56	3.51	3.46	3.53	3.61	3.67
	CH_2	m	3.57	3.47	3.38	3.34	3.45	3.58	3.61
	OCH_3	s	3.39	3.28	3.24	3.11	3.29	3.35	3.37
1,2-dimethoxyethane	CH_3	s	3.40	3.28	3.24	3.12	3.28	3.35	3.37
	CH_2	s	3.55	3.46	3.43	3.33	3.45	3.52	3.60
dimethylacetamide	CH_3CO	s	2.09	1.97	1.96	1.60	1.97	2.07	2.08
	NCH_3	s	3.02	3.00	2.94	2.57	2.96	3.31	3.06
	NCH_3	s	2.94	2.83	2.78	2.05	2.83	2.92	2.90
dimethylformamide	CH	s	8.02	7.96	7.95	7.63	7.92	7.97	7.92
	CH_3	s	2.96	2.94	2.89	2.36	2.89	2.99	3.01
	CH_3	s	2.88	2.78	2.73	1.86	2.77	2.86	2.85
dimethyl sulfoxide	CH_3	s	2.62	2.52	2.54	1.68	2.50	2.65	2.71
ethanol	CH_3	t, 7	1.25	1.12	1.06	0.96	1.12	1.19	1.17
	CH_2	q, 7[d]	3.72	3.57	3.44	3.34	3.54	3.60	3.65
	OH	s[c,d]	1.32	3.39	4.63		2.47		

续 表

	proton	mult	$CDCl_3$	$(CD_3)_2CO$	$(CD_3)_2SO$	C_6D_6	CD_3CN	CD_3OD	D_2O
ethyl acetate	CH_3CO	s	2.05	1.97	1.99	1.65	1.97	2.01	2.07
	CH_2CH_3	q, 7	4.12	4.05	4.03	3.89	4.06	4.09	4.14
	CH_2CH_3	t, 7	1.26	1.20	1.17	0.92	1.20	1.24	1.24
ethyl methyl ketone	CH_3CO	s	2.14	2.07	2.07	1.58	2.06	2.12	2.19
	CH_2CH_3	q, 7	2.46	2.45	2.43	1.81	2.43	2.50	3.18
	CH_2CH_3	t, 7	1.06	0.96	0.91	0.85	0.96	1.01	1.26
ethylene glycol	CH	s[e]	3.76	3.28	3.34	3.41	3.51	3.59	3.65
“grease”[f]	CH_3	m	0.86	0.87		0.92	0.86	0.88	
	CH_2	br s	1.26	1.29		1.36	1.27	1.29	
n-hexane	CH_3	t	0.88	0.88	0.86	0.89	0.89	0.90	
	CH_2	m	1.26	1.28	1.25	1.24	1.28	1.29	
HMPA[g]	CH_3	d, 9.5	2.65	2.59	2.53	2.40	2.57	2.64	2.61
methanol	CH_3	s[h]	3.49	3.31	3.16	3.07	3.28	3.34	3.34
	OH	s[c,h]	1.09	3.12	4.01		2.16		
n-hexane	CH_3	t	0.88	0.88	0.86	0.89	0.89	0.90	
nitromethane	CH_3	s	4.33	4.43	4.42	2.94	4.31	4.34	4.40
n-pentane	CH_3	t, 7	0.88	0.88	0.86	0.87	0.89	0.90	
	CH_2	m	1.27	1.27	1.27	1.23	1.29	1.29	
2-propanol	CH_3	d, 6	1.22	1.10	1.04	0.95	1.09	1.50	1.17
	CH	sep, 6	4.04	3.90	3.78	3.67	3.87	3.92	4.02
pyridine	$CH_{(2)}$	m	8.62	8.58	8.58	8.53	8.57	8.53	8.52
	$CH_{(3)}$	m	7.29	7.35	7.39	6.66	7.33	7.44	7.45
	$CH_{(4)}$	m	7.68	7.76	7.79	6.98	7.73	7.85	7.87
Silicone grease[i]	CH_3	s	0.07	0.13		0.29	0.08	0.10	
tetrahydrofuran	CH_2	m	1.85	1.79	1.76	1.40	1.80	1.87	1.88
	CH_2O	m	3.76	3.63	3.60	3.57	3.64	3.71	3.74
toluene	CH_3	s	2.36	2.32	2.30	2.11	2.33	2.32	
	$CH_{(o/p)}$	m	7.17	7.1-7.2	7.18	7.02	7.1-7.3	7.16	$CH_{(o/p)}$
	$CH_{(m)}$	m	7.25	7.1-7.2	7.25	7.13	7.1-7.3	7.16	$CH_{(m)}$
triethylamine	CH_3	t, 7	1.03	0.96	0.93	0.96	0.96	1.05	0.99
	CH_2	q, 7	2.53	2.45	2.43	2.40	2.45	2.58	2.57

a In these solvents the intermolecular rate of exchange is slow enough that a peak due to HDO is usually also observed; it appears at 2.81 and 3.30 ppm in acetone and DMSO, respectively. In the former solvent, it is often seen as a 1 : 1 : 1 triplet, with $^2J_{H,D}=1$ Hz.

b 2,6-Dimethyl-4-tert-butylphenol. c The signals from exchangeable protons were not always identified. d In some cases (see note a), the coupling interaction between the CH_2 and the OH protons may be observed ($J=5$ Hz). e In CD_3CN, the OH proton was seen as a multiplet at δ 2.69, and extra coupling was also apparent on the methylene peak. f Long-chain, linear a liphatic hydrocarbons. Their solubility in DMSO was too low to give visible peaks. g Hexamethylphosphoramide. h In some cases (see notes a, d), the coupling interaction between the CH_3 and the OH protons may be observed ($J=5.5$ Hz). i Poly(dimethylsiloxane). Its solubility in DMSO was too low to give visible peaks.

5. ^{13}C NMR Data[a][8]

		$CDCl_3$	$(CD_3)_2CO$	$(CD_3)_2SO$	C_6D_6	CD_3CN	CD_3OD	D_2O
solvent signals		77.16± 0.06	29.84±0.01 206.26±0.13	39.52± 0.06	128.06± 0.02	1.32±0.02 118.26±0.02	49.00± 0.01	
acetic acid	CO	175.99	172.31	171.93	175.82	173.21	175.11	177.21
	CH_3	20.81	20.51	20.95	20.37	20.73	20.56	21.03
acetone	CO	207.07	205.87	206.31	204.43	207.43	209.67	215.94
	CH_3	30.92	30.60	30.56	30.14	30.91	30.67	30.89
acetonitrile	CN	116.43	117.60	117.91	116.02	118.26	118.06	119.68
	CH_3	1.89	1.12	1.03	0.20	1.79	0.85	1.47
benzene	CH	128.37	129.15	128.30	128.62	129.32	129.34	
tert-butyl alcohol	C	69.15	68.13	66.88	68.19	68.74	69.40	70.36
	CH_3	31.25	30.72	30.38	30.47	30.68	30.91	30.29
tert-butyl methyl ether	OCH_3C	49.45 72.87	49.35 72.81	48.70 72.04	49.19 72.40	49.52 73.17	49.66 74.32	49.37 75.62
	CCH_3	26.99	27.24	26.79	27.09	27.28	27.22	26.60
BHT	$C_{(1)}$	151.55	152.51	151.47	152.05	152.42	152.85	BHT
	$C_{(2)}$ $CH_{(3)}$	135.87 125.55	138.19 129.05	139.12 127.97	136.08 128.52	138.13 129.61	139.09 129.49	$C_{(2)}$ $CH_{(3)}$
	$C_{(4)}$	128.27	126.03	124.85	125.83	126.38	126.11	$C_{(4)}$
	CH_3Ar	21.20	21.31	20.97	21.40	21.23	21.38	CH_3Ar
	CH_3C	30.33	31.61	31.25	31.34	31.50	31.15	CH_3C
	C	34.25	35.00	34.33	34.35	35.05	35.36	C
chloroform	CH	77.36	79.19	79.16	77.79	79.17	79.44	
cyclohexane	CH_2	26.94	27.51	26.33	27.23	27.63	27.96	
1,2-dichloroethane	CH_2	43.50	45.25	45.02	43.59	45.54	45.11	
dichloromethane	CH_2	53.52	54.95	54.84	53.46	55.32	54.78	
diethyl ether	CH_3 CH_2	15.20 65.91	15.78 66.12	15.12 62.05	15.46 65.94	15.63 66.32	15.46 66.88	14.77 66.42
diglyme	CH_3 CH_2	59.01 70.51	58.77 71.03	57.98 69.54	58.66 70.87	58.90 70.99	59.06 71.33	58.67 70.05
	CH_2	71.90	72.63	71.25	72.35	72.63	72.92	71.63
1,2-dimethoxyethane	CH_3	59.08	58.45	58.01	58.68	58.89	59.06	58.67
	CH_2	71.84	72.47	17.07	72.21	72.47	72.72	71.49
dimethylacetamide	CH_3 CO	21.53 171.07	21.51 170.61	21.29 169.54	21.16 169.95	21.76 171.31	21.32 173.32	21.09 174.57
	NCH_3	35.28	34.89	37.38	34.67	35.17	35.50	35.03
	NCH_3	38.13	37.92	34.42	37.03	38.26	38.43	38.76
dimethylformamide	CH CH_3	162.62 36.50	162.79 36.15	162.29 35.73	162.13 35.25	163.31 36.57	164.73 36.89	165.53 37.54

续　表

		$CDCl_3$	$(CD_3)_2CO$	$(CD_3)_2SO$	C_6D_6	CD_3CN	CD_3OD	D_2O
	CH_3	31.45	31.03	30.73	30.72	31.32	31.61	32.03
dimethyl sulfoxide	CH_3	40.76	41.23	40.45	40.03	41.31	40.45	39.39
dioxane	CH_2	67.14	67.60	66.36	67.16	67.72	68.11	67.19
ethanol	CH_3	18.41	18.89	18.51	18.72	18.80	18.40	17.47
	CH_2	58.28	57.72	56.07	57.86	57.96	58.26	58.05
ethyl acetate	CH_3CO	21.04	20.83	20.68	20.56	21.16	20.88	21.15
	CO	171.36	170.96	170.31	170.44	171.68	172.89	175.26
	CH_2	60.49	60.56	59.74	60.21	60.98	61.50	62.32
	CH_3	14.19	14.50	14.40	14.19	14.54	14.49	13.92
ethyl methyl ketone	CH_3CO	29.49	29.30	29.26	28.56	29.60	29.39	29.49
	CO	209.56	208.30	208.72	206.55	209.88	212.16	218.43
	CH_2CH_3	36.89	36.75	35.83	36.36	37.09	37.34	37.27
	CH_2CH_3	7.86	8.03	7.61	7.91	8.14	8.09	7.87
ethylene glycol	CH_2CH_2	63.79	64.26	62.76	64.34	64.22	64.30	63.17
“grease”		29.76	30.73	29.20	30.21	30.86	31.29	
n-hexane	CH_3	14.14	14.34	13.88	14.32	14.43	14.45	
	$CH_2(2)$	22.70	23.28	22.05	23.04	23.40	23.68	
HMPA[b]	$CH_2(3)$	31.64	32.30	30.95	31.96	32.36	32.73	
	CH_3	36.87	37.04	36.42	36.88	37.10	37.00	36.46
methanol	CH_3	50.41	49.77	48.59	49.97	49.90	49.86	49.50[c]
nitromethane	CH_3	62.50	63.21	63.28	61.16	63.66	63.08	63.22
n-pentane	CH_3	14.08	14.29	13.28	14.25	14.37	14.39	
	$CH_2(2)$	22.38	22.98	21.70	22.72	23.08	23.38	
	$CH_2(3)$	34.16	34.83	33.48	34.45	34.89	35.30	
2—propanol	CH_3	25.14	25.67	25.43	25.18	25.55	25.27	24.38
	CH	64.50	63.85	64.92	64.23	64.30	64.71	64.88
pyridine	CH(2)	149.90	150.67	149.58	150.27	150.76	150.07	149.18
	CH(3)	123.75	124.57	123.84	123.58	127.76	125.53	
	CH(4)	135.96	136.56	136.05	135.28	136.89	138.35	
silicone grease	CH_3 CH_2	1.04	1.40		1.38		2.10	
tetrahydrofuran		25.62	26.15	25.14	25.72	26.27	26.48	25.67
	CH_2O	67.97	68.07	67.03	67.80	68.33	68.83	68.68
toluene	CH_3	21.46	21.46	20.99	21.10	21.50	21.50	
	C(*i*)	137.89	138.48	137.35	137.91	138.90	138.85	
	CH(*o*)	129.07	129.76	128.88	129.33	129.94	129.91	
	CH(*m*)	128.26	129.03	128.18	128.56	129.23	129.20	
	CH(*p*)	125.33	126.12	125.29	125.68	126.28	126.29	
triethylamine	CH_3	11.61	12.49	11.74	12.35	12.38	11.09	9.07
	CH_2	46.25	47.07	45.74	46.77	47.10	46.96	47.19

a See footnotes for Table 1. *b* $^2JPC=3$ Hz. *c* Reference material.

6. 溶剂混溶性表

	乙酸	丙酮	乙腈	苯	正丁醇	四氯化碳	氯仿	环己烷	环戊烷	二氯乙烷	二氯甲烷	二甲基甲酰胺	二甲基亚砜	二氧六环	乙酸乙酯	乙醇	乙醚	正庚烷	正己烷	甲醇	甲乙酮	异辛烷	戊烷	异丙醇	二丙醇	四氯乙烷	四氢呋喃	甲苯	三氯乙烷	水	二甲苯
乙酸																															
丙酮																															
乙腈								■	■									■	■			■	■								
苯																														■	
正丁醇																														■	
四氯化碳																														■	
氯仿																														■	
环己烷			■									■	■							■										■	
环戊烷			■									■	■							■										■	
二氯乙烷																														■	
二氯甲烷																														■	
二甲基甲酰胺								■	■								■	■				■	■		■						■
二甲基亚砜								■	■							■	■	■				■	■		■						■
二氧六环																															
乙酸乙酯																														■	
乙醇																															
乙醚													■																	■	
正庚烷			■									■	■							■										■	
正己烷			■									■	■							■										■	
甲醇																		■	■			■	■								
甲乙酮																														■	
异辛烷			■	■								■	■							■										■	
戊烷			■	■								■	■							■										■	
异丙醇																															
二丙醚												■	■																	■	
四氯乙烷																														■	
四氢呋喃																															
甲苯																														■	
三氯乙烷																														■	
水				■	■	■	■	■	■	■	■				■		■	■	■		■	■	■		■	■		■	■		■
二甲苯												■	■																	■	

■ 不互溶，空白表示互溶。

附录3 常用的培养液成分及配制

1. 常用的培养液成分及配方表(单位:mg/L)

成分名称	MEM	DMEM	HAM F-10	HAM F-12	McCoy's 5A	RPMI 1640	199	L-15	Fischer's	Waymouth MB752L
丙氨酸	8.90		9.00	9.00	13.36		50.00	225.00		
精氨酸	126.00	84.00	211.00	211.00	42.14	200.00	70.00		15.00	75.00
天冬氨酸	13.30		13.30	13.30	19.97	20.00	60.00			60.00
天冬酰胺	15.00		15.01	15.01	45.03	50.00		260.00		61.00
胱氨酸	31.30	62.60					26.00			15.00
半胱氨酸			35.00	35.00	24.24		0.11	120.00		61.00
谷氨酸	14.70		14.70	14.70	22.07	20.00	133.60			150.00
谷氨酰胺	292.00		146.00	146.00	219.15	300.00	200.00	300.00	200.00	350.00
甘氨酸	7.50	30.00	7.51	7.51	7.51	10.00	50.00	200.00		50.00
组氨酸	42.00	42.00	21.00	20.96	20.96	15.00	21.88	250.00		128.00
强脯氨酸					19.67	20.00	10.00			
异亮氨酸	52.00	105.00	2.60	3.94	39.36	50.00	40.00	125.00	75.00	25.00
亮氨酸	52.00	105.00	13.10	13.10	39.36	50.00	120.00	125.00	30.00	50.00
蛋氨酸	15.00	30.00	4.48	4.4.8	14.92	15.oo	30.00	75.00	100.00	50.00
苯丙氨酸	32.00	66.00	4.96	4.96	16.52	15.00	50.00	125.00	67.00	50.00
脯氨酸	11.50		11.50	34.50	17.27	20.00	40.00			
丝氨酸	10.50	42.00	10.50	10.50	26.28	30.00	50.00	200.00	15.00	75.00
苏氨酸	48.00	95.00	3.57	11.90	17.87	20.00	60.00	300.00	40.00	40.00
色氨酸	10.00	10.00	0.60	2.04	3.06	5.00	20.00	20.00	10.00	10.00
酪氨酸二钠	51.90		2.61	7.78	26.10	28.83	57.65	373.00	74.60	
缬氨酸	46.00	91.00	3.50	11.70	17.57	20.00	50.00	100.00	70.00	65.00
氯化钙	185.00	265.00	44.10	44.10	132.43		265.00	185.00	91.00	120.00
硫酸镁	96.67	97.67	74.64		97.68	48.84	97.67	400.00	121.00	200.00
氯化钾	400.00	400.00	285.00	224.00	400.00	400.00	400.00	400.00	400.00	150.00
磷酸二氢钾	60.00		83.00					60.00		8.00
磷酸氢二钠	47.88		153.70	142.04		800.00				566.00
磷酸二氢钠		109.00			504.00		122.00		78.00	
氯化钠	8 000.00	4 400.00	6 800.00	7 100.00	6 460.00	6 000.00	6 800.00	8 000.00	8 000.00	6 000.00
生物素			0.024	0.007 3	0.20	0.20	0.01		0.01	0.02

续　表

成分名称	MEM	DMEM	HAM F-10	HAM F-12	McCoy's 5A	RPMI 1640	199	L-15	Fischer's	Waymouth MB752L
氯化胆碱	1.00		0.69	13.96	5.00	3.00	0.50	1.00	1.50	250.00
肌醇	2.00	7.20	0.54	18.00	36.00	35.00	0.05	2.00	1.50	1.00
尼克酰胺	1.00	4.00	0.62	0.04	0.50	1.00	0.03	1.00	0.50	1.00
D-泛酸(半钙)	1.00	4.00	0.72	0.48	0.20	0.25	0.01			
吡哆醛	1.00	4.00	0.21	0.08	0.50	1.00	0.03		0.50	
吡哆醇					0.50		0.03			1.00
硫胺素	1.00	4.00	1.00	0.34	0.20	1.00	0.01	1.00	1.00	10.00
核黄素	0.10	0.40	0.38	0.04	0.02	0.20	0.01			1.00
抗坏血酸					0.56		0.05			17.50
维生素 B_{12}			1.36	1.36	2.00	0.005				0.20
对氨基苯甲酸					1.00	1.00	0.05			
叶酸	1.00	4.00	1.32	1.32	10.00	1.00	0.01	1.00	100.00	0.40
偏多酸钙								1.00	0.50	1.00
D-葡萄糖	1 000.00	1 000.00	1 100.00	1 802.00	3 000.00	2 000.00	1 000.00		1 000.00	5 000.00
酚红	11.00	9.30	130	130	11.00	530	21.30	10.00	5.00	10.00
丙酮酸钠		110.00	110.00	110.00				550.00		
次黄嘌呤			4.08	4.08			0.30			25.00
胸苷			0.73	0.73			0.03			
谷胱甘肽(还原型)					0.50	1.00	0.05			150.00
碳酸氢钠	350.00	3 700.00	1 200.00	1 176.00	2 200.00	2 000.00	2 200.00			
谷氨酰胺		72.00								

2. 合成培养基(液)的配制

(1) 概述　虽然培养基的组成各有不同,但商品化的干粉型培养基的配制方法却大同小异。这种干粉型培养基性质稳定,便于储存、运输、价格便宜,使用和配制方便。一般的特殊需求也多可在现有合成培养基基础上补加或调整某些成分予以满足。

(2) 用品

① 滤器、滤膜、磁力搅拌器、CO_2、天平、烧杯、量筒、贮液瓶(罗口瓶)、注射器等。

② $NaHCO_3$、NaOH、HCl、胎牛(小牛)血清、三蒸水。

(3) 步骤

① 配制培养基需新制备的三蒸水,一般在配制当天或前一天制备最好,这样可以保证水的纯度和质量。调节培养液 pH 的 HCl 和 NaOH 溶液也需用这种水配制。

② 配制培养基的各种器皿都应做到灭菌烤干后使用。

③ 将干粉型培养基溶于总量 1/3 的水中,再用水洗包装袋内两次,倒入培养液中,以保证所有干粉都溶解成培养液。培养液中加入磁性搅棒,把盛培养液的器皿放在磁力搅拌器上搅

拌，补加水到最终量。培养液配制过程中一般不需加热助溶。

④ 根据包装袋上的要求和实验需要补加 $NaHCO_3$ 和谷氨酰胺。

⑤ 加抗生素，最终浓度为青霉素 100 U/ mL、链霉素 100 U/ mL。一般市售的青霉素为 80 万单位/瓶，将其溶解在 4 mL 体积内，每 1 000 mL 培养液中加 0.5 mL，即成最终浓度为 100 U/mL。市售链霉素为 100 万单位/瓶，将其溶解在 5 mL 体积内，每 1 000 mL 培养液加 0.5 mL，使其最终浓度也为 100 U/mL。

⑥ 上述溶液配制好后，用过滤法消毒除菌，采用 0.22 μm 和 0.45 μm 滤膜各 1 张，分装于玻璃瓶中，使用时再加血清。

⑦ 培养液的 pH 调整较为复杂，一般情况下干粉型培养基溶解后，pH 都有一相对稳定的数值，但过滤后都有些改变，特别是用 CO_2 加压过滤或用 CO_2 助溶后，pH 明显变低，但放置一段时间后 pH 又上升。所以一般情况下最好不用 CO_2 助溶和 CO_2 加压过滤。另外，血清的 pH 是个未知数，但通常偏酸。培养液加入血清后，pH 平均偏低 0.2 左右(以 10%胎牛血清为例)，同一批号血清的 pH 可能大致相同。所以，培养液的 pH 要等加入血清后再作调整。

(4) 注意事项　培养液配好后，要先抽取少许放入培养瓶内在 37 ℃温箱内置 24～48 h，以检测培养液是否有污染，方可用于实验。

配制培养液所需血清的质量要合格并保持稳定。一个批号试用效果良好后，就可一次购入较多同一批号的血清。这样实验条件稳定，配液时调整 pH 较容易。

每次配液量以使用两周左右的量为宜。一次配制不要太多，一是短期内用不完造成营养成分损失需要补加，步骤繁琐，效果也不理想；二是量大易造成污染，一旦污染损失也较大。

每次配液时，如胰蛋白酶消化液等辅助性的液体也可以同时配制，分别过滤。

附录 4　动物实验的相关知识与技能

1. *常用实验动物介绍*

药理学实验中，一般应针对实验目的，根据实验动物的生物学特性以及复制动物疾病模型的经验选择实验动物。目前，教学、科研最常用和用量最大的是哺乳纲啮齿目动物，如小鼠、大鼠、豚鼠等，其次是兔形目和食肉目的兔、狗、猫等。

(1) 家兔(Oryctolagus cuniculus Rabbits)　兔属兔形目(Lagomorpha)，兔科(Leporidae)。生物医学研究中常用的家兔均为欧洲兔的后代，使用最多的有新西兰兔、大耳白兔、青紫兰兔、荷兰兔、弗莱密西兔。家兔为草食性动物，性情温顺，胆小易惊，善居安静、清洁、干燥、凉爽、空气新鲜的环境，耐冷不耐热，耐干不耐湿。

兔耳大，表面分布有清晰的血管。嘴小，喉部狭窄，气管插管困难，在进行吸入麻醉时易导致喉痉挛。心脏传导组织中几乎没有结缔组织，主动脉窦无化学感受器，仅有压力感受器。因而减压神经即主动脉神经与迷走神经、交感神经干完全分开。单胃，盲肠发达，约占腹腔 1/3，在回肠末端有一个淋巴组织样结构，开口于盲肠，是一个中空、壁厚的圆形球囊，灰白色，有发达的肌肉组织，囊壁内富含淋巴滤泡，该结构除具有消化吸收功能外，还有类似鸟类腔上囊的功能。单乳头肾，易于插导管。

体温的正常范围为 38.5～39.5 ℃；静态时以腹式呼吸为主，每分钟 20～120 次。腮腺及颌下腺的分泌速度比狗、猫、猪、绵羊低，胃常处于排空状态，不会呕吐。每天胆汁分泌量按体重计算是狗的十倍多，小肠的吸收功能与人、豚鼠一样，不能透过大分子物质，钙镁的代谢主要是通过肾。

(2) 小鼠　生命科学研究中常用的小鼠(Mouse. MUs. musculus)是野生鼷鼠的变种，在生物分类学上属于哺乳纲(Mammalia)，啮齿目(order Rodentia)，鼠科(family Muridae)，鼠属(Genus Mus)。

小鼠是啮齿目中体型较小的动物。新生小鼠 1.5 g 左右，周身无毛，皮肤赤红，21 天断乳时，体重为 12～15 g，1.5～2 月龄体重达 20 g 以上，可供实验使用。小鼠发育成熟时体长小于 15.5 cm，雌小鼠成年体重 18～35 g，雄鼠成年体重 20～40 g。小鼠成熟早，繁殖力强，寿命1～3 年。

(3) 大鼠　实验大鼠(Rat，Rattus norvegicus)属脊椎动物门，哺乳纲，啮齿目，鼠科，大鼠属(Genus Rattus)。大鼠体型较小，遗传学和寿龄较为一致，对实验条件反应也较为近似，常被誉为精密的生物工具。新生大鼠重约 5～6 g，成年体重，雄鼠 300～400 g，雌鼠 250～300 g。大鼠性情温顺，行动迟缓，易捕捉，不似小鼠好斗。但受惊吓或捕捉方法粗暴时，也很凶暴，常咬人。大鼠成熟快，繁殖力强，寿命依品系不同而异，平均为 2.5～3 年，40～60 天性成熟。

大鼠(包括小鼠)心电图中没有 S-T 段，甚至有的导联也测不到 T 波。

(4) 豚鼠　豚鼠(Guinea Pig)，属哺乳纲(Mammalia)，啮齿目(Rodentia)，豚鼠科(Cavidal)，豚鼠属(Cavia)。豚鼠又被称作荷兰猪、天竺鼠、土拨鼠等。属草食动物，豚鼠性情温顺，胆小，耳蜗管发达，听觉灵敏，对外界刺激极为敏感。豚鼠的生理生化值常随年龄、品系、性别、环境和测定方法的不同而有很大差异：红细胞指数(红细胞、Hb 和 MCV)较其他啮齿类低，外周血细胞和骨髓细胞的形态与人相似；白细胞中有一种特化了的单核细胞，称为 Kurloff 细胞。该细胞含有一个由黏多糖组成的胞浆内包涵体。正常情况下，Kurloff 细胞分布在血管和胸腺中，在妊娠期间或有外来刺激时，胸腺及胎盘中的 Kurloff 细胞增多；动物的体温调节能力较差，对环境温度的变化较为敏感，饲养豚鼠的最适温度为 18～20 ℃；体内缺乏维生素 C 合成酶，自身不能合成维生素 C，需从外界完全补给。豚鼠对抗生素敏感，尤其是青霉素以及杆菌肽、红霉素、金霉素等，轻者发生肠炎，重者造成死亡。

2. 实验动物的品系介绍

动物的品系主要是指动物的遗传背景的特征。许多实验对动物的品系有较高的要求，希望实验结果不受到遗传差异的干扰，如肿瘤移植实验，希望被移植的肿瘤不受宿主的排斥，故常选用纯种动物，即近交系动物。常用实验动物品系简介如下。

(1) 近交系(纯系动物)　近交系是指经 20 代以上同胞兄弟姐妹之间或亲代与子代之间的交配培育出来的动物品系，交配传代越多，则其异质基因(杂合度)越少，遗传基因纯化度越高。现在世界上至少已有纯系小鼠 500 多种、大鼠 200 多种、豚鼠 12 种、家兔 6 种，应用最广泛的是纯系小鼠。

使用纯系动物的优点很多，主要是：可增加实验结果的精确度。纯系动物的遗传特性是均一的，对致病因子和药物反应基本一致；而杂种动物个体差异较大，所得实验结果的精确度远比纯系动物差；因此，利用纯系动物可减少需要重复实验的次数，节省人力物力；实验结果易为其他实验者重复，实验的重现性较大；每种纯系动物都有其系的特性，可根据实验目的不同，而选用不同特性的纯系动物。例如，纯系小鼠为致癌系的有 A 系、C3HA 系；抗癌系的小鼠有 C57 系、C58 系；致白血病的小鼠有 AKR 系、OBA/2 系等；可以挑选致癌系的小鼠进行致癌，然后进行各种肿瘤理论和防治研究。

纯系动物的命名法如下。

① 纯系动物：用大写英文字母表示，如A、C3HA、DBA、C57等。

② 亚系纯种动物：亚系纯种动物是由一种纯种动物分支出来的纯系动物。一般表示法是在纯系动物符号后面画一道斜线，在斜线下标记亚系符号。即：用人写英文字母(表示纯系动物)/亚系(多用保护人或研究单位名称的缩写)。例如，A/JSX(A系，Jackson实验室繁殖的亚系纯种动物)。

③ 兄妹交配的子代数表示方法：以F(Filial的缩写)符号表示子代，在F符号后面用阿拉伯数字表示子代数，WKA/MK(F150)。

(2) 封闭群　是指在同一杂交群体中，在不引入外来个体的条件下进行随机交配繁殖，封闭性繁殖达4代以上的群体称为一个封闭群。此类动物的特点是相对于近交系动物，其杂合性高，但在群体内又具有相对较高的遗传基因稳定性，其特有的遗传特征不易丢失，繁殖力强，某些发生基因突变的动物机体可发生某些异常或疾病，这些动物便可作为医学研究的模型。

(3) 杂交一代　是指由两个不同的近交系动物杂交产生的第一代动物，常用F1来表示。其特点是既具有近交系动物的遗传特点，又获得了杂交优势，生命力强，繁殖率高，生长快，体质强健，抗病力强等。它与近交系动物有着相同的实验效果。

(4) 突变品系　由于某些动物的基因位点的突变或修饰，或某个基因的导入，或通过多次回交"留种"，而发生的一个同类突变品系。此类个体中具有同样的遗传缺陷或病症，如侏儒症、无毛、肥胖症、肿瘤鼠、白血病鼠、糖尿病鼠、高血压鼠和裸鼠(无胸腺和无毛鼠)等。这些品系的动物在医学研究中有着极大的应用价值。

3. 选择实验动物的基本原则

(1) 选用与人的机能、代谢、机构和疾病特点相似的动物。

非人灵长类动物——进化程度最高，是最接近与人类的理想动物，如猕猴。

其他动物——虽进化程度低些，但可以达到实验目的，如犬、猫、猪、兔、鼠等。

(2) 选用解剖、生理特点符合实验目的要求的实验动物，充分利用不同品种品系实验动物存在的某些特殊反应。如开胸和心脏实验，适宜选用兔做实验；发热、解热和检查致热源实验，适宜选用兔做实验；观察药物对排卵的影响，进行避孕药研究，适宜选用兔、猫；动脉粥样硬化实验，适宜选用兔、猪、猴；肝外科实验研究，适宜选用大鼠；胆囊功能研究，不能选用大鼠；呕吐实验，适宜选用猴、猫；变态反应、VC缺乏症研究，适宜选用豚鼠；对带有雌激素活性的药物进行避孕药效研究，不能选用小鼠、大鼠；同品种不同品系的动物存在有很多特殊的反应，应注意选择应用。

(3) 根据课题研究目的内容选用　相匹配的标准化动物：经遗传学、微生物学、环境及营养控制而繁育的动物。微生物学、环境及营养的控制才能排除动物因携带影响实验结果的微生物、寄生虫及潜在疾病对结果准确性的影响。遗传学的控制才能排除实验动物因杂交、遗传学污染而造成个体之间的差异，影响结果的可重复性。如：近交系，其动物遗传的均质性保证了实验反应的稳定性；封闭群能较好地代表自然群体的遗传特性；F1杂交群，在一定程度上，兼有近交系和封闭群的特点；突变动物往往具有鲜明的人类疾病模型特征。如果实验结论只针对某一品系则使用一个品系；如果实验结论针对整个物种在内的一般性研究则使用多个不同来源的品种、品系。一般对多物种进行实验时，应先选小型动物，再推广到大型物种；要求只能建立在对多个物种进行实验的基础上，才能推广到人类，也称动物实验外推。常用顺序是小鼠、大鼠、兔、犬、猴。微生物级别选择普通级，一般为教学示范用；清洁级，国内科研工作要求的标准动物,适合于大多数科研课题;SPF级,国际标准实验动物;无菌动物仅在特殊课题需要时使用。

(4) 选用与实验要求相适应的实验动物规格　年龄:年龄不同,其生物学特性往往不同,一般选性成熟后的青壮年动物。太小的动物的生理功能未达到成年水平,太老的动物的各器官老化,代谢功能下降,只在老年医学研究中使用;体重:在正常营养状态和饲养条件下,体重与年龄有一定的相关性;性别:许多实验证明,同一品种(系)不同性别的动物对外界刺激的反应不一致。

(5) 选用人兽共患疾病的实验动物和传统应用的实验动物　有些病因造成人和动物共同患病,其临床过程、病理变化也相似,所以就应选用这样的动物来研究人类疾病;选择科研、检验和生产中传统使用的实验动物。通过实践积累,各个专业均会在某些方面的课题选定自己常用的动物品种系。

(6) 实验动物的选择和应用需注意符合相应的国际规范　国际上普遍要求动物实验达到实验室操作规范(GLP)和标准操作程序(SOP)。这些规范对实验动物的选择和应用、实验室条件、工作人员素质、技术水平、操作方法都要求标准化。这是实验动物选择和应用的总的要求。遵循国际上的3R规则——减少动物用量、实验要精细、尽量采用替代物。

4. 常用实验动物年龄、性别、健康状况的判定方法

动物年龄、性别、健康状况及个体差异对实验结果往往有直接影响。因此,不同实验对这些条件有具体的要求,一般来说,最好做到性别相同、年龄一致或接近、个体状态大致相同的健康活泼动物作为实验对象,随机分回到实验组和对照组。

(1) 哺乳类动物健康的一般判定法

一般状态:喜活动、喜吃食,眼睛有神,反应灵活,发育良好;

毛发:皮毛柔软而有光泽,无脱毛、蓬乱现象;

腹部:不膨大、无腹泻(肛门周围无稀便或分泌物污染);

其他:瞳孔清晰、结膜不充血,鼻端湿而惊,皮肤无破伤、感染等。

(2) 实验动物性别的识别　对某些实验,性别的影响不大,可以雌雄搭配,混合应用。而有些实验,性别对于实验结果有影响,则需要选择。例如:骨折愈合受雌鼠动情期影响,因此疾病模型选用雄鼠。

① 小鼠、大鼠的性别识别。根据外生殖器(阴蒂或阴茎)与肛门之间的距离来判定这些动物新生仔的性别,一般间隔短的是雌性,外生殖器阴茎与阴蒂大,但是对此判别要有一定经验,成熟期雌性有阴道口,雄性有阴囊和阴茎。

② 豚鼠的性别识别。豚鼠的妊娠时间比较长,产下仔鼠有被毛,眼睛能睁开,有恒齿新生仔的性别也容易通过外生殖器的形态来判定。雌性外生殖器阴蒂突起比较小,用拇指按住这个突起,其余指拨开大阴唇的被覆,可看到阴道口,但是一定要注意,豚鼠的阴道口除发情期以外有团镀膜关闭着。雄性外生殖器处有包皮覆盖的阴茎的小隆起,用拇指轻轻按住包皮小突起的基部,龟头突出容易判别。

③ 兔子的性别识别。新生仔兔的性别判定比大鼠等困难。雌雄是根据肛门和尿道开口部之间的距离以及尿道开口部的形态来判别的,肛门和尿道开口部之间的距离,雄性的是雌性的1.5～2倍。手指按压靠近尿道开口处的下腹部,雌性肛门和尿道开口部之间的距离不明显伸长,尿道开口依然指向肛门方向;雄性则距离明显伸长,尿道开口与肛门相反的方向。尿道开口部的形状,雌的是裂缝,细长形;雄的则是圆筒形。成年兔根据雌性阴道口的存在及雄性

阴囊部膨胀和阴茎的存在相区别。

（3）动物年龄的判断　不同的实验对动物年龄有不同的要求，一般情况下，常采用发育成熟的青壮年动物。实验动物只有记录出生日期，才能准确计算年龄；这在一般实验室往往做不到，因而必须根据动物的某些生理特征和体重判定它们的年龄。

家兔年龄与体重关系见附表1。

附表1　大耳白兔年龄与体重的关系

年龄 /d	雄性体重 /kg	雌性体重 /kg	年龄 /d	雄性体重 /kg	雌性体重 /kg
30	0.51	0.53	210	3.2	3.51
60	1.18	1.17	240	3.4	3.99
90	1.71	1.79	270	3.5	4.24
120	2.38	2.37	300	3.63	4.38
150	2.65	2.88	330	3.66	4.46
180	2.89	3.15	360	3.73	4.55

小白鼠的年龄与体重关系见附表2。

附表2　小白鼠年龄与体重的关系

年龄 /d	体重 /g	年龄 /d	体重 /g
10	4	70	25
20	8	80	27
30	14	90	28
40	18	100	30
50	22	120	30
60	24		

5. 常用实验动物的捉拿、固定方法

动物的捉拿和固定是进行动物实验的基本操作之一，正确的抓取固定动物是为了不损害动物健康，不影响观察指标，并防止被动物咬伤，保证实验顺利进行。下面介绍几种常用动物的捉拿和固定方法。

（1）小白鼠　小白鼠较大白鼠温和，虽也要提防被其咬伤手指，但无须戴手套捕捉。可先用右手抓住鼠尾提起，置于鼠笼或实验台上，用左手的拇指和食指抓住小鼠两耳后颈背部皮肤，将鼠体置于左手心中，拉直后肢，以无名指及小指按住鼠尾部即可（附图1）。有经验者可直接用左手小指钩起鼠尾，迅速以拇指和食指、中指捏住其耳后项背部皮肤亦可。如操作时间较长，也可固定于小白鼠固定板上。

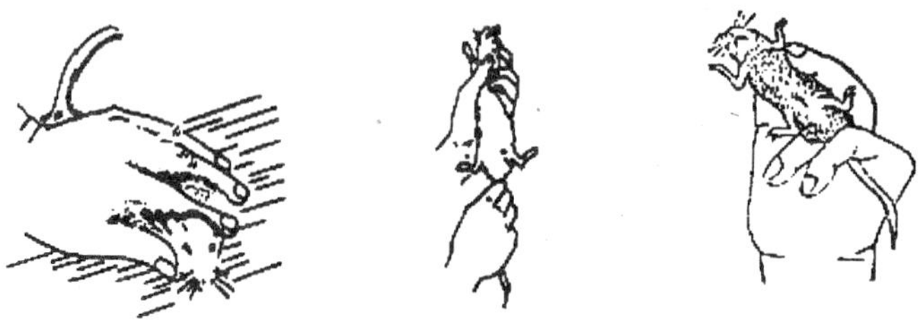

附图1　小白鼠的捉拿和固定

在一些特殊的实验中，如进行尾静脉注射时，可使用特殊的固定装置进行固定，如尾静脉注射架或粗的玻璃试管。如要进行手术或心脏采血应先行麻醉再操作，解剖实验则必须先行无痛处死后再进行。

(2) 大白鼠　大白鼠的门齿很长，在抓取方法不当而受到惊吓或激怒时易将操作者手指咬伤，所以，不要突然袭击式地去抓它，取用时应轻轻抓住其尾巴后提起，置于实验台上，用玻璃钟罩扣住或置于大鼠固定盒内，这样即可进行尾静脉取血或注射。如要作腹腔注射或灌胃等操作，实验者应戴上棉纱手套(有经验者也可不戴)，右手轻轻抓住大鼠的尾巴向后拉，但要避免抓其尖端，以防尾巴尖端皮肤脱落，左手抓紧鼠两耳和头颈部的皮肤，并将大鼠固定在左手中，右手即可进行操作。

(3) 豚鼠　豚鼠胆小易惊，抓取时必须稳、准、迅速。先用手掌扣住鼠背，抓住其肩胛上方，将手张开，用手指环握颈部，另一只手托住其臀部，即可轻轻提起、固定。

(4) 家兔　家兔习性温顺，除脚爪锐利应避免被其抓伤外，较易捕捉。拿时切忌以手提抓兔耳、拖拉四肢或提拿腰背部。

正确的方法：用右手抓住其颈背部皮毛，轻提动物，再以左手托住其臀部，使兔的体重主要落在左手掌心(附图 2)，或用手抓住背部皮肤提起来，放在实验台上，即可进行采血、注射等操作。因家兔耳大，故人们常误认为抓其耳可以提起，或有人用手挟住其腰背部提起均为不正确的操作。在实验工作中，常用兔耳作采血、静脉注射等用，所以家兔的两耳应尽量保持不受损伤。家兔的固定方法有盒式固定和台式固定。盒式固定用于耳血管注射、取血或观察耳部血管的变化等。此时可将家兔置于木制或铁皮制的兔固定盒内。台式固定适用于测量血压、呼吸和进行手术操作等，应将家兔以仰卧位固定于兔手术台上。

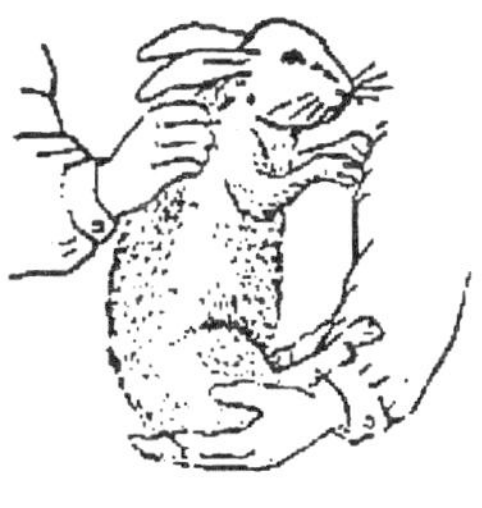

附图 2　家兔的捉拿

固定方法：先以四条 1 cm 宽的布带做成活的圈套(附图 3)，分别套在家兔的四肢腕或踝关节上方，抽紧布带的长头，将兔仰卧位放在兔手术台上，再将头部用兔头固定器固定，然后将两前肢放平直，把两前肢的系带从背部交叉穿过，使对侧的布带压住本侧的前肢，将四肢分别系在兔手术台的木柱上(附图 4)。

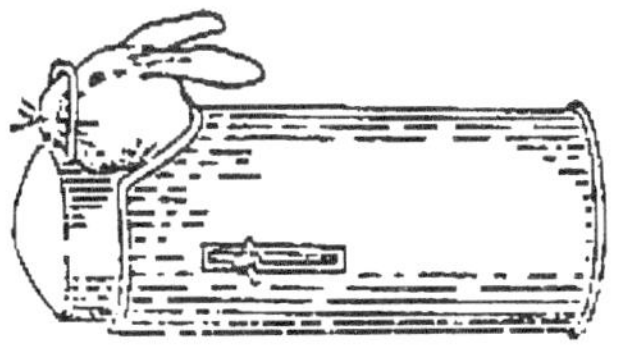

附图 3　兔盒固定家兔

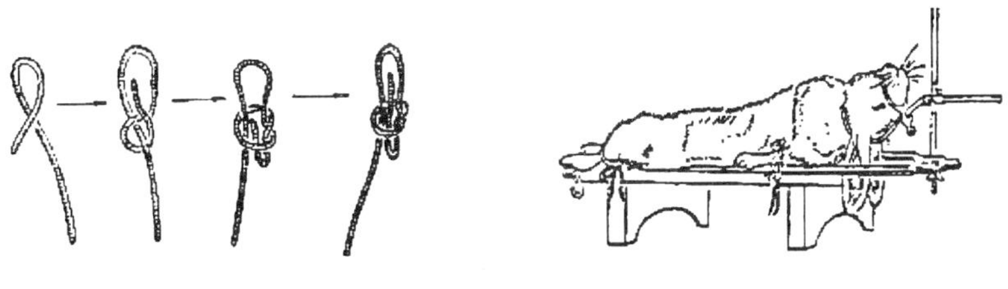

附图 4　兔台固定家兔

6. 常用实验动物被毛的去除方法

动物的被毛常能影响实验操作和结果的观察，因此实验中常需去除或剪短动物的被毛。除毛的方法有拔毛、剪毛、剃毛和脱毛等。

(1) 拔毛法　此法简单实用，在各种动物作后肢皮下静脉注射或取血，特别是家兔耳缘静脉注射或采血时常用。将动物固定后，用拇指和食指将所需部位的被毛拔去即可。若涂上一层凡士林，可更清楚地显示血管。

(2) 剪毛法　是急性实验中最常用的方法。将动物固定后，先将剪毛部位用水湿润，将局部皮肤绷紧，用弯头手术剪紧贴动物皮肤依次将所需部位的被毛剪去。可先粗略剪去较长的被毛，然后再仔细剪去毛桩。千万注意不能用手提着皮毛剪；否则易剪破皮肤，影响下一步的实验。为避免剪下的被毛到处乱飞，应将剪下的被毛放入盛水的烧杯内。给狗、羊等动物采血或新生乳牛放血制备血清常用此法。

(3) 剃毛法　大动物做慢性手术时常采用。先用刷子蘸温肥皂水将需剃毛部位的被毛充分浸润透，然后用剃毛刀顺被毛方向进行剃毛。若采用电动剃刀，则逆被毛方向剃毛。本法适用于暴露外科手术区。

(4) 脱毛剂法　此种方法常用于做大动物无菌手术，局部皮肤刺激性实验，观察动物局部血液循环或其他各种病理变化。常用的脱毛化学药品有：硫化钠、硫化碱、硫化铀(Na_2S)、硫化钙(CaS)、硫化锶(SrS)、硫化钡(BaS)、三硫化二砷(As_2S_3)等。

常用脱毛剂的配制处方有以下几种。

① 硫化钠 3 份、肥皂粉 1 份，淀粉 7 份，加水混合，调成糊状软膏，适用于兔、鼠等动物。

② 硫化钠 8 g，淀粉 7 g，糖 4 g，甘油 5 g，硼砂 1 g，水 75 g，共 100 g，调成稀糊状，适用于兔、鼠等动物。

③ 硫化钠 8 g 溶于 100 mL 水内，配成 8%硫化钠水溶液，适用于兔、鼠等动物。

④ 硫化碱 10 g，生石灰 15 g，加水至 100 mL，溶解后即可用，适用于狗等大动物。

各种脱毛剂用法：将脱毛部位的被毛先用剪刀剪短，以节省脱毛剂用量。用棉球或纱布块蘸取脱毛剂在脱毛部位涂成薄层，经 2～3 min 后，用温水洗涤去该部位脱下的毛，再用干纱布将水擦干，涂上一层油脂。一般脱过被毛部位的皮肤很少发生皮肤充血、炎症等现象。脱毛部位被毛在脱毛前一定不要用水洗，以免因水洗后，脱毛剂会渗透入皮肤毛根，刺激皮肤，造成皮肤炎症等变化。

7. 常用实验动物编号、分组方法

实验动物常需要标记以示区别。编号的方法很多，可根据动物的种类数量和观察时间长短等因素来选择合适的标记方法。

(1) 挂牌法　将号码烙压在圆形或方形金属牌上(最好用铝或不锈钢的，可长期使用不生锈)，或将号码按实验分组编号烙在拴动物颈部的皮带上，将此颈圈固定在动物颈部。该法适用于狗等大型动物。

(2) 打号法　用刺数钳(又称耳号钳)将号码打在动物耳朵上。打号前用蘸有酒精的棉球擦净耳朵，用耳号钳刺上号码，然后在烙印部位用棉球蘸上溶在食醋里的黑墨水擦抹。该法适用于耳朵比较大的兔、狗等动物。

(3) 针刺法　用七号或八号针头蘸取少量碳素墨水，在耳部、前后肢以及尾部等处刺入皮下，在受刺部位留有一黑色标记。该法适用于大小鼠、豚鼠等。在实验动物数量少的情况下，也可用于兔、狗等动物。

(4) 化学药品涂染动物被毛法　经常应用的涂染化学药品有0.5%中性红或品红溶液(涂染红色)、3%～5%苦味酸溶液(涂染黄色),煤焦油的酒精溶液(涂染黑色)。根据实验分组编号的需要,可用一种化学药品涂染实验动物背部被毛。如果实验动物数量较多,可以选择两种染料。该方法对于实验周期短的实验动物较合适,时间长了染料易褪色。

(5) 剪毛法　该法适用于大、中型动物,如狗、兔等。方法是用剪毛刀在动物一侧或背部剪出号码,此法编号清楚可靠,但只适于短期观察。

(6) 打孔或剪缺口法　可用打孔机在兔耳一定位置打一小孔来表示一定的号码。如用剪子剪缺口,应在剪后用滑石粉捻一下,以免愈合后看不出来。该法可以编至1～9 999号,此种方法常在饲养大量动物时作为终身号采用。

分组的原则:进行动物实验时,经常需要将选择好的实验动物按研究的需要分成若干组。动物分组应按随机分配的原则,使每只动物都有同等机会被分配到各个实验组与对照组中,以避免各组之间的差别,影响实验结果。特别是进行准确的统计检验,必须在随机分组的基础上进行。每组动物数量应按实验周期长短、实验类型及统计学要求而定。如果是慢性实验或需要定期处死动物进行检验的实验,就要求选较多的动物,以补足动物自然死亡和认为处死所丧失的数量,确保实验结束时有合乎统计学要求的动物数量存在。分组时应建立对照组,包括A自身对照组:是指实验数据而言。实验动物本身在实验处理前、后两个阶段的各项相关数据就分别是对照组和实验组的实验结果,此法可排除生物间的个体差异;B平行对照组:有正对照组和负对照组两种。给实验组动物某种处理,而给正对照组用同样方法进行处理,但并不采用实验所要求的药物或手段;负对照组则不给任何处理。具体分组时,应避免人为因素,随机把所有的动物进行编号,然后令其双数为实验组,单数为对照组即可或反之。如果要分若干个组时,应该用随机数字表示进行完全随机分组。

8. 常用实验动物麻醉方法

麻醉(anesthesia)的基本任务是消除实验过程中所导致的疼痛和不适感觉,保障实验动物的安全,使动物在实验中服从操作,确保实验顺利进行。

常用的麻醉药分局部麻醉剂和全身麻醉剂。

(1) 常用局部麻醉剂有如下几种。

① 普鲁卡因。此药毒性小,见效快,常用于局部浸润麻醉,用时配成0.5%～1%。

② 利多卡因。此药见效快,组织穿透性好,常用1%～2%溶液作为大动物神经干阻滞麻醉,也可用0.25%～0.5%溶液作局部浸润麻醉。

(2) 常用全身麻醉剂主要有以下几种。

① 乙醚。乙醚吸入法是最常用的麻醉方法,各种动物都可应用。乙醚为无色透明液体,极易挥发,挥发的气体有特殊的刺激味,且易燃易爆。其麻醉量和致死量相差大,所以安全度大。但由于乙醚局部刺激作用大,可刺激上呼吸道黏液分泌增加;通过神经反射还可扰乱呼吸、血压和心脏的活动,并且容易引起窒息,在麻醉过程中要注意。但总起来说,乙醚麻醉的优点多,如麻醉深度易于掌握,比较安全,而且麻醉后恢复比较快。其缺点是需要专人负责管理麻醉,在麻醉初期出现强烈的兴奋现象,对呼吸道又有较强的刺激作用,因此,需在麻醉前给予一定量的吗啡和阿托品(基础麻醉),通常在麻醉前20～30 min,皮下注射盐酸或硫酸吗啡(每千克体重5～10 mg)及阿托品(每千克体重0.1 mg)。盐酸吗啡可降低中枢神经系统兴奋性,提高痛阈,还可节省乙醚用量及避免乙醚麻醉过程中的兴奋期。阿托品可对抗乙醚刺激呼吸道分泌黏液的作用,可避免麻醉过程中发生呼吸道堵塞或手术后发生吸入性肺炎。

进行手术或使用过程中，需要继续给予吸入乙醚，以维持麻醉状态。慢性实验预备手术的过程中，仍用麻醉口罩给药，而在一般急性实验，麻醉后可以先进行气管切开术，通过气管套管连接麻醉瓶继续给药。在继续给药过程中，要时常检查角膜反射和观察瞳孔大小。如发现角膜反射消失，瞳孔突然放大，应立即停止麻醉。万一呼吸停止，必须立即施行人工呼吸。待恢复自动呼吸后再进行操作。

② 苯巴比妥钠。此药作用持久，应用方便，在普通麻醉用量情况下对于动物呼吸、血压和其他功能无多大影响。通常在实验前 0.5～1 h 用药。使用剂量及方法：狗腹腔注射 80～100 mg/kg体重，静脉注射 70～120 mg/kg 体重（一般每千克体重给 70～80 mg 即可麻醉，但有的动物要 100～120 mg 才能麻醉，具体用量可根据各个动物的敏感性而定）。兔腹腔注射150～200 mg/kg 体重。

③ 戊巴比妥钠。此药麻醉时间不很长，一次给药的有效时间可延续 3～5 h，所以十分适合一般使用要求。给药后对动物循环和呼吸系统无显著抑制作用，药品价格也很便宜。用时配成 1%～3%生理盐水溶液，必要时可加温溶解，配好的药液在常温下放置 1～2 月不失药效。静脉或腹腔注射后很快就进入麻醉期，使用剂量及方法为：狗、猫、兔静脉注射 30～35 mg/kg 体重，腹腔注射 40～45 mg/kg 体重。

④ 硫喷妥钠。此药为黄色粉末，有硫臭，易吸水。其水溶液不稳定，故必须现用现配，常用浓度为 1%～5%。此药作静脉注射时，由于药液迅速进入脑组织，故诱导快，动物很快被麻醉。但苏醒也很快，一次给药的麻醉时效仅维持 0.5～1 h。在时间较长的实验过程中，可重复注射，以维持一定的麻醉深度。此药对胃肠道无副作用，但对呼吸有一定抑制作用。由于其抑制交感神经较副交感神经为强，常有喉头痉挛，因此注射时速度必须缓慢。实验剂量和方法：狗静脉注射 20～25 mg/kg 体重；兔静脉注射 7～10 mg/kg 体重。静脉注射速度以 15 秒钟注射 2 mL 左右进行。小鼠 1%溶液腹腔注射 0.1～0.3 mL/只；大鼠 0.6～0.8 mL/只。

⑤ 巴比妥钠。使用剂量及方法：狗静脉注射 225 mg/kg 体重；兔腹腔注射 200 mg/kg 体重；鼠皮下注射 200 mg/kg 体重。

⑥ 氨基甲酸乙酯。此药是比较温和的麻醉药，安全度大。多数实验动物都可使用，更适合于小动物。一般用作基础麻醉，如使用全部过程都用此麻醉时，动物保温尤为重要。使用时常配成 20%～25%水溶液，狗、兔静脉、腹腔注射 0.75～1 g/kg 体重。但在作静脉注射时必须溶在生理盐水中，配成 5%或 10%溶液，即每千克体重注射 10～20 mL，鼠 1.5～2 g/kg 体重，由腹腔注射。

以上麻醉药种类虽较多，但各种动物使用的种类多有所侧重。如做慢性实验的动物常用乙醚吸入麻醉(用吗啡和阿托品作基础麻醉)；急性动物实验对狗和大鼠常用戊巴比妥钠麻醉；对家兔常用氨基甲酸乙酯；对大鼠和小鼠常用硫喷妥钠或氨基甲酸乙酯麻醉。

麻醉方法也可分局部麻醉和全身麻醉。

(1) 局部麻醉　用局部麻醉药阻滞周围神经末梢或神经干、神经节、神经丛的冲动传导，产生局部性的麻醉区，称为局部麻醉。其特点是动物保持清醒，对重要器官功能干扰轻微，麻醉并发症少，是一种比较安全的麻醉方法。适用于大中型动物各种短时间内的实验。

局部麻醉操作方法很多，可分为表面麻醉、局部浸润麻醉、区域阻滞麻醉以及神经干(丛)阻滞麻醉。

① 表面麻醉。利用局部麻醉药的组织穿透作用，透过黏膜，阻滞表面的神经末梢，称表面麻醉。在口腔及鼻腔黏膜、眼结膜、尿道等部位手术时，常把麻醉药涂敷、滴入、喷于表面或尿

道灌注给药，使之麻醉。

② 区域阻滞麻醉。在手术区四周和底部注射麻醉药阻断疼痛的向心传导，称区域阻断麻醉。常用药为普鲁卡因。

③ 神经干(丛)阻滞麻醉。在神经干(丛)的周围注射麻醉药，阻滞其传导，使其所支配的区域无疼痛，称神经干(丛)阻滞麻醉。常用药为利多卡因。

④ 局部浸润麻醉。沿手术切口逐层注射麻醉药，靠药液的张力弥散，浸入组织，麻醉感觉神经末梢，称局部浸润麻醉。常用药为 1%普鲁卡因。在施行局部浸润麻醉时，先固定好动物，用局部手术野去毛，用左手拇指及中指将动物的局部皮肤提起使成一皱褶，并用食指按压皱折的一端，使成三角体，增大皮下空隙，或称橘皮样隆起(称皮丘)，然后右手持装有麻醉药品的注射器，从皮丘进针，向皮下分层注射(有突破感和无阻力感)，在扩大浸润范围时，针尖应从已浸润过的部位刺入，直至要求麻醉区域的皮肤都浸润为止。拨出针头，用手轻轻揉捏注射部位皮肤，以使药液均匀弥散。每次注射时，必须先抽注射器，以免将麻醉药注入血管内引起中毒反应。注射完后 1 min 左右即可手术。

(2) 全身麻醉　麻醉药经呼吸道吸入或静脉、肌肉注射，产生中枢神经系统抑制，呈现神志消失，全身不感疼痛，肌肉松弛和反射抑制等现象，这种方法称全身麻醉。其特点为抑制深浅与药物在血液内的浓度有关，当麻醉药从体内排出或在体内代谢破坏后，动物逐渐清醒，不留后遗症。

① 吸入麻醉法。麻醉药以蒸气或气体状态经呼吸道吸入而产生麻醉者，称吸入麻醉，常用乙醚作麻醉药。吸入法对多数动物有良好的麻醉效果，其优点是易于调节麻醉的深度和较快的终止麻醉，缺点是中、小型动物较适用，对大型动物如狗的吸入麻醉操作复杂，通常不用。

具体方法是:使用乙醚麻醉兔及大小鼠时，可将动物放入玻璃麻醉箱内，把装有浸润乙醚棉球的小烧杯放入麻醉箱，然后观察动物。开始动物自主活动，不久动物出现异常兴奋，不停地挣扎，随后排出大小便。渐渐地动物由兴奋转为抑制，倒下不动，呼吸变慢。如动物四肢紧张度明显减低，角膜反射迟钝，皮肤痛觉消失，则表示动物已进入麻醉，可行手术和操作。在实验过程中应随时观察动物的变化，必要时把乙醚烧杯放在动物鼻部，以维持麻醉的时间与深度。

注意:给小动物麻醉时，可将蘸湿乙醚的棉花和小动物一起放入钟罩内，并密切观察动物的反应，如呼吸频率变化和活动情况。当动物发生瘫软时，说明麻醉已发生效应，可移开钟罩和棉花。注意不可吸入乙醚过量，否则会引起动物死亡。给大动物如家兔实施麻醉时，可将蘸湿乙醚的棉花放在一大烧杯中，将家兔头部固定，将烧杯套在家兔口鼻部，使其吸入杯中乙醚气体，同时检查家兔角膜反射和四肢张力，一旦发生角膜反射消失，四肢张力减弱或消失，即告麻醉成功，可移开烧杯。同样注意不可麻醉过深。乙醚麻醉时需注意，因乙醚对呼吸道黏膜有刺激作用，可使其产生大量分泌物。

② 注射麻醉法。常用的麻醉药有戊巴比妥钠、硫喷妥钠、氨基甲酸乙酯等。大、小鼠和豚鼠常采用腹腔注射法进行全身麻醉。狗、兔等动物既可腹腔注射给药，也可静脉注射给药。在麻醉兴奋期出现时，动物挣扎不安，为防止注射针滑脱，常用吸入麻醉法进行诱导，待动物安静后再行腹腔或静脉穿刺给药麻醉。在注射麻醉药物时，先用麻醉药总量的三分之二，密切观察动物生命体征的变化，如已达到所需麻醉的程度，余下的麻醉药则不用，避免麻醉过深抑制延脑呼吸中枢导致动物死亡。

具体药物给药途径和剂量见附表 3。

附表3 常用非挥发性麻醉药的用法及剂量

药 物	动 物	给药途径	剂量/(mg·kg^{-1})	作用时间
戊巴比妥钠(sodium pentobarbital)	家兔	静脉	30	2～4 h，中途加 1/5 量，可维持 1 h以上，麻醉力强，易抑制呼吸
		腹腔	40～50	
	大、小白鼠	腹腔	40～50	
硫喷妥钠(sodium pentothal)	家兔	静脉	80～100	15～30 min，麻醉力强，易缓慢注射
	大白鼠	腹腔	40	
	小白鼠	腹腔	15～30	
氯醛糖(chloralose)	家兔	静脉	80～100	3～4 h，诱导期不明显
	大白鼠	腹腔	50	
乌拉坦(urethane)	家兔	静脉	750～1 000	2～4 h，毒性小，主要适用于小动物的麻醉

给动物施行全身麻醉术时，一定要注意方法的可靠性，根据不同的动物选择合适的方法，特别是较贵重的大型动物。麻醉剂的用量，除参照一般标准外，还应考虑个体对药物的耐受性不同，而且体重与所需剂量的关系也并不是绝对成正比的。一般说，衰弱和过胖的动物，其单位体重所需剂量较小，在使用麻醉剂过程中，随时检查动物的反应情况，尤其是采用静脉注射，绝不可将按体重计算出的用量匆忙进行注射。动物在麻醉期体温容易下降，要采取保温措施。静脉注射必须缓慢，同时观察肌肉紧张、角膜反射和对皮肤夹捏的反应，当这些活动明显减弱或消失时，应立即停止注射。配制的药液浓度要适中不可过高，以免麻醉过急；但也不能过低，以减少注入溶液的体积。做慢性实验时，在寒冷冬季，麻醉剂在注射前应加热至动物体温水平。

9. 常用实验动物的给药途径与方法

在动物实验中，为了观察药物对机体功能、代谢及形态引起的变化，常需要将药物注入动物体内。给药的途径和方法多种多样，可根据实验目的、实验动物种类和药物剂型、剂量等情况确定，从而提高实验结果的参考价值。选择给药途径的依据如下。

① 根据药物的性质选择给药途径。经口给药是最常见的给药途径。具有刺激性的药物不适于皮下、肌肉和腹腔注射，只能经口给药或静脉注射，显然经口给药比静脉注射更为简便，粗制剂或水不能溶解的药物经口给药较适宜，遇有在消化道破坏或吸收不好的药则应注射给药。具有催吐作用的药不宜经口给猫、狗和猴，因为动物呕吐时将部分药物吐出，影响实验的精确性，这时可采用注射的途径；鼠和兔不会呕吐，所以可经口给药。

② 根据实验要求选择给药途径。要求药物作用出现快的时候可采用注射途径(腹腔、静脉)。要使药物的作用相对延长时，可注射油溶液或混悬液。

③ 根据药物剂型选择给药途径。水溶液可采用任何给药途径，油溶液可经口给药，如需注射时，一般可用肌肉注射，小鼠可采用皮下注射，但要注意给药部位是否完全吸收。

常用的给药方法有经口给药(口服、灌胃)、皮下注射、腹腔注射和静脉注射。另外还有脑内给药、直肠内给药、经皮肤给药等。

(1) 经口给药法　又有口服法和灌胃法。

① 口服法。把药物放入饲料或溶于饮水中让动物自由摄取。此法优点在于简单方便，缺点是不能保证剂量准确。一般适用于对动物疾病的防治或某些药物的毒性实验，制造某些与

食物有关的人类疾病动物模型。给豚鼠或兔固体药物时，可把豚鼠或兔放在金属网上，以左手掌从背部握住豚鼠或兔的头颈部而固定之，以拇指和食指压迫其口角都使目张开。用镊子夹住固体药物，放进豚鼠舌根部的凹处，使动物迅速开口而咽下。当证实咽下后即放开手。

② 灌胃法。灌胃法是用灌胃器将所应投给动物的药灌到动物胃内，此法剂量准确。灌胃器由注射器和特殊的灌胃针构成。小鼠的灌胃针长约 4～5 cm，直径为 1 mm，大鼠的灌胃针长约 6～8 cm，直径约 1.2 mm。灌胃针的尖端焊有一小圆金属球，金属球为中空的。焊金属球的目的是防止针头刺入气管或损伤消化道。针头金属球端弯曲成 20°左右的角度，以适应口腔、食道的生理弯曲度走向。

鼠类的灌胃法：用左手固定鼠，右手持灌胃器，将灌胃针从鼠的口腔插入，压迫鼠的头部，使口腔与食道成一直线，将灌胃针沿咽后壁慢慢插入食道，可感到轻微的阻力，此时可略改变一下灌胃针方向，以刺激引起吞咽动作，顺势将药液注入。一般灌胃针插入小鼠深度为 3～4 cm，大鼠或豚鼠为 4～6 cm。常用灌胃量小鼠为 0.2～1 mL，大鼠 1～4 mL，豚鼠 1～5 mL。

小鼠：用左手拇指和食指抓住小鼠的两耳和头部皮肤，以无名指或小指将尾巴紧压在掌上，使腹部朝上，头部向上有一个倾斜度，右手取注射器进行灌胃。先从小鼠口角插入口腔内，然后用灌胃管压其头部，使口腔与食道成一直线，再将灌胃管沿上腭壁轻轻进入食道，当灌胃管继续经口进入时，稍感有抵抗，此位置相当于食道通过膈肌的部位。把灌胃管伸到底，使其达胃，如此时动物安静，呼吸无异常，可将药物注入。如小鼠挣扎或遇有阻力应抽出灌胃管再试插之，若强行操作，会损伤食道或膈肌，造成小鼠死亡。在灌入药物之后，轻轻地将管子抽回。如插入气管注射后动物立即死亡。此种灌胃方法的要点是：动物要固定好，头部和颈部保持平行，进针方向正确，操作时不宜粗暴。

大鼠：大鼠灌胃方法与小鼠相似，只是大鼠灌胃针头比小鼠的略粗一些。抓取大鼠时，除将左手拇指和食指抓住两耳和头部皮肤外，其他三指要抓住背部皮肤，将大鼠抓持在手掌内。在进行灌胃时，首先将灌胃管放在门齿与臼齿间的裂隙，使灌胃管沿着口腔上部向后达到喉头。在将灌胃管送入食道之前，让大鼠吞咽，如果大鼠不吞咽，轻轻转动管子刺激吞咽动作。注意左手不要抓得太紧，以颈部皮肤向后拉，勒住食管，灌胃针不易插入并容易损伤食管。为防止插入气管，可将注射器的内栓轻轻回抽 下，证实没有空气逆流后注药。

豚鼠：豚鼠灌胃时，助手以左手从动物的背部把后腿伸开，并把腰部和后腿一起固定，用右手的拇指和食指夹住两前腿固定之。术者右手所持的豚鼠用灌胃管沿动物上腭壁滑行插入食道，进而插入胃内灌药。也可用木制开口器，把导尿管通过开口器中央的孔插入胃内。上述两种方法皆需回抽证实注射器内无空气时才能慢慢注入药液。最后需注入生理盐水 2 mL，将管内残留的药液冲出，以保证投药剂量的准确。

兔：液体药物灌胃法需两人协作进行。一人坐好，将兔的躯体夹于两腿之间，左手紧握双耳，固定其头部，右手抓住前肢。另一人将开口器横放于兔口中，将舌头压在开口器下面，把开口器固定。将合适的胃管或导尿管经开口器中央小孔慢慢沿上颚壁插入食道约 15～18 cm。为避免误入气管，可将胃管的外口端放入清水杯中，若有气泡逸出，则证明在气管内，应拔出重新插入；若无气泡则用注射器将药物灌入，然后再注入少量清水，将胃管内药液冲入胃内。灌胃完毕后先拔出胃管，后拿出开口器，以免胃管被动物咬坏。兔一次灌胃能耐受的最大容积兔为 80～100 mL。

现将各种动物一次灌胃能耐受的最大容积列表如下，以供参考(附表 4)。

附表 4　各种动物一次灌胃能耐受最大容量

动物种类	体重/kg	最大容积/mL	动物种类	体重/kg	最大容积/mL
家兔	＞3.50 2.50～3.50 2.00～2.40	200 150 100	大鼠	＞0.30 0.25～0.30 0.20～0.25 0.10～0.20	8.0 6.0 4.0～5.0 3.0
小鼠	＞0.03 0.25～0.03 0.20～0.25	1.0 0.8 0.5	豚鼠	＞0.30 0.25～0.30	6.0 4.0～5.0

（2）注射给药法

① 皮下注射。注射时用左手拇指及食指轻轻捏起皮肤，右手持注射器将针头刺入，固定后即可进行注射。拔针时，轻按针孔片刻，防药液逸出。

小鼠通常在背部皮下注射，将皮肤拉起，注射针刺入皮下，把针尖轻轻向左右摆动，容易摆动则表明已刺入皮下，然后注射药物。拔针时，以手指捏住针刺部位，可防止药液外漏。熟练者可把小鼠放在金属网上，一只手拉住鼠尾，小鼠以其习惯向前方爬动，在此状态下，易将注射针刺入背部皮下，注射药物。此法可用于大批注射。注射药量为 0.1～0.3 mL/kg 体重。

家兔皮下注射时，用左手拇指及中指将兔的背部皮肤提起使成一皱褶，并用食指按压皱褶的一端，使成三角形增大皮下空隙，以利针刺。右手持注射器，自皱褶下刺入。证实在皮下时，松开皱褶，将药液注入。

豚鼠、大鼠、狗、猫等背部皮肤较厚，注射器针头不易进入，硬进容易折断针头，故给这些动物作皮下注射时不应选用背部皮肤。一般狗、猫多在大腿外侧；豚鼠在后大腿内侧；大鼠可在左侧下腹部。

② 皮内注射。此法用于观察皮肤血管的通透性变化或观察皮内反应。如将一定量的放射性同位素溶液、颜料或致炎物质、药物等注入皮内，观察其消失速度和局部血液循环变化，作为皮肤血管通透性观察指标之一或观察皮内反应。方法是：将动物注射部位的毛剪去，酒精消毒。用卡介苗注射器带 4 号细针头沿皮肤表浅层插入，然后使针头向上挑起并再稍刺入，慢慢注入一定量的药液。当溶液注入皮内时，可见到皮肤表面马上鼓起橘皮样小泡，同时因注射部位局部缺血，皮肤上的毛孔极为明显。注射后可见皮肤表面鼓起一白色小皮丘。此小泡如不很快消失，则证明药液确实注射在皮内；如很快消失，就可能注在皮下，应重换部位注射。

③ 肌肉注射。此法比皮下和腹腔注射用得较少，当给动物注射不溶于水而混悬于油或其他溶剂中的药物时，常采用肌肉注射。肌肉注射一般选用肌肉发达、无大血管经过的部位，选择动物肌肉发达部位注射，如猴、狗、猫、兔可注入两侧臀部或股部肌肉。注射时固定动物勿使其活动，将臀部注射部位被毛剪去，右手持注射器，使注射器与肌肉成 60°角，一次刺入肌肉中，为防止药物进入血管，注药液之前要回抽针栓，如无回血现象则可注射，注射完毕后用手轻轻按摩注射部位，帮助药液吸收。大鼠、小鼠、豚鼠因其肌肉较小，不常作肌肉注射。如需肌注，可注射入大腿外侧肌肉，用 5～6 号针头注射，小鼠每腿不超过 0.1 mL。

④ 腹腔注射。小白鼠腹腔注射时，左手固定好动物，将腹部朝上，腹部用酒精棉球擦拭消毒，右手将注射器的针头在下腹部腹白线稍向左的位置，从下腹部朝头方向刺入皮肤，针头到

达皮下后，再沿皮下向前推进约 0.5 cm，再使针头与皮肤呈 45°角方向穿过腹肌刺入腹腔，此时有落空感。即针尖通过腹肌后抵抗消失。在此处保持针尖不动的状态下，回抽针栓，无血液、肠液、尿液后，缓缓推入药液。为避免刺破内脏，可将动物头部放低，使脏器移向横隔处(附图 5)。小鼠的一次注射量为 0.1～0.2 mL/kg(体重)。大鼠腹腔注射与小鼠相同，注射量为 1～2 mL/kg(体重)。

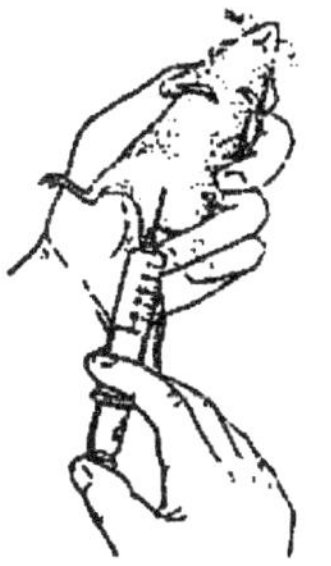

附图 5　小白鼠腹腔注射方法

狗、猫、兔等动物腹腔内注射，可由助手抓住动物，使其腹部向上，注射部位都大致相似。兔在下腹部近腹白线左右两侧约 1 cm 处，狗在脐后腹白线侧边 1～2 cm 处注射。

⑤ 静脉注射。是将药液直接注射于静脉管内，使其随着血液分布全身，迅速奏效。但排泄较快，作用时间较短。根据不同动物的种类选择注射血管的部位。一般选择容易插入注射针的血管。因为是通过血管内给药，所以只限于液体药物，如果是混悬液，可能会因悬浮粒子较大而引起血管栓塞。

小鼠、大鼠的静脉注射：常采用尾静脉注射。鼠尾静脉共有 3 根，左右两侧和背侧各 1 根，两侧尾静脉比较容易固定，故常被采用。操作时，先将动物固定在暴露尾部的固定器内(可用烧杯、铁丝罩或粗试管等物代替)，用 45～50 ℃温水浸泡 1～2 min 或用 75%酒精棉球反复擦拭，使血管扩张，并可使表皮角质软化，以左手拇指和食指捏住鼠尾两侧，使静脉充盈，注射时针头尽量采取与尾部平行的角度进针。开始注射时宜少量缓注，如无阻力，表示针头已进入静脉，这时用左手指将针和尾一起固定起来，解除对尾根部的压迫后，便可进行注射。如有白色皮丘出现，说明未穿刺入血管，应重新向尾部方向移动针头再次穿刺。注射完毕后，随即用左手拇指按住注射部位，右手放下注射器，取一棉球裹住注射部位并轻轻揉压，使血液和药液不致流出。如需反复注射，尽量从尾的末端开始。一次的注射量为每 10 g 体重 0.1～0.2 mL。

鼠尾静脉注射的要点是：注射前尾静脉尽量充血；要用较细的针头；针头刺入后，一定要使其与血管走向平行；当针头进入顺利无阻时，必须把针头和鼠尾一起固定好，不要晃动，以免出血造成血肿或溶液溢出；注射部位尽量选用尾静脉下 1/3 处，因此处皮薄，血管较易注入(附图 6)。

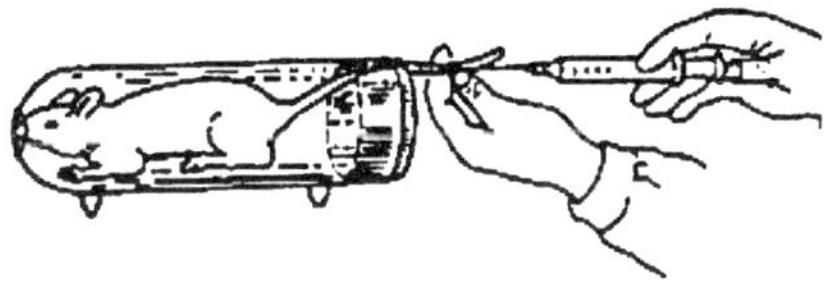

附图 6　小白鼠尾静脉注射方法

大鼠尚可切开皮肤注射于股静脉或颈外静脉，但需麻醉进行。

豚鼠的静脉注射：一般采用前肢皮下头静脉。鼠的静脉管壁较脆，注射时应特别注意。

兔的静脉注射：一般采用外耳缘静脉，因其表浅易固定。将兔放入固定盒内固定好，先拔去注射部位的兔毛，用 75%的酒精棉球涂擦耳部边缘静脉，用手指弹动或轻擦兔耳，促进静脉充血。左手食指和中指夹住耳根部静脉的近心端，拇指和小指绷紧静脉的远心端，左手无名指及小指垫在耳下，待静脉显著充盈后，右手持注射器，尽量从静脉的远端刺入血管，移动拇指于针头上以固定，沿血管平行方向深入 1 cm，放松食、中指对耳根处血管的压迫。推动针栓，感觉有阻力或发现静脉处皮肤发白隆起，表示针在皮下，这时应将针头稍稍退回，再往前端刺入。如无阻力和发白隆起现象，表明针在血管中，用左手拇指和食指捏住针眼处皮肤和针，也可用大号动脉夹夹住针和皮肤加以固定，以防针滑脱，随后即可注药。注射完毕，用棉球压住针眼，拔去针头，继续压迫数分钟，以防出血。

(3) 其他途径给药方法

① 呼吸道给药。呈粉尘、气体及蒸气或雾等状态的药物或毒气,均需要通过动物呼吸道给药。如实验时给动物乙醚作吸入麻醉、用锯末烟雾制作慢性气管炎动物模型等,特别在毒理学实验中应用更为广泛。

② 皮肤给药。为了鉴定药物或毒物经皮肤的吸收作用、局部作用、致敏作用和光感作用等,均需采用经皮肤给药方法。如兔和豚鼠常采用背部一定面积的皮肤脱毛后,将一定的药液涂在皮肤上,药液经皮肤吸收。

③ 脊髓腔内给药。此法主要用于锥管麻醉或抽取脑脊液。

④ 脑内给药。此法常用于微生物学动物实验,将病原体等接种于被检动物脑内,然后观察接种后的各种变化。

⑤ 直肠内给药。此种方法常用于动物麻醉。兔直肠内给药时,常采用灌肠的胶皮管或用14号导尿管代替。

⑥ 关节腔内给药。此法常用于关节炎的动物模型复制。

10. 常用实验动物的采血方法

实验研究中,经常要采集实验动物的血液进行常规质量检测、细胞学实验或进行生物化学分析,故必须掌握正确的采集血液的技术。采血方法的选择,主要决定于实验的目的和所需血量以及动物种类。

(1) 大鼠、小鼠的采血方法

① 剪尾采血。需血量很少时常用本法,如作红细胞、白细胞计数,血红蛋白测定,制作血涂片等可用此法。动物麻醉后,将尾尖剪去约 5 mm,从尾部向尾尖部按摩,血即从断端流出。也可用刀割破尾动脉或尾静脉,让血液自行流出。如不麻醉,采血量较小。采血结束后,消毒、止血。用此法每只鼠可采血 10 余次。小鼠可每次采血约 0.1 mL,大鼠约 0.4 mL。

② 眼眶后静脉丛采血。穿刺采用一根特制的长 7~10 cm 硬的玻璃取血管,其一端内径为 1~1.5 mm,另一端逐渐扩大,细端长约 1 cm 即可,将取血管浸入 1%肝素溶液,干燥后使用。采血时,左手拇指及食指抓住鼠两耳之间的皮肤使鼠固定,并轻轻压迫颈部两侧,阻碍静脉回流,使眼球充分外突,提示眼眶后静脉丛充血。右手持取血管,将其尖端插入内眼角与眼球之间,轻轻向眼底方向刺入,当感到有阻力时即停止刺入,旋转取血管以切开静脉丛,血液即流入取血管中。采血结束后,拔出取血管,放松左手,出血即停止。小鼠一次可采血0.2~0.3 mL,大鼠一次可采血 0.5~1.0 mL。当需中等量的血液,而又需避免动物死亡时采用此法。且在短期内可重复采血。此法既能采取较大量的血液,又可避免断头取血法中因组织液的混入导致溶血的现象,现常取代断头取血法。由于取血过程中动物未死,心脏不断在跳动,因此取血量比断头法多,一般可取鼠体 4%~5%的血液量,是一种较好的取血方法。

③ 颈(股)静脉或颈(股)动脉采血。将鼠麻醉,剪去一侧颈部外侧被毛,作颈静脉或颈动脉分离手术,使其暴露清楚后,用注射器沿大血管平行刺入(或直接用剪刀剪断大血管),抽取所需血量。切断动脉时,要防止血液喷溅。大鼠亦可采用股静脉或股动脉,方法是:大鼠经麻醉后,剪开腹股沟处皮肤,即可看到股静脉,把此静脉剪断或用注射器采血即可,股动脉较深需剥离出,再采血。

④ 摘眼球采血。此法常用于鼠类大量采血。采血时,用左手固定动物,压迫眼球,尽量使眼球突出,右手用镊子或止血钳迅速摘除眼球,眼眶内很快流出血液。

⑤ 断头采血。当需要较大量的血液,而又不需继续保存动物生命时采用此法。用剪子迅

速剪掉动物头部，立即将动物颈朝下，提起动物，血液可流入已准备好的容器中。小鼠可采血0.8～1.0 mL，大鼠可采用5～8 mL。

(2) 豚鼠采血方法

① 耳缘切口采血。先将豚鼠耳消毒，用刀片沿血管方向割破耳缘，切口约长0.5 cm，在切口边缘涂上20%的柠檬酸钠溶液，防止血凝，则血可自切口处流出。此法每次可采血0.5 mL。

② 背中足静脉采血。助手固定动物，将其后肢膝关节伸直捉到实验者面前，实验者将动物脚背面用酒精消毒，找出背中足静脉后，以左手的拇指和食指拉住豚鼠的趾端，右手拿注射器针刺入静脉。拔针后立即出血，呈半球状的隆起。采血后，用纱布或脱脂棉压迫止血。反复取血时，两后肢交替使用。

③ 心脏采血。用手指触摸，选择心跳最明显的部位，把注射针刺入心脏，血液即流入针管。心脏采血时所用的针头应细长些，以免发生采血后穿刺孔出血。

(3) 兔的采血方法

① 耳缘静脉采血

将兔固定，拔去耳缘静脉局部的被毛，消毒，用手指轻弹兔耳，使静脉扩张，用针头刺耳缘静脉末端，或用刀片沿血管方向割破一小切口，血液即流出。本法为兔最常用的采血方法，可多次重复使用。

② 耳中央动脉采血。在兔耳中央有一条较粗的、颜色较鲜红的中央动脉。用左手固定兔耳，右手持注射器，在中央动脉的末端，沿着与动脉平行的向心方向刺入动脉，即可见血液进入针管。由于兔耳中央动脉容易痉挛，故抽血前必须让兔耳充分充血，采血时动作要迅速。采血所用针头不要太细，一般用6号针头，针刺部位从中央动脉末端开始，不要在近耳根部采血。

③ 颈静脉采血。方法同小鼠、大鼠的颈静脉采血。

④ 心脏采血。使家兔仰卧，固定，剪去心前区部位的被毛，用碘酒酒精消毒皮肤。在左侧第3～4肋间，用左手食指摸到心搏处，右手取连有4～5号针头的注射器，选择心搏最强处穿刺，当针刺入心脏时，血液由于心脏跳动的力量自动进入注射器。此法要点：要迅速而直接插入心脏，否则，心脏将从针尖处滑脱；针头刺入心脏后，持针手可感觉到兔心脏有节律的跳动。如第一次没刺准，将针头抽出重刺，或前后进退调节针头的位置，注意切不可使针头在胸腔内左右摆动，以防弄伤兔的心、肺；要缓慢而稳定地抽吸，否则，太多的真空反而使心脏塌陷。若不需保留动物生命时，也可麻醉后切开动物胸部，将注射器直接刺入心脏抽吸血液。具体见附图7～附图8。

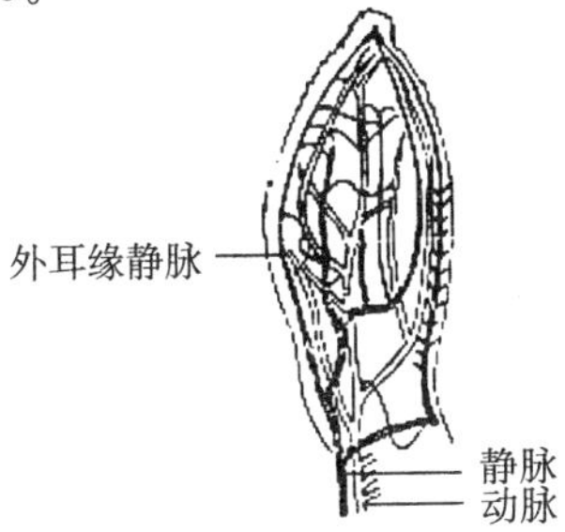

附图7 兔耳部血管分布

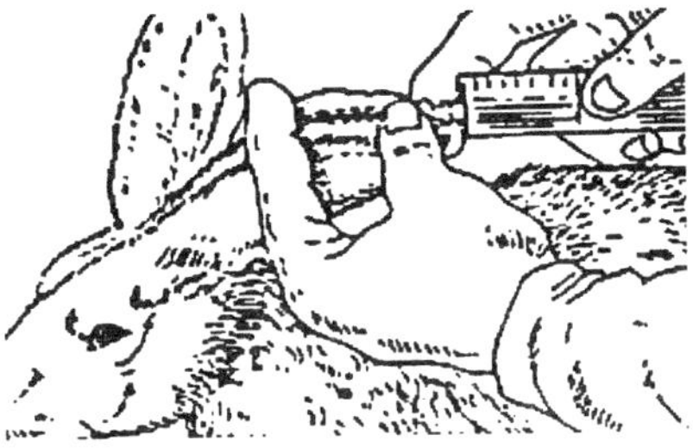

附图8 兔耳静脉采血或注射

(4) 注意事项

① 关于采血量：常见实验动物的最大安全采血量与最小致死采血量见附表5。一次采血

过多或连续多次采血都可影响动物健康，造成贫血或导致死亡，须予注意。

② 动物皮肤切开方法：动物麻醉固定后，在切口沿线的中点两侧，分别用血管钳向两侧夹起皮肤，用手术剪在两血管钳之间的皮肤上剪一小口，将剪刀伸进切口，贴紧并挑起皮肤撑开剪刀以钝性分离皮下组织，然后小心剪开皮肤。分离下面的组织避免使用剪刀，以免发生出血，尽可能作钝性分离。

附表5　实验动物的采血量

动物种类	最大安全采血量/ mL	最小致死采血量/ mL
小鼠	0.1	0.3
大鼠	1.0	2.0
豚鼠	5.0	10.0
家兔	10.0	40.0

(5) 血清和血浆的制备方法　血清和血浆均是不含细胞（包括血小板）等有形成分的血液液体部分，其主要区别是血清不含凝血因子和血小板，血浆则含有凝血因子，它们的制备方法如下。

① 血清的制备。获得的血液不能抗凝，盛于离心管或可以离心的器皿中，静置或置 37 ℃环境中促其凝固，待血液凝固后，将其平衡后离心（一般为 3 000 r/min，离心 5～10 min），得到的上清液即为血清，可小心将上清吸出（注意切勿吸出细胞成分），分装备用。

② 血浆制备。在盛血的容器中先加入一定比例的抗凝剂（抗凝剂：血液 ＝ 1∶9，将血液加到一定量后颠倒混匀，离心（离心条件同上）后所得的上清液即为血浆。初用者最好将上清移至另一清洁容器，吸出血浆时用毛细吸管贴着液面逐渐往下吸，切忌吸起细胞成分。常用血液抗凝剂见附表 6。

附表6　常用血液抗凝剂

试剂名称	抗凝力	机理	主要应用
10%草酸钾	0.2 mL 抗凝 10 mL 的血	与 Ca^{2+} 结合成不溶性草酸钙而抗凝血	二氧化碳结合力
草酸钠	1～2 mg 抗凝 1 mL 的血	与 Ca^{2+} 结合成不溶性草酸钙而抗凝血	凝血酶原时间及复钙时间测定
3.8%枸橼酸钠	6 mg 抗凝 1 mL 的血	与血中生成不溶性离子化的枸橼酸钙，阻止血液凝固	输血、凝血象 1∶9，血沉 1∶4
双草酸盐（草酸钾、草酸胺）	0.5 mL 抗凝 5 mL 的血	保持红细胞形态不变	RBC 压积测定
草酸钾 3 g、氟化钠 1 g 混合剂	4 mg 抗凝 1 mL 的血	抑制葡萄糖分解而保持血糖浓度	血糖测定
肝素	0.1 mL 抗凝 5～10 mL 的血；15±2.5 IU（干粉）抗凝 1 mL 血	抑制凝血酶原转为凝血酶	血氨血气分析
EDTA－K_2	1.5～2.2 mg（干粉）抗凝 1 mL 血	与 Ca^{2+} 结合成不易电离的可溶性配合物	血细胞计数

③ 富含血小板血浆制备。将获得的血液经 800 r/min，离心 5 min，其上清即为富含血小板血浆。

11. 常用实验动物的处死方法

(1) 颈椎脱臼法。大、小鼠最常用的处死方法。用拇指和食指用力往下按住鼠头，另一只手抓住鼠尾，用力稍向后上方一拉，使之颈椎脱日，造成脊髓与脑髓断离，动物立即死亡。

（2）空气栓塞法。主要用于大动物的处死，用注射器将空气急速注入静脉，可使动物致死。当空气注入静脉后，可在右心随着心脏的跳动使空气与血液相混致血液呈泡沫状，随血液循环到全身。如进入肺动脉，可阻塞其分支，进入心脏冠状动脉，造成冠状动脉阻塞，发生严重的血液循环障碍，动物很快致死。兔需注入 10～20 mL 空气。

（3）急性大失血法。豚鼠可用粗针头一次采取大量心脏血液，可使动物致死。鼠可采用眼眶动、静脉大量放血致死。具体方法参看大、小鼠眼眶动、静脉的取血方法。

（4）吸入麻醉致死法。应用乙醚吸入麻醉的方法处死。大、小鼠在 20～30 s 陷入麻醉状态，3～5 min 死亡。应用此法处死豚鼠时，其肺部和脑会发生小出血点，在病理解剖时应予注意。

（5）注射麻醉法。应用戊巴比妥钠注射麻醉致死。豚鼠可用其麻醉剂 3 倍以上剂量腹腔注射。兔可用本药 80～100 mL/kg 的剂量急速注入耳缘静脉内。

（6）其他方法。大、小鼠还可采用击打法、断头法、二氧化碳吸入法致死。具体操作为右手抓住鼠尾提起，用力摔击鼠头部，使之痉挛致死，或用小木槌用力击打头部致死。用剪刀在鼠颈部将鼠头剪掉，由于剪断了脑脊髓，同时大量失血，动物很快死亡。目前国外多采用断头器断头，将动物的颈部放在断头器的铡刀处，慢放下刀柄接触到动物后，用力按下刀柄，将头和身体完全分离，这时有血液喷出，要多加注意。吸入二氧化碳，此法安全、人道、迅速，被认为是处理啮齿类的理想方法，国外现多采用此法。可将多只动物同时置入一个大箱或塑料袋内，然后充入 CO_2，动物在充满 CO_2 的容器内 1～3 min 内死去。

2. 药物浓度的常用表示法

药物浓度是指一定量液体或固体制剂中所含主药的分量。常用表示法有以下几种。

（1）百分浓度。是按照每 100 份溶液或固体物质中所含药物的份数来表示浓度，简写成%。

① 重量/体积（W/V）法：表示每 100 mL 溶液中含有药物的克数，如 5%葡萄糖，是指 100 mL 溶液中含有 5 g 葡萄糖。

② 重量/重量（W/W）法：即每 100 g 制剂中含药物的克数，适用于固体药物，如 10% 氧化锌软膏，指 100 g 中含氧化锌 10 g。

③ 体积（V/V）法：即每 100 mL 溶液中含药物的 mL 数，适用于液体药物，如 75%乙醇，指 100 mL 中含无水乙醇 75 mL。

（2）比例浓度　常用于表示稀的浓度，如 1∶5 000 高锰酸钾溶液，是指 5 000 mL 中含高锰酸钾 1 g，1∶1 000 肾上腺素即 0.1%肾上腺素。

（3）物质质量浓度（mol/L）　一升溶液中所含溶质的克分子数称为该溶液的克分子浓度。如 0.1 mol/L 的 NaCl 溶液表示 1 000 mL 中含 NaCl 58.44 g（NaCl 相对分子质量为 58.44）。

（4）克当量浓度（N）　一升溶液中所含溶质的克当量数称为该溶液的克当量浓度。如 1 N 的 H_2SO_4 溶液表示 1 000 mL 中含 H_2SO_4 49 g（H_2SO_4 相对分子质量为 98）。

13. 药物剂量的计算及人-动物换算方法

（1）动物实验所用药物的剂量，一般按 mg/kg（g/kg）体重计算，应用时需从已知药物浓度换算成相当于每 kg 体重（或 g）应该注射的药液量（ mL）。

例：小白鼠体重 22 g，腹腔注射吗啡 10 mg/kg，药物 0.1%，应注射多少？计算方法：0.1%的吗啡溶液每 10 mL 含药物 1 mg，10 mg/kg 相当于 10 mL/kg，动物 22 g 体重换算成 0.022 kg，10 mL/kg×0.022 kg=0.22 mL。

(2) 在动物实验中有时须根据药物的剂量及某种动物给药途径的药液容量，然后配制相当的浓度以便于给药。

例：给兔静注戊巴比妥钠 30 mg/kg，注射量为 1.2 mL/kg，应配制戊巴比妥钠的浓度是多少？计算方法：30 mg/kg 相当于 1.2 mL/kg，因此 1.2 mL 应含药物 30 mg，现换算成百分浓度 1.2 ∶ 30＝100 ∶ X，X＝2500 mg＝2.5 g，即 100 mL 含 2.5 g，故应配成 2.5%的戊巴比妥钠溶液。

(3) 人-动物用药剂量的换算方法

① 大体原则。观察一种药物对实验动物的作用时，一个重要的问题就是给动物用多大的剂量较合适。剂量太小，作用不明显；剂量太大，又可能引起动物中毒致死。可以按下述大体原则和方法确定剂量：先用少量小鼠粗略地探索中毒剂量或致死剂量，然后用小于中毒量的剂量，或取致死量的若干分之一作为应用剂量，一般可取 1/10～1/5。植物药粗制剂的剂量多按生药折算。化学药品可参考化学结构相似的已知药物，特别是化学结构和作用都相似的剂量。确定剂量后，如第一次用药的作用不明显，动物也没有中毒的表现，可以加大剂量再次实验。如出现中毒现象，作用也明显，则应降低剂量再次实验。在一般情况下，在适宜的剂量范围内，药物的作用常随剂量的加大而增强。所以有条件时，最好同时用几个剂量做实验，以便迅速获得关于药物作用的较完整的资料。如实验结果出现剂量与作用强度之间毫无规律时，则更应慎重分析。用大动物进行实验时，防止动物中毒死亡，开始的剂量可采用鼠类的1/15～1/2，以后可根据动物的反应调整剂量。确定动物给药剂量时，要考虑给药动物的年龄大小和体质强弱。一般说，确定的给药剂量是指成年动物，如是幼龄动物，剂量应减小。确定动物给药剂量时，要考虑因给药途径不同，所用剂量也不同。以口服量为 100 时，皮下注射量为 30～50，肌肉注射量为 20～30，静脉注射量为 25。

② 换算方法。粗算法：人与动物之间对同一药物的耐受性是相差很大的。一般来说，动物的耐受性要比人大，也就是单位体重的用药理动物比人要大。必须将人的用药量换算成动物的用药量。一般可按下列比例换算：人用药量为 1，小白鼠、大白鼠为 25～50，兔、豚鼠为 15～20，狗为 5～10。

体表面积折算法：人和动物间按体表面积折算的等效剂量比值表进行计算。具体参见附表 7。例：12 kg 狗的体表面积为 200 g 大白鼠的 17.8 倍。该药大白鼠的剂量为 250 mg/kg，200 g 的大白鼠需给药 250×0.2 mg＝50 mg。于是狗的适当试用剂量为

$$\frac{50\times17.8}{12}=74(\text{mg/kg})$$

附表 7　人和动物间按体表面积折算的等效剂量比值

	小白鼠 (20 g)	大白鼠 (200 g)	豚鼠 (400 g)	家兔 (1.5 kg)	狗 (12 kg)	人 (70 kg)
小白鼠(20 g)	1.0	7.0	12.25	27.8	124.2	378.9
大白鼠(200 g)	0.14	1.0	1.74	3.9	17.8	56.0
豚鼠(400 g)	0.08	0.57	1.0	2.25	4.2	31.5
家兔(1.5 kg)	0.04	0.25	0.44	1.0	4.5	14.2
狗(12 kg)	0.008	0.06	0.10	0.22	1.0	8.1
人(70 kg)	0.002 6	0.018	0.031	0.07	0.82	1.0

参考文献

[1] 徐叔云. 药理实验方法学. 3 版. 北京:人民卫生出版社,2002.
[2] 孙敬方. 动物医学实验方法学. 北京:人民卫生出版社,2001.
[3] 洪缨等. 药理实验教程. 北京:中国中医药出版社,2005.
[4] 刘建文. 药理实验方法学:新技术与新方法. 北京:化学工业出版社,2003.
[5] 李仪奎. 中药药理实验方法学. 2 版. 上海:上海科学技术出版社,2006.
[6] 刘青云. 中药药理学. 北京:人民卫生出版社,2002.
[7] 陈奇. 中药药理研究方法学. 北京:人民卫生出版社,2000.
[8] Gottlieb H E, et al. J Org Chem, 1997, 62: 7512 - 7515.

后 记

本书是在各位参编老师的共同努力下，历经四年时间完成的。最初编写的目的是为我校新办的药学本科专业学生接受药学专业实验训练时提供一本对应的讲义（教材），因为目前国内尚未有同类教材可供使用。经过三年的试用，讲义内容逐渐丰富，觉得有必要作为正式教材出版，以满足学生的需要。本书也可供国内兄弟院校药学或相关专业学生作为实验教材或者教学参考书。

虽然本书已在学生中经过了四年的试用，但缺点难免存在，还望各位使用的老师和同学能及时批评指正。也欢迎各位使用的老师和同学根据自己的理解和需要，对本书的修订和完善提供进一步的意见和建议。谢谢！

内容提要

本书主要包含药物设计实验、药物化学实验、天然药物化学实验、药物分析实验和药理学实验五大部分内容。药物设计是现代创新药物研究的基础，实验内容包括小分子模拟、大分子模拟等；药物化学是现代创新药物研究的核心，实验内容主要涉及常量、半微量操作，无水无氧操作等；药物分析实验包括使用红外、紫外光谱、核磁共振、质谱等仪器进行物质成分分析；药理学实验包括分子水平和细胞水平实验。

本书可作为药学、制药工程、药物制剂等制药类专业的实验课程教材，也可供研究生和科研人员参考。